临床试验数据监查委员会应用实践

（第 2 版）

Data Monitoring Committees in Clinical Trials : A Practical Perspective

原　著　Susan S. Ellenberg

Thomas R. Fleming

David L. DeMets

主　译　姚　晨　阎小妍

主　审　刘玉秀

副主译　马润镒　高灵灵

译　者　姚　晨（北京大学第一医院，北京大学临床研究所）

阎小妍（北京大学临床研究所）

高灵灵（北京大学临床研究所）

尚美霞（北京大学第一医院）

韩雪燕（北京大学第一医院）

李　礼（天津中医药大学第一附属医院）

任　明（首都医科大学宣武医院）

马润镒（国家药品监督管理局药品审评中心）

曾　新（国家药品监督管理局药品审评中心）

北京大学医学出版社

LINCHUANG SHIYAN SHUJU JIANCHA WEIYUANHUI YINGYONG SHIJIAN（DI 2 BAN）

图书在版编目（CIP）数据

临床试验数据监查委员会应用实践：第 2 版 /（美）苏珊·埃伦伯格（Susan S. Ellenberg），（美）托马斯·弗莱明（Thomas R. Fleming），（美）戴维·德梅斯（David L. DeMets）著；姚晨，阎小妍译.—北京：北京大学医学出版社，2020. 12

书名原文：Data Monitoring Committees in Clinical Trials：A Practical Perspective

ISBN 978-7-5659-2310-4

Ⅰ. ①临… Ⅱ. ①苏… ②托… ③戴… ④姚… ⑤阎… Ⅲ. ①临床药学－药效试验－数据管理－研究 Ⅳ. ① R969.4

中国版本图书馆 CIP 数据核字（2020）第 223733 号

北京市版权局著作权合同登记号：图字：01-2020-1123

Data Monitoring Committees in Clinical Trials: A Practical Perspective, Second Edition
Susan S. Ellenberg, Thomas R. Fleming, David L. DeMets
ISBN 9781119512653

临床试验数据监查委员会应用实践（第 2 版）

主　　译：姚　晨　阎小妍
出版发行：北京大学医学出版社
地　　址：（100083）北京市海淀区学院路 38 号　北京大学医学部院内
电　　话：发行部 010-82802230；图书邮购 010-82802495
网　　址：http://www.pumpress.com.cn
E-mail：booksale@bjmu.edu.cn
印　　刷：中煤（北京）印务有限公司
经　　销：新华书店
策划编辑：董采萱
责任编辑：李　娜　董采萱　　责任校对：靳新强　　责任印制：李　啸
开　　本：710 mm × 1000 mm　1/16　印张：24.5　字数：280 千字
版　　次：2020 年 12 月第 1 版　2020 年 12 月第 1 次印刷
书　　号：ISBN 978-7-5659-2310-4
定　　价：135.00 元
版权所有，违者必究
（凡属质量问题请与本社发行部联系退换）

中文版序言

在全球疫情依然此消彼长的特殊时期，在大量"新冠"临床试验潮起潮落的恍然之间，在我国《临床试验数据监查委员会指导原则（试行）》刚刚发布之际，这本 2019 年刚刚出版的英文专著就能在我国以最快的速度跟进翻译成中文，值得欣慰。我相信，这对我国的临床试验数据监查工作必将发挥重要的借鉴和促进作用。

随着临床试验的不断进步，数据监查委员会（data monitoring committee，DMC）在临床试验中的作用日益凸显，使用越来越多。DMC 作为一个独立的具有相关专业知识和经验的专家组，负责定期审阅来自一项或多项正在开展的临床试验的累积数据，在保证临床试验中受试者的安全性、继续试验的合理性及科学价值方面，业已得到临床试验领域的普遍认同。我国临床试验数据监查工作在临床试验实践中已运用多年，但还没有在监管层面上形成的制度规范可供遵循，仍处于发展阶段。2020 年 9月，我国国家药品监督管理局药品审评中心发布《临床试验数据监查委员会指导原则（试行）》，主要阐述 DMC 在临床试验中的职责、任务和组成，以及 DMC 运行过程中的操作规范和统计学考虑，并强调 DMC 的独立性以及对利益冲突的规避原则，旨在为临床试验提供 DMC 建立与实施的指导性建议，以确保 DMC 的规范运作和顺利实施。这为保护临床试验受试者权益和安全、保证临床试验质量和效率树立了鲜明导向，昭示着一个临床试验监查新时代的到来。

由 Ellenberg、Fleming 和 DeMets 三位学者编著的 *Data Monitoring Committees in Clinical Trials* 一书 2002 年首次出版，当时国际上关于临床试验设立监查委员会的问题还基本没有监管机构正式发布的政府性法规。时隔近 20 年，期间有了很大的发展，包括美国食品药品监督管理局、欧盟药品管理局、世界卫生组织等组织相继发布了有关的指南，一些新型的试验设计方法和统计学分析方法也有了明显进步，为科学监查提供了支持，因此第 2 版内容更加全面、更加丰富，也更加实用。

近年，本人有幸作为统计学专家参加了一些国内临床试验的数据监查工作，积累了一些实践经验和认知，然而不够系统，直到这次受姚晨教授邀请作为这本《临床试验数据监查委员会应用实践》第 2 版译著的主审，我才有了更加系统的学习和领悟，一些模糊的观念才得到澄清，并强烈地感受到这一工作的重要意义和责任重大。不得不说，对翻译稿进行审阅的过程是辛苦的，一边要看译文，一边还要对照原文，多有劳顿，也多有收获，似乎也深切理解了"翻译本身也是一种写作""翻译也是一种创作"。原著作者英文语言功力深厚，随处可见其追求科学、严谨的内涵而遣词构筑的英文长句和从句，不断考验着中文译者们对原文语义的领会和对翻译语言的组织，也常常令我在品赏中完成中英文对照阅读，在斟酌中慎重落键修改，唯恐误解了原作中蕴含的逻辑和意念。即便如此，想必仍难保证没有理解上的偏差。

作为本书翻译团队中的"主审"，我尽力承担了相应的责任，但愿不被人们贻笑为任命的"荣誉头衔"。正如本书所述的DMC成员一样，"委员会成员必须愿意参加会议，并要提前审查会议所需的材料，以使会议富有成果；DMC并不是任命'荣誉头衔'的地方"（原文见原著第3章：Committee members must be willing to commit to attendance at meetings and to the preparatory review of materials necessary to the conduct of a productive meeting；a DMC is no place for an "honorific" appointment）。

最后，预祝这本集体智慧的结晶能为我国临床试验数据监查工作提供有力的理论参考和实践借鉴。

刘玉秀

中国人民解放军东部战区总医院

重症医学科主任医师

中国医药教育协会

医药统计专业委员会主任委员

2020年10月

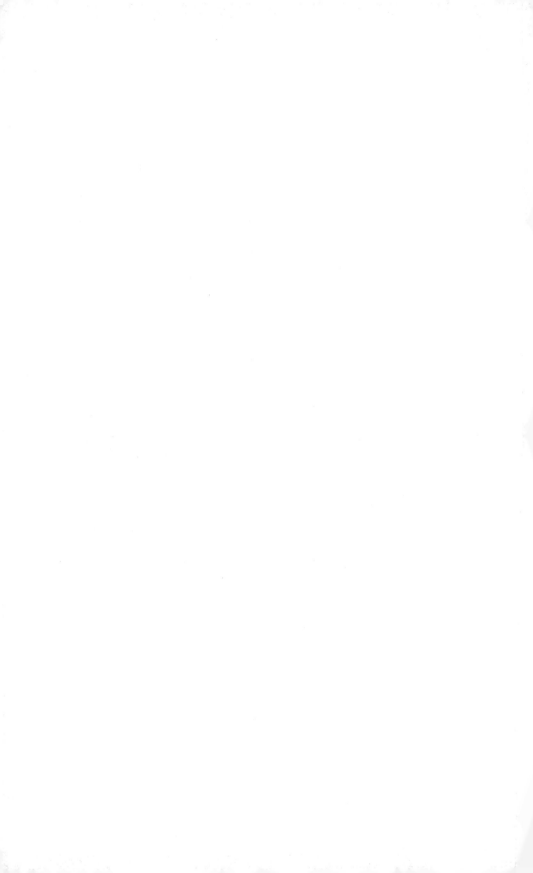

中文版前言

近年来，随着我国新药研发的快速进展，在临床试验过程中对试验数据进行符合科学原则和法规要求的规范化数据监查的需求不断攀升。众所周知，只有高质量的数据才能支撑起高质量的临床试验，而新药研发是一个系统、长期的过程，历经时间久，数据繁多且复杂。由于不同研究机构和研究者对方案的理解不同，或者监管不力，很容易产生数据质量问题，从而影响临床试验的质量。数据监查是保障临床试验数据质量具有决定意义的关键环节。同时，试验数据的安全性监查是保护临床试验受试者权利和生命安全的重要内容之一。从这两个方面而言，能胜任数据和安全性监查职能的正是数据监查委员会（data monitoring committee，DMC）。DMC通常由独立于项目研究机构和申办者的临床研究专家（至少有1名生物统计学家）组成，在临床试验过程中对试验积累数据和质量开展独立的审查。

目前，我国临床试验操作日趋标准规范，已有越来越多的制药、医疗器械企业及大型临床研究采用DMC形式进行数据监查。我有幸在11年前第一次以DMC主席身份组织DMC委员及支持小组开展了一项Ⅲ期临床试验数据安全监查工作。当时由于国内相关经验较少，尚无指导原则，特意邀请了在此领域有丰富经验的美国生物统计师Irving Hwang博士作为DMC

委员，指导并参与了此项目的期中分析工作。在实践中，我体会到 DMC 的核心价值和操作规范。在此之后，我们团队又以 DMC 委员、独立统计师或 DMC 支持小组等角色参加了大量的 DMC 工作，积累了较为丰富的实践经验。

近年来，我们发现国内一些临床研究项目的 DMC 无论是在理念上，还是在操作流程规范性上，都或多或少存在一些偏差。比如一些研究者对 DMC"独立性"的理解不充分，一边担任试验产品的"DMC 主席"，一边又担任竞争同类产品的"主要研究者"；一些 DMC 章程中没有明确 DMC 职责和任务，DMC 的统计分析计划和目标不明确；还有一些试验进展到后期才匆忙成立 DMC 等。探究这些"乱象"后，发现主要原因是 DMC 的组织和操作过程缺少具体的法规指导和支持，以及国内可供公开查询的应用案例、参考文献较少，DMC 具体工作人员经验不足等。虽然美国食品药品监督管理局（FDA）和欧洲药品管理局（EMEA）早在 2005 年和 2006 年就分别制定了相应的管理规范和操作指南，我国也于 2020 年 9 月由国家药品监督管理局药品审评中心发布了《临床试验数据监查委员会指导原则（试行）》，正在努力和国际接轨，但是这些指导性文件缺少相应的案例和经验介绍。

美国宾夕法尼亚大学 Perelman 医学院生物统计学系的 Susan S. Ellenberg 教授著作的 *Data Monitoring Committees in Clinical Trials：A Practical Perspective*（第 2 版），通过众多作者参与的 DMC 案例对临床试验的期中数据监查工作流程进行了系统全面的解析。该书详细介绍了目前国际上 DMC 的应用以及职责范围，探讨了委员会的成员资格、利益冲突和期中监查的争议问题，讨论了 DMC 的运筹组织和与其他试验参与方的互动问题，概述了临床试验数据的期中监查方法以及适合于不同类型试验的监查方法，讨论了可能影响 DMC 运作的监管考虑，最后还重点强调了影响 DMC 成员的法律问题。

在组织翻译此书期间，我们团队恰好参与了"一项评价瑞德西韦（Remdesivir）联合标准疗法治疗新型冠状病毒感染成人住院重症患者的疗效和安全性的Ⅲ期、随机、双盲、安慰剂对照、多中心研究"的数据安全监查委员会（DMC）组织工作，分别承担 DMC 委员、独立统计师和支持小组工作。翻译此书也对我们的工作具有重要的指导意义。

该书作为一部综合性的 DMC 参考书，适用于临床试验相关从业人员以及对临床试验感兴趣的人士，包括统计学家、医生和护士、试验管理和协调人员、法规事务人员、生命伦理学家和患者权益倡导者等。并且本书附有大量真实的案例和参与 DMC 工作的实践经验，或许可以帮助相关人员解决现实中遇到的困难，为国内该领域的发展提供一定的理论和实践参考。

由于临床试验不断出现新的问题，DMC 也会出现较多具有争议的问题。衷心希望本书能帮助那些建立 DMC 的组织者、在 DMC 任职的委员、需要参考 DMC 建议做出决策的申办者和研究者，以及阅读、解释和使用临床试验结果的相关人员，成为他们工作中不可或缺的参考书，也为 DMC 在我国临床试验领域的科学、合理应用提供参考。

本书的顺利出版离不开各位翻译人员的辛勤付出，同时也离不开主审刘玉秀教授仔细认真的审校，还有出版社编辑部的全体努力，我们在此对所有参与本书翻译与审校的人员表示衷心的感谢。

姚晨

北京大学第一医院医学统计室主任

北京大学临床研究所副所长

中国医师协会循证医学专业委员会主任委员

2020 年 10 月

原著第 2 版前言

我们对本书第 1 版受到的好评感到欣慰，并认为它仍然是临床试验数据监查委员会（DMC）运作原则和实践的有用指南。然而，在本书第 1 版问世后，出现了许多影响 DMC 运作的新动态。其中包括监管机构和资助机构发布的指南、对 DMC 职能提出新要求和限制的新型临床试验设计，以及解决 DMC 问题、阐述 DMC 面临各种困难的诸多刊物。因此，几年前似乎就需要对本书进行更新了。在新版中，我们在每章都添加了一些内容，补充了与 DMC 运作相关的最新政策信息，分享了最新发表的试验中与 DMC 决策相关的经验，并针对监督使用新型设计方法的监查临床试验时可能遇到的特殊问题，给出一些解决方法。由于对临床研究相关诉讼的关注日益增加，我们还新增加了一个章节来重点强调影响 DMC 成员的法律问题。

我们要感谢那些已经把 DMC 经验写出来并且还会继续写作的众多同道们，他们分享了自己作为 DMC 成员时遇到的富有挑战性的情况和经历。这些文章为临床试验行业提供了信息和启发，特别是当它们涉及临床试验中新出现的状况，比如新型的临床试验设计时。

对临床试验进行监督依然是一份极其重要的责任。我们希望本书对那些参与 DMC 实践的人员都有所帮助，无论是 DMC 成员、申办者，还是向 DMC 报告工作的研究者。

原著第1版前言

随机临床试验被公认为评价临床干预措施疗效的金标准仅有半个世纪的历史（Doll，1998）。在过去的几十年中，随机临床试验在医学研究中的地位日益重要，促使与这类研究的设计、实施和分析相关的方法学不断发展进步。现在已经有大量与临床试验方法学相关的文献，并且专注于临床试验的专业协会也已经建立（Roth，1980；www.sctweb.org）。目前，许多统计学家、临床医生和流行病学家都以临床试验作为他们研究和（或）实践的主要领域。

对累积数据开展期中监查在临床试验中属于受关注相对较少的领域，但是其对于试验的伦理、效率、真实性和可信性而言都至关重要。期中监查已经越来越成为正式成立的委员会的职责之一。尽管已经有大量文献对期中数据监查的统计学方法进行了阐述，但是针对谁应该在数据监查委员会（DMC）中任职，或者谁应该参与监查过程，哪些数据应该被监查，监查的频率如何确定，在沟通过程中有哪些必要和适宜的要点等问题，讨论还比较有限。由于 DMC 担负着确保试验参与者安全，保障试验问题的临床相关性、治疗方案的适当性，以及监督累积数据真实性的巨大责任，了解 DMC 履行此类责任的方式非常重要。

这里简要说明一下，对于监督临床试验中累积数据的委员会有一系列名称，其中最常见的两个可能是"数据和安全监查委员会"（data and safety monitoring board）和"数据监查委员会"（data monitoring committee），但还有许多其他变体（Ellenberg，2001）。我们之所以选择"数据监查委员会"（data monitoring committee, DMC），一是因为这个名称相对简练，二是因为这是国际监管机构使用的术语（http://www.ifpma.org/ich1.html）。

每隔一段时间，就能见到描述特定 DMC 经验的论文，以及有关 DMC 运作和为 DMC 服务的一般方法的论文发表；在本书第 1 章中就引用了很多篇这样的文献。

这些文献为数据监查过程提供了很多有价值的见解。1992 年，在美国国家卫生研究院（NIH）举行了一次国际研讨会，讨论了已经或正在各种场景下使用的不同数据监查方法，会议论文集作为期刊 *Statistics in Medicine* 的特刊出版（Ellenberg et al.，1993）。在该研讨会上，在期中数据监查方面具有丰富实践经验的专家和学者报告了他们更为倾向的 DMC 运作方式，并对所提出的不同方式的优缺点进行了大量讨论。时至今日，这些研讨会论文集和上文提到的 DMC 相关文献已成为有兴趣了解 DMC 多种运作模式以及 DMC 涉及的各种问题的人士的主要参考资料。

近年来，DMC 在临床试验（特别是在制药公司资助的临床试验）中的应用逐渐增多，对于能够为 DMC 服务的人员的需求也与日俱增，现在一个 DMC 里要确保至少纳入几个有既往 DMC 任职经验的人已经变得越来越困难了。本书的作者们作为有丰富的 DMC 任职和协调经验的人员，经常被问到有关 DMC

运作（来自试验组织者/申办方）以及有关DMC成员职责范围（来自DMC的新成员）的相关问题。对这些问题日渐增长的兴趣使我们意识到业内对于详细阐述期中数据监查实践和DMC结构及运作的参考书有一定的需求，这也是创作本书的主要动力。

本书适合那些参与临床试验或对临床试验过程感兴趣的人员阅读。我们希望我们的读者群体能够包括统计学家、医生和护士、试验管理者和协调员、监管领域专家、生命伦理学家和患者权益倡导者。本书讨论的问题不仅与政府机构资助的试验相关，也与制药和医疗设备公司资助的试验有关，尽管申办方不同时试验所采用的监查方式可能在不同的情况下有所不同。

我们同时认为，本书对参与评估和报告试验结果的人员也有一定参考价值，例如医学期刊的编辑和非专业出版物的科学记者，因为试验监查的过程对试验结果的解读具有重要意义。我们试图使本书的内容不至于过于专业，以便使尽可能多的临床试验团体可以使用。

本书中的每一章都针对一个有深厚DMC经验的专家讨论过的问题。我们的目的是清楚地描述问题，并阐述为支持或反对可能采取的不同方式而提出的论点。我们将找出似乎已达成普遍共识的领域，而在对某种方法的应用尚未达成广泛共识的情况下，我们也会偶尔建议某种特定的方法。但是，在大多数情况下，我们的目标是弄清实施DMC时必须做出的决策类型，而不是直接给出DMC运作的具体方法。DMC没有能够用"一刀切"的方法就可以解决的问题，对于不同的情况可能需要不同的模式和方法。

本书的起始章节先是对DMC在不同情况下的应用背景和历史进行了简单介绍。之后，我们讨论了可能分配给DMC的职责范围。一些DMC仅负责审查结果数据（甚至仅审查安全性数据）；其他DMC则被要求审查初始方案，从患者入组、纳入和排除标准、方案依从性、失访情况等方面来监查试验的实施，并且要关注与试验的价值和可信度相关的其他方面。对某个DMC职责范围的界定会对该DMC运作的各个方面产生影响，如DMC人员构成等。

在第3章中，我们重点关注为DMC服务的人员。这章的要点包括：哪些专业需要在所有的DMC中都有所体现，选择委员会成员的一些其他相关因素，最佳的委员会规模，选择委员会成员（和委员会主席）的方法。有关委员会成员资格的问题，我们重点讨论了利益冲突。

在第4章中，我们将继续在DMC独立性这一更广泛的背景下讨论利益冲突。我们将讨论"独立"委员会的含义，以及在委员会独立性受到质疑时对试验本身及其可信度所可能造成的潜在后果。我们还将讨论DMC的独立性尤为重要的几种试验设计类型。

第5章关注了临床试验数据的期中监查中最有争议的问题之一：应该在多大程度上将期中数据（尤其是揭盲后的期中数据）告知委员会以外的个人或团体。有人辩称，某些团体（例如试验申办方或监管机构）可能需要在一定程度上知晓期中结果；还有人认为参与研究的研究人员、研究对象和公众拥有"知情权"；其他人则认为，限制期中结果的可及性对于成功完成临床试验至关重要。这章将重点讨论这类问题，并且指出提前公布数据对试验真实性的潜在影响。

在第6章中，我们主要讨论运筹问题：委员会应召开会议的频率，会议需要召开多长时间，会议的进行方式，呈交给委员会成员的报告内容，会议记录的准备和内容，以及其他一些问题。许多定期资助和（或）协调临床试验的组织已经开发出了自己的方法来解决这些问题，但是即使对于类型相似的临床试验，DMC 的组织方式也可能完全不同。有些人可能将这些问题视为临床试验"细枝末节"的部分。但我们的经验是，监查过程的质量和可靠性可能在很大程度上取决于这些运筹问题。

第 7 章讨论了 DMC 如何与试验的其他组成部分沟通协作和互动的问题，这个主题非常重要但鲜见相关的讨论。每个试验都涉及许多组成部分和人员，包括申办方、研究者、统计协调中心、研究指导委员会、机构审查委员会，当然还有患者。互动方式也多种多样，包括正式的（如提交报告）和非正式的（如参加其他试验组成部分组织的会议并参与其中的非结构化讨论）。

第 8 章概述了用于临床试验数据期中监查的各种统计方法，并讨论了为什么某些方法在特定情况下可能比其他方法更有用。在这章中，我们还将讨论在监查过程中使用这些统计工具的基本原理，因为尽管这些方法在 DMC 中应用广泛，还是不乏不了解和没使用过这些方法的委员会。这章还会讨论关于在收集到所有研究前计划收集的信息前终止试验的适当性，以及针对此问题的不同理念，而对这一问题的讨论和最终决策势必要引入对伦理问题的思量。

在第 9 章中，我们将更详细地讨论最适合于不同类型试验的监查方法，并描述在一些试验中被证明能够有效替代独立 DMC 的方法。

最后，在第 10 章中，我们回顾了可能会影响 DMC 运作的法规。美国联邦法规中关于 DMC 的内容很少，而且除了在一种局限性很大的情况下，它们不是强制性的。但是，对于DMC来说，对监管过程中的一些环节充分熟悉非常重要，而且有时监管机构与DMC之间也会发生互动。这样的互动会引发一些重要的问题，即监管机构和DMC的职责范围划定如何达到最优。

在本书付印之前，美国食品药品监督管理局发布了有关DMC建立和操作的指导性文件草案，所以本书中也对该文件进行了简要总结。

在本书中读者将会接触到许多真实的案例，这些案例中有些来自作者们首次发表的直接经验，还有一些已经在文献中报告过。我们希望这些案例能够展示DMC经常面临的决策类型和困境，以及由此带来的为DMC运作制定固定标准的困难。本书的目标是帮助那些建立DMC和为其服务的人员、参与试验的人员，以及阅读、解读和使用临床试验结果的人员。

本书的编写从那些愿意审阅初稿并提出宝贵意见的专家学者中受益匪浅。Baruch Brody、Lawrence Friedman、Alan Hopkins、Desmond Julian、James Neaton、Stuart Pocock、David Stump和Janet Wittes审阅了大多数章节的初稿，他们的意见和建议使我们做出了许多改进。Robert Temple、Jay Siegel、Scott Emerson、Tom Louis、Paul Canner和Jonas Ellenberg为一些章节提供了非常实用的意见。Diane Ames协助制作了许多图表。Sue Parman协调了许多材料的发放，安排了现场和电话会议，并协助了一些章节的准备工作。

我们还要感谢Wiley出版社的Helen Ramsey鼓励了本书的编写，并感谢Wiley出版社的编辑Sharon Clutton、Siân Jones和Rob Calver在整个图书编辑过程中的帮助。我们也感谢文本编辑Richard Leigh所提出的许多修改建议，他也提出了许多疑

问，这些疑问促使我们改善了本书的编写思路并减少了错误和
歧义。

我们还要感谢同我们一起为 DMC 服务的所有同事，与我
们合作过的给 DMC 编写报告的同事，以及为我们写到的 DMC
服务过的所有同事。本书的价值无论大小，都来源于临床试验
数据监查这一协作的经验，以及随之而来的互相学习和讨论。

我们要感谢美国国家卫生研究院提供的部分资金支持
[NIH 37AI129168（T.F.））和（NIHR01CA18332（D.D）]。

最后，我们特别感谢我们的家人，尤其是我们的配偶
Jonas、Joli 和 Kathy，他们在我们写作、改写、争论、磋商、修
改直至定稿的过程中，一直给予我们宽容和支持。

参考文献

Doll, R. (1998). Controlled trials: the 1948 watershed. *British Medical Journal* 317: 1217–1220.

Ellenberg, S.S. (2001). Independent monitoring committees: rationale, operations and controversies. *Statistics in Medicine* 20: 2573–2583.

Ellenberg, S.S., Geller, N., Simon, R., and Yusuf, S. (eds.) (1993). Proceedings of "Practical issues in data monitoring of clinical trials", Bethesda, Maryland, USA, 27–28 January 1992. *Statistics in Medicine* 12: 415–616.

Roth, H.P. (1980). On the Society for Clinical Trials. *Controlled Clinical Trials* 1: 81–82.

目　录

1 概述 ………………………………………………… 1

　1.1　动因 ……………………………………………… 1

　1.2　政府资助项目中数据监查委员会的历史 …………… 6

　1.3　制药企业申办的临床试验中的数据监查委员会 …… 13

　1.4　期中监查的统计学方法 ………………………… 15

　1.5　何时需要数据监查委员会 ……………………… 17

　1.6　数据监查委员会的模式 ………………………… 19

　1.7　我们当下的处境 ………………………………… 20

　1.8　数据监查的基本原则 …………………………… 21

　参考文献 …………………………………………… 23

2　数据监查委员会的职责和案例解析 ……………… 29

　2.1　基本任务 ………………………………………… 30

　2.2　数据监查委员会的具体任务 …………………… 33

　　2.2.1　初步审查 …………………………………… 33

　　2.2.2　评估在研项目实施的质量 ………………… 39

　　2.2.3　安全性和有效性数据的评估 ……………… 45

　　2.2.4　最终结果的评估 …………………………… 65

　2.3　数据监查委员会章程 …………………………… 67

参考文献 ·· 68

3　数据监查委员会的组成 ···················· **73**

3.1　引言 ·· 73

3.2　所需的专业领域 ···························· 74

3.3　委员会成员其他相关特点 ················· 79

3.4　委员会的规模 ······························ 80

3.5　选择委员会主席 ···························· 83

3.6　任命委员会成员的责任 ··················· 83

3.7　委员会中的其他研究参与者代表 ········· 85

3.8　参与委员会工作所需的准备 ·············· 87

参考文献 ·· 89

4　数据监查委员会的独立性：避免利益冲突 ·········· **93**

4.1　引言 ·· 93

4.2　保持独立性的理由 ························· 94

4.3　财务独立性 ·································· 96

4.3.1　企业申办方 ···························· 96

4.3.2　政府申办方 ···························· 97

4.3.3　学术研究者 ···························· 97

4.4　专业见解的独立性 ························· 102

4.5　情感冲突 ···································· 107

4.6　应对 DMC 独立性挑战的最佳实践 ········· 108

4.6.1　DMC 运作过程中充分的培训或体验 ·········· 109

4.6.2　对 DMC 成员的补偿 ···················· 110

4.6.3　期中数据的保密 ······················ 111

4.6.4　程序的灵活性 ·· 112

4.6.5　DMC 会议的形式 ·· 114

4.6.6　建立独立的相互关系及减少利益冲突 ············ 115

4.6.7　内容充分的 DMC 报告 ·································· 116

4.7　小结 ·· 117

参考文献 ··· 117

5　与数据监查委员会相关的保密问题 ·························· **120**

5.1　基本原理 ·· 120

5.2　保密性的限度 ··· 129

5.2.1　期中分析报告 ··· 130

5.2.2　访问疗效和安全性结局的汇总数据 ················ 132

5.2.3　在"需要知道"时提供对期中数据的访问 ··· 134

5.2.4　允许安全性数据更广泛揭盲的情况和流程 ··· 135

5.2.5　在研试验监管审评期中数据揭盲的后果 ··· 137

5.2.6　更大范围揭盲的一些示例 ··························· 143

5.2.7　指导委员会和保密 ······································· 153

5.2.8　对保密的间接挑战 ······································· 155

5.3　DMC 审查非盲态数据的必要性 ····························· 155

5.4　结论：关于保密性的共识 ·· 159

参考文献 ··· 162

6　数据监查委员会会议 ··· **167**

6.1　背景 ·· 167

6.2　会议的具体目标和时间安排 ······························· 168

6.2.1　组建会议 ·· 168

　　　6.2.2　早期安全性与试验完整性审查 …………… 171

　　　6.2.3　正式的期中疗效分析 ………………………… 174

　　　6.2.4　试验结束情况汇报 …………………………… 175

　　6.3　会议报告的编写 …………………………………… 175

　　　6.3.1　报告中数据的及时性 ………………………… 177

　　　6.3.2　包含未经裁定的数据 ………………………… 180

　　6.4　会议形式 …………………………………………… 181

　　　6.4.1　首先进行的非公开会议 ……………………… 182

　　　6.4.2　公开会议 ……………………………………… 183

　　　6.4.3　最后进行的非公开会议 ……………………… 185

　　　6.4.4　公开和非公开会议的各种召开形式 ………… 186

　　　6.4.5　会议时长和地点 ……………………………… 187

　　6.5　DMC 会议纪要和 DMC 建议 ……………………… 188

　　　6.5.1　DMC 建议、公开会议纪要和非公开会议纪要

　　　　　 …………………………………………………… 188

　　　6.5.2　详细程度 ……………………………………… 190

　　　6.5.3　会议纪要的起草者和委员会成员的签署 …… 190

　　参考文献 ………………………………………………… 191

7　数据监查委员会与其他试验参与者或团体的互动 …… **193**

　　7.1　引言 ………………………………………………… 193

　　7.2　研究申办者 ………………………………………… 194

　　　7.2.1　企业申办者 …………………………………… 195

　　　7.2.2　政府申办者 …………………………………… 196

　　7.3　研究指导委员会或主要研究者 …………………… 198

　　7.4　研究者 ……………………………………………… 201

7.5 试验统计师和统计分析中心 ……………………… 201

　7.5.1 独立统计中心 ……………………………… 202

　7.5.2 确保最佳的数据展示 ……………………… 205

7.6 机构审查委员会 ……………………………… 206

7.7 监管机构 ……………………………………… 207

7.8 受试者和（或）权益保护组织 ……………… 209

7.9 其他数据监查委员会 ………………………… 210

参考文献 …………………………………………… 212

8 数据监查中的统计学、哲学和伦理学问题 …………… **215**

8.1 采用统计方法监查累积数据的必要性 ………… 216

8.2 统计学方法概述 ……………………………… 219

　8.2.1 成组序贯法 ………………………………… 220

　8.2.2 三角边界 …………………………………… 230

　8.2.3 随机缩减或条件把握度法 ………………… 231

　8.2.4 贝叶斯监查法 ……………………………… 234

　8.2.5 定义序贯终止界值的一般方法 …………… 237

　8.2.6 用于序贯临床试验设计的软件包 ………… 238

　8.2.7 适应性临床试验设计 ……………………… 238

8.3 方案中对监查计划的说明 …………………… 242

8.4 试验数据监查中的其他统计学考虑 ………… 242

　8.4.1 主要终点与次要终点 ……………………… 243

　8.4.2 短期疗效与长期疗效 ……………………… 244

　8.4.3 亚组的结果 ………………………………… 245

　8.4.4 将外部信息纳入考虑 ……………………… 248

8.4.5 在有效性证据的背景下评价安全性：界值的作用

.... 250

8.4.6 在定义获益界值时确保适当的稳健性 251

8.5 伦理学考虑 253

8.5.1 提前终止试验的哲学理念 253

8.5.2 其他伦理考虑 263

参考文献 263

9 确定何时需要数据监查委员会 **272**

9.1 引言 272

9.2 使用独立数据监查委员会的典型场景 273

9.3 使用独立数据监查委员会可能有价值的其他场景

.... 275

9.3.1 高风险治疗的早期临床试验 275

9.3.2 在弱势人群中进行的试验 276

9.3.3 可能对公共卫生产生重大影响的试验 277

9.4 备选的监查方法：内部监查委员会 278

9.5 评估独立 DMC 或内部监查委员会需求的决策模型

.... 281

9.6 不需要独立或内部监查委员会的场景 284

9.7 小结 285

参考文献 286

10 数据监查委员会操作的监管考虑 **287**

10.1 引言 287

10.2 政府法规中的数据监查委员会 288

10.3　监管指南 ··· 289

　　10.3.1　美国食品药品监督管理局 ····················· 289

　　10.3.2　国际监管指南 ································· 290

10.4　与数据监查委员会操作相关的监管方法（美国食品
　　　药品监督管理局）····························· 294

10.5　资助机构关于 DMC 操作的政策 ················· 296

　　10.5.1　美国国家卫生研究院 ····················· 296

　　10.5.2　其他联邦机构 ······························· 297

　　10.5.3　美国以外的资助机构 ····················· 298

10.6　美国食品药品监督管理局工作人员介入数据监查
　　　委员会审议 ································· 298

10.7　监管机构与数据监查委员会互动的示例··········· 300

参考文献 ·· 305

11　数据监查委员会的法律考虑·························· **309**

11.1　数据监查委员会的赔偿 ························· 309

　　11.1.1　案例启发 ··································· 311

　　11.1.2　DMC 的出现及对其存在的意识提高 ······· 313

　　11.1.3　进一步推动保护 DMC 的赔偿 ············· 315

　　11.1.4　当前赔偿经验中的一些具体问题 ········· 317

　　11.1.5　赔偿问题的潜在解决方案 ················· 318

　　11.1.6　保密协议 ··································· 320

　　11.1.7　赔偿、责任和合同问题总结 ··············· 322

11.2　平衡法律和伦理责任：是否需要调解员 ········· 323

　　11.2.1　案例研究：Actimmune 治疗特发性肺纤维化患者
　　　　　··· 324

11.2.2 艾滋病 IMMUNE 临床试验 ····················· 326

参考文献 ··· 328

附录 A 数据监查委员会章程··················· **332**

附录 B 业务标准文件································ **348**

1

概　述

要　点

- 数据监查委员会（data monitoring committee，DMC）的目标是要确保试验受试者的安全性、研究的可靠性和研究结果的有效性。

- 在美国及欧洲政府机构资助的试验中，DMC具有悠久的历史。

- 在许多试验药物、生物制剂及医疗器械的试验中，医药公司也会启用DMC。

- 针对临床试验的期中监查，已经发展出许多统计方法。

- 虽然不是所有试验都需要DMC，但在需要阐明重大健康结局以及最终解决有效性和安全性问题的试验中，则需要引入DMC，对试验进行监督指导。

1.1　动因

随机对照临床试验，旨在对医学干预措施的安全性和有效性进行评价，通常需要对研究中不断累积的数据进行定期的审查。若试验涉及危及生命的疾病或导致不可逆的严重疾病损害时，期中数据审查分析就尤为重要。期中审查分析有许多目的，它能帮我们识别下列情况：其一，随机化后入组过于缓慢或者纳入了太多不符合入组标准的受试者；其二，出现方案违背，提示需要对研究方案做进一步说明或修改；其三，意外脱落率过高，以致威胁试验获得可信结果的能力。但是，确保试验对已入组或将入组的受试者适合并且安全，则是期中分析最重要的目的。如果治疗的毒性达到难以接受的水平，则需要调整剂量或用药计划，甚至放弃该研究。同时，还需要对疗效的结果进行监查，以便评估获益 - 风险比。期中分析的结果可能显示干预组的生存结局不如预期，或者干预组主要疾病终点的获益 - 风险比明显差于对照组。这种情况下，应该适时终止疗效差的干预甚至整个试验，不再让目前以及未来的受试者接受疗效差的治疗。

在现代临床试验方法学发展的早期，有的研究者已经认识到，尽管伦理上迫切需要监查试验不断累积的数据，但反复监查期中数据会导致一些问题。反复的统计检验会增加出现"假阳性"结果的风险，除非对检验的显著性水平进行某种调整。另外，人们发现，如果让研究者、申办方或试验受试者知道数据累积的模式，则会影响试验过程和结果的真实性。比如，如果研究者知道期中分析结果对某一治疗组有利，他们可能就不愿意再鼓励受试者依从所有的治疗方案，或者不愿意继续纳入患者，或者会限制某一类型的患者入组。进一步来讲，受资金或科学利益冲突的影响，研究者或申办方采取的一些措施会削弱试验的真实性或可信性。例如，当申办方从期中数据看到新治疗对预先设定的主要终点作用有限，而对一个重要的次要终点作用更强时，申办方可能会因此试图对这两个终点进行调换。

处理此类问题有一种比较自然和切合实际的方式，就是把对期中数据安全性和有效性进行监查的全部职责交由一个委员会完成，其成员不介入试验，不从试验结果中获取既得利益，对试验设计、实施和数据分析等事宜有充分的理解，能够审慎地解释期中分析。这种"数据监查委员会"（DMC）已经成为许多临床试验的重要组成部分。

一项早年开展的获得性免疫缺陷综合征（艾滋病，AIDS）临床试验期中监查经验显示，监查临床试验中累积的数据会导致一些不可避免的困难和挑战。

例 1.1：治疗人类免疫缺陷病毒（HIV）感染

AIDS 临床研究社区项目 002 试验（CPCRA），目的是用来比较两种抗病毒药物扎西他滨（ddC）和去羟肌苷（ddI）的有效性，试验对象为 HIV 感染而用齐多夫定（AZT）无效的患者，AZT 为当时 HIV 感染的一线治疗药物（Abrams 等，1994）。当试验启动时，ddI 已经成为这个患病人群的一线用药；试验的目标是要确定 ddC 是否与 ddI 大致等效，观察的指标是要看能否排除 ddI 在从服药到出现疾病进展或死亡的时间上有高达 25% 的优势。总共有 467 例患者，随机接受 ddI 或 ddC 治疗。通过计算得出，要满足期望的统计学把握度水平，需要随访至 243 例患者达到疾病进展或死亡的终点。

该试验于 1990 年 12 月启动，当时对该患病人群缺乏有效的治疗，而新感染 HIV 和死亡的人数在不断增加，患者群体及其医生迫切希望能找到有效的治疗方法来延长该疾病患者的生命。总体来讲，进入该研究的为年轻患者，而他们在染病时甚至并不了解自己会因此早亡。后续更多的药厂启动了治疗 HIV 感染药物的研发，但如同面对任何全新的疾病领域时一样，其过程非常谨慎。尽管针对严重疾病的新药试验本身都会带来压力，而像该试验这样的早期 AIDS 治疗研究，尤其面临着"巨大压力"。002 试验由美国国家过敏与传染性疾病研究所（NIAID）设立的 DMC 实施监查，该 DMC 还负责监督所有 NIAID 外部的治疗 HIV 感染的临床试验（DeMets 等，1995）。CPCRA 临床试验小组由 NIAID 资助，因此，期中数据仅对 DMC 成员开放（成员中没有人参与该研究或任何其他 NIAID 资助的临床试验入组患者的治疗，也没有人与试验结局有任何经济上的利害关系）。同时，期中数据也仅对有限的 NIAID 工作人员开放。

该试验的期中分析结果见图 1.1 和 1.2，结果展示了相对危险度的估计值随时间的显著变化。

在 1991 年 8 月第一次期中分析时，早期试验的结果明显倾向 ddI 效果更好。那个时候，与 ddC 组相比，ddI 组患者疾病进展的人数少（19 vs. 39），死亡的人数也少（6 vs. 12）。实验室检测指标也显示出 ddI 组的疗效更好。尽管从疾病进展的差别分析来看，P 值为 0.009，但在试验早期，该值并没有达到方案规定的提前终止试验的标准。DMC 考虑了这些数据，以及已有的毒性结果和其他结局相关的信息，建议试验按原设计继续进行。

如图所示，在后续 DMC 会议中（期中分析），ddI 疗效上的优势逐渐消失。1992 年 8 月最后一次数据分析时，鉴于已经观察到所需的结局事件发生数，DMC 建议按原计划终止试验。

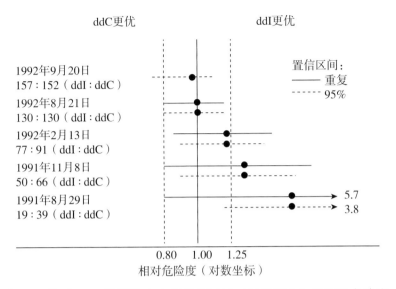

图 1.1　截至 DMC 数据监查之日疾病进展（包括死亡）的相对危险度。箭头右侧的数据为置信区间的上限。数据来源：Fleming 等（1995）。经 Lippincott，Williams & Wilkins 许可转载

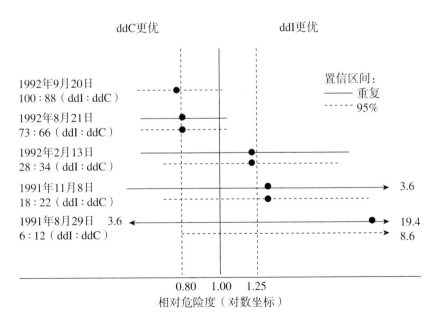

图 1.2　截至 DMC 数据监查之日疾病进展至死亡的相对危险度。箭头右侧的数据为置信区间的上限。数据来源：Fleming 等（1995）。经 Lippincott，Williams & Wilkins 许可转载

试验结束时，其结果由开始倾向 ddI 疗效更优转变为 ddC 对该患病人群的疗效有微弱优势。这些数据的确提供了有力的统计学证据，证明 ddC 并不像以前认为的那样疗效比 ddI 差。

如果 CPCRA 002 试验最初的期中分析结果被广泛传播的话，那么该试验很有可能不会再继续，因为当时对确认理想的治疗手段有迫切的需求，而且有关 ddI 的一些其他试验不断在出现阳性的数据。即使期中结果没有被广泛传播，如果试验的研究者和（或）参与试验的制药企业拿到这些数据，那么屈于当时的压力，继续进行试验会很困难，甚至不可能。研究者一定不愿意用一种疗效明显差的药物继续治疗患者；药物疗效有优势的制药企业一定会选择终止试验，并向美国食品药品监督管理局（FDA）提交已有数据。提前终止试验，得出 ddI 具有明显疗效优势的结论，很明显会造成不幸；如果那样，将会误导患者对两种药物相对疗效的认识，并且会妨碍后续获得更多的信息，而这些信息最终将有助于对这两种药物的继续优化研发，使它们都成为 AIDS 治疗方案的组成部分。

1.2 政府资助项目中数据监查委员会的历史

在 20 世纪 50 年代，DMC 的概念随现代随机临床试验的出现应运而生。可能是由美国 NIH 主导迈出了第一步，规范了该委员会的概念，由它负责定期评估试验累积的结果。20 世纪 60 年代中期，NIH 开始资助大型多中心试验，主要涉及对严重疾病的治疗干预。在那个时期，当时的美国国家心脏研究所组织成立了特别工作组，由北卡罗来纳大学 Bernard Greenberg 博士担任组长，目的是就该类试验的组织与实施制定指导性文件。

该工作组的报告于 1967 年发布（直到 1988 年才正式发表），其建议要求：由不直接参与试验实施的专家指导小组来审核研究方案，并就试验的实施向研究所提供指导性意见（Heart Special Project Committee，1988）。此外，该报告还提出，如果有证据表明某项试验无法达到目的，或新的证据表明某项试验已经没有必要，则需要建立早期终止试验的机制。

从早期 NIH 资助的一项试验——冠脉药物项目（CDP）（CDP Research Group，1973）中，可以窥见之后被称为"Greenberg 报告"的影响。该试验在 20 世纪 60 年代中期启动，在项目进行过程中，外部的委员会负责不断审核试验的实施和期中结果。该试验的经验既反映了数据监查过程的复杂性，又反映了独立委员会的价值。同时，还促进了新监查手段的方法学发展。

例 1.2：冠脉药物项目（CDP）

CDP 是基于"Greenberg 报告"所倡导的操作模式的首批（有可能是首个）多中心试验。CDP 是一项多中心、多组、安慰剂对照试验，用来评价 5 种降脂治疗对有过一个心血管事件患者的疗效。入组 8000 多例患者，计划随访至少 5 年。最初设立了政策咨询委员会（PAB）监督试验整体的进展和执行情况。后续（但仍然在试验的早期），在 PAB 中成立一个亚组，专门监查疗效和患者安全性。该委员会，如今称为 DMC，向独立的 PAB 以及美国国家心脏研究所提供建议。在试验过程中，该委员会建议提前终止了 5 个阳性治疗组中的 3 个（高剂量和低剂量雌激素以及右旋甲状腺素）。

CDP 研究小组（CDP Reseach Group，1981）发表了对期中

结果的思考及相应决策的细节。在他们对过程的描述中，凸显出重要的两点。首先，早期的数据趋势可能很不稳定，这是因为在研究早期，事件的发生数量少，所以风险比的波动较大。因此，在解释早期分析结果时需要倍加小心。CDP 采用统计学方法处理了前面提到的反复检验问题，他们好像是首次描述了此种方法在实际临床试验中的应用。这些分析方法帮助他们控制对早期结果的情感倾向。

其次，决策过程具有复杂性，需要考虑多方面的因素（其中有些因素也许无法量化）。他们写道："尽管有许多相当复杂的统计工具可用于决策过程，但其充其量只用来显示治疗上可能存在问题的危险信号，而决不能把这些工具作为刻板的快速决策规则"（CDP Research Group，1981）。需要考虑的因素列于表 1.1，而且之后许多 DMC 都对这些因素进行过阐述。数据监查的统计方法不断发展，数量远超过 CDP 研究开展的那个时候（见第 8 章），但没有改变的事实是，统计学评估只是高度复杂的决策过程中的一环。

CDP 显示了 DMC 在临床试验过程中的价值，而且这样的委员会在联邦政府机构 [如 NIH 和退伍军人事务部（Veterans Administration，VA）] 所资助的大型多中心试验中已经成为标准的组成部分。CDP 开始后不久，美国国家心脏研究所又开展了其他一些试验，均采用了与 CDP 同样的基本临床试验组织架构，包括设立 DMC。1968 年，尿激酶肺栓塞试验（Urokinase Pulmonary Embolism Trial，UPET）启动，观察溶栓治疗——尿激酶对溶解肺内血液栓子的疗效（UPET Study Group，1970）。UPET 之后，紧接着又启动了尿激酶 - 链激酶肺栓塞试验（Urokinase-Streptokinase Pulmonary Embolism

表 1.1 期中决策过程相关的因素

1. 招募的速度和完成计划

2. 受试者基线特征和风险状况

3. 各治疗方案之间的基线可比性

4. 干预的依从性

5. 数据的完整性及随访

6. 内部的一致性

  (a) 主要和次要终点

  (b) 亚组

  (c) 安全性特征

7. 外部的一致性

8. 期中分析的统计学问题

9. 伦理问题

10. 提前终止的影响

来源：DeMets（1990）。经 Lippincott，Williams & Wilkins 许可转载。

Trial，USPET；见 USPET Study Group，1974）。这些试验均使用了 DMC。在心脏病领域，"高血压识别与随访项目"（the Hypertension Detection and Follow-up Program，HDFP）于 1972 年启动，评价降血压对轻度高血压患者 5 年死亡的影响（HDFP Cooperative Group，1979）。"冠状动脉手术研究"（the Coronary Artery Surgery Study，CASS）始于 1973 年，目的是评价冠状动脉搭桥手术的效果，对照组为最佳药物治疗，同样选用 5 年死亡率作为主要终点结局（CASS Principal Investigator，1983）。肺部疾病试验也遵循了类似的模式。1973 年，"体外膜氧合器（Extracorporeal Membrane Oxygenator，ECMO）试验"开始实施，比较机械性血氧合器与标准治疗对严重肺创伤患者的疗效（Zapol 等，1979）。"夜间氧气治疗试验"（1980）、"间歇性正压呼吸试验"（1983）及"呼吸窘迫综合征试验"（Collaborative

Group on Antenatal Steroid Therapy，1981）均开始于 1975 年。所有这些早期的肺部疾病试验其管理构架中均有 DMC。因此，到 20 世纪 70 年代中期，心脏研究所 [当时已经改名为美国国家心肺血研究所（National Heart，Lung and Blood Institute，NHLBI）] 常规设立 DMC 来监查所有领域的随机对照试验。

1972 年，两位资深的统计师离开了 NHLBI，在新成立的美国国家眼科研究所（National Eye Institute，NEI）设立了生物统计研究组。他们带着从 NHLBI 临床试验项目所获得的知识和经验，也包括对 DMC 角色的认识，其影响可见于"糖尿病视网膜病研究"（Diabetic Retinopathy Study，DRS）中。该研究是 NEI 首先开展的随机试验之一，评价一种新激光凝固法的疗效，研究对象为患增生性眼底病的糖尿病患者（DRS Research Group，1976），将患者的两只眼睛随机分组，使其中的一只眼睛接受新方法治疗，而另一只眼睛接受标准治疗。研究之初，根据激光凝固法意想不到的早期显著疗效，DMC 建议对研究方案做了重大调整。DMC 没有建议提前终止试验，而是建议只要"对照眼"视网膜病变达到特定水平，就接受激光凝固法治疗。这种方案变更可以使研究有更长的随访期来评价激光凝固法的安全性和疗效持续的时间。NEI 已在其资助的主要 Ⅲ 期对照试验架构中常规设立 DMC。

在 20 世纪 70 年代中期，VA 首次对其"协作网络"制定了指南，用以指导 VA 患者的临床试验。这些定期修订和更新的指南中也包括使用 DMC 的内容（Cooperative Study Program，2013）。

20 世纪 80 年代早期，美国国家肿瘤研究所（National Cancer Institute，NCI）资助的肿瘤试验开始设立 DMC。第一个设立 DMC 的是"美国中北部肿瘤治疗组"（North Central Cancer Treatment Group，NCCTG），总部在梅奥医学中心。该研究组开发了一种 DMC 模式，其成员并非外部专家，而是来自该研究组牵头中心的一些研究者和一名统计师。很明显，尽管该小组没有独立于试验之外，但它创立了一个关键方法，即不与其他研究者广泛分享期中数据（即使这种分享是当时肿瘤研究的常规做法），期中数据仅限于对 DMC 成员开放。之后不久，两位参与 DMC 的 NCCTG 统计师加入"西南肿瘤组"（Southwestern Oncology Group，SWOG）的统计中心，DMC 的概念很快被引入 SWOG 并得到采用，成为 SWOG 操作流程的一部分。紧接着，结肠肿瘤辅助治疗的"组间"合作研究（#0035）启动，试验的临床事项由 NCCTG 牵头，而统计事项则由 SWOG 牵头。该试验引入了由 NCCTG 建立的 DMC 模式，并首次为其他合作小组提供机会来体验该方法。其他的癌症合作组建立 DMC 时遵循了 1994 年 NCI 发布的数据监查政策（Smith 等，1997）。NCI 资助的癌症预防试验，如在芬兰开展的 α- 生育酚、β- 胡萝卜素（ATBC）肺癌预防试验（ATBC Cancer Prevention Study Group，1994），以及在美国开展的 β- 胡萝卜素和视黄醛疗效试验（CARET）研究（Omenn 等，1996），均设立了正规的 DMC。值得注意是，尽管癌症治疗试验（与大多数心血管疾病试验不同）一般为非盲态，原因在于化疗药物应用的复杂性以及不同药物具有特殊的毒性，但 DMC 在临床癌症研究中已经成为非常有价值的一部分。

　　20 世纪 80 年代，AIDS 的流行促使 NIAID 组建了两个临床试验网络，即 AIDS 临床试验小组（ACTG）和 CPCRA。这两个 NIAID 资助的临床试验小组由同一个 DMC 提供服务。该

DMC 必须制定一些新的实施措施来应对 HIV/AIDS 试验带来的许多新挑战（DeMets 等，1995；Ellenberg 等，1993b）。这些挑战包括：其一，要监查两个研究组织的多项临床试验；其二，患者代表和权益组织前所未有地参与了试验设计和对结果的解释；其三，面临科学和政治上的压力，要尽快找到有效的治疗方法。另外，与以往 NIH 的临床试验项目相比，制药企业更多地参与了这些试验，所以在与企业申办方交流渠道上，也需格外小心。

1998 年，NIH 制定了一项政策，要求 NIH 资助的随机对照试验设立独立的 DMC［在 NIH 的研究中通常称为数据和安全监查委员会（Data and Safety Monitoring Boards，DSMB）］（National Institutes of Health，1998）。在该政策引领下，所有的 NIH 研究机构都更全面系统地采用了 DMC，而其中的多数已制定了自己的政策。对于其资助的试验如何设立和管理 DMC，有些研究机构已给出书面建议（Smith 等，1997；Conwit 等，2005；Mondero，2009；Dixon 等，2011）。

在全球范围内，临床试验均采用 DMC 来监查数据。"国际梗死生存研究"（The International Studies of Infarct Survival，ISIS）由牛津大学的研究者牵头，始于 20 世纪 70 年代，在他们的试验架构中纳入了 DMC。20 世纪 90 年代初期，英国"医学研究委员会"制定了政策，要求为"有重大影响"的试验设立独立的 DMC（Parmar 和 Machin，1993）。世界卫生组织以及欧盟和日本的药品监管机构，就 DMC 的运作颁布了指南（World Health Organization，2005；European Medicines Agency，2005；Pharmaceutical and Medical Devices Agency，2013）。监查全球临床试验方面的经验也有案可稽（Buyse，1993；Chen-

Mok 等，2006；Lang 等，2008）。

1.3　制药企业申办的临床试验中的数据监查委员会

在 20 世纪 90 年代初以前，制药企业申办的试验中偶尔会设立 DMC。在为数不多由企业申办并设立了 DMC 的试验中，许多是心血管病方面的试验，主要目标为提高生存率（Anturane Reinfarction Trial Research Group，1980；Persantine-Aspirin Reinfarction Study Research Group，1980；Swedberg 等，1992；APSAC Intervention Mortality Study Trial Group，1988；European Myocardial Infarction Project，1988），其遵循的是由 NHLBI 建立的模式。由于受到以下 3 个因素的影响，企业申办的试验倾向更多地使用 DMC。首先，在 20 世纪 80 年代后期和 20 世纪 90 年代初期，由于对替代终点可靠性的顾虑，致使更多企业的试验在设计上直接把如死亡这样的临床结局作为疗效评价的终点事件。其次，在心血管病和 AIDS 领域，企业和 NIH 的合作增加，使制药企业接触到对他们来说是新的临床试验模式，尤其是把期中数据监查的责任交由独立的委员会处理的模式。这些活动使制药企业接触到更多具有运作 DMC 经验的研究者，使制药企业开始强烈拥护在其申办的试验中采用 DMC。最后，尽管受政府监管、由制药企业申办的临床试验并不常规需要 DMC（见第 10 章），但对于某些特定类型的临床试验，政府管理者越来越期望制药企业设立 DMC。

尽管许多制药企业对试验进行过程中接触不到数据心存顾虑，但设立 DMC 为他们带来了明确的好处。例如，监管机构一贯不喜欢制药企业在试验过程中做任何变更，因为试验结局涉及企业巨大的经济利益，修改试验的决定可能会导致偏倚。即便做某些变更的理由充分，但人们难免仍有顾虑，那就是企业可能只认可和推荐对自己有利的变更。而当接触不到试验期中数据的申办方提出变更时，对偏倚的顾虑会大大减少。此外，独立的 DMC 可以防止企业误导股票持有人，如下例所示。

例 1.3: 肌萎缩侧索硬化的治疗

一项多中心随机双盲安慰剂对照试验"ALS CNTF 治疗研究"（ACTS），评价了一种新的节状神经营养因子（ciliary neurotrophic factor，CNTF）对肌萎缩侧索硬化（ALS）或 Lou Gehrig 病患者的疗效。ALS 患者的肌力，包括呼吸功能，会迅速恶化，发病后生存时间通常只有几年。这种新的神经生长因子据信能增加肌力，或至少可以阻止进一步恶化。ACTS 由一个小型生物科技公司资助，该公司为期中分析设立了独立的指导委员会、独立的 DMC 和独立的统计中心。因此，申办方在试验执行过程中完全处于盲态。由于不良反应，同时观察到新疗法组的肌力指标差于安慰剂组，DMC 建议提前终止试验（ALS CNTF Treatment Study Group，1996）。提前终止后，DMC 迅速通知指导委员会和申办方。申办方在 1 天之内通知了金融界。后来，对这种新治疗方法怀有巨大期待的投资者对申办方提出了控告，认为申办方误导了他们，没有更早地提醒他们可能出现阴性结果（Wall Street Joural，1994）。因为申办方在试验过程中处于盲态，他们直到结果公布于众的前一天才知道结果。因此，独立 DMC 的使用为申办方反击这些所谓的"非法活动"提供了强有力的辩护。

随着设立 DMC 的临床试验不断增加，试验申办方对该委员会的政策和实践也出现了巨大差异，这已是不争的事实。1992 年，在 NIH 举行的一次国际会议上，人们对数据监查的最佳方法提出了许多不同的观点（Ellenberg 等，1993a）。近年来，涌现出越来越多的文章描述和（或）倡导具体的监查实践（Armitage，1999a，b；Armstrong 和 Furberg，1995；Canner，1983；DeMets 等，1982，1984，1995，1999；Dixon 和 Lagakos，2000；Fleming 和 DeMets，1993；Freidlin 等，1999；Meinert，1998a，b；Pocock，1993；Whitehead，1999；Wheatley 和 Clayton，2003；Li 等，2009；Hamasaki 等，2015；Ellenberg 等，2015）。DMC 也首次出现在监管部门如 FDA 的法规和指南中（美国联邦法规汇编，第 21 篇，第 50.24 部分；US Food and Drug Administration，1997，1998，2006）。

1.4　期中监查的统计学方法

20 世纪 70 年代，DMC 成员实践的经验和面临的挑战使统计方法得到了发展，以解决 DMC 定期会议中重复进行期中分析所带来的多重性问题。这些方法也就是"成组序贯方法"，其有别于既往按连续期中分析假设的方法（Pocock，1977；O'Brien 和 Fleming，1979；Lan 和 DeMets，1983）。该方法在 20 世纪 80 年代迅速得到采用，并且为数据监查过程提供了一个新的工具。

基本的统计学问题其实相当简单。对于一个本质上为单侧优效或非劣效检验的无效假设，人们期望假阳性错误概率维持一定的上限，通常名义上为 2.5%（无论是做双侧 0.05 水平的检验还是单侧 0.025 水平的检验，作为证据强度的标准其对应的都是允许一个 2.5% 的假阳性错误概率）。但是，无效假设经多重检验则会导致假阳性错误概率明显高于名义上的水平。因此，如果我们在试验过程中频繁检验数据，则很可能某一次在单侧 0.025 水平上观察到差别具有"统计学意义上的显著性"，而实际上假阳性的概率大大超过了 2.5%。要维持预期的假阳性错误水平，就需要在更加保守的水平上做期中检验。

针对这一问题有几种应对措施。或许，最简单的办法就是在高度保守的水平上做所有期中检验（如要求 $P \leq 0.001$ 或更低来决定提前终止试验，即用具有很强证据的结论来拒绝无效假设），这样做能尽量减少整体假阳性错误的影响，而且最终分析在传统的水平上完成，而不需要太担心增加了假阳性率。这种方法首先由 Haybittle（1971）提出，并由 Peto 等（1976）倡导，该方法非常保守，即使试验接近尾声也得这样做。另一种简单直接的方法是由 Pocock（1977）描述的，所有的期中分析以及最终分析均采用同样的显著性水平，计算出预期的整体假阳性错误概率。为了计算将要采用的检验水平，必须确定期中检验的次数。就提前终止试验的可能性来讲，这种方法在保守程度上要比第一种小得多；如果不是要做次数繁多的期中检验，所有检验的显著性水平将会比 0.001 宽松得多。但是，不同于 Haybittle 法，这种方法要求最终检验的水平要比传统的水平低很多。例如，如果计划做 4 次期中分析，整体的假阳性率设定为 0.025，则所有的分析包括最终（第 5 次）分析，要在单侧检验大约为 0.008 的显著性水平上完成。这样就可能出现一种令人不安的情况，即观察到最终的差别时要求其单侧检验的 P 值为 0.01，但却不能在单侧检验 0.025 的水平上拒绝无效假设。

为了使 Haybittle 法在直觉上有吸引力（允许最终检验在接近传统的显著性水平进行），即在试验的后期监查中不必极端保守，O'Brien 和 Fleming（1979）建立了一种 Pocock 的替代方法，此方法的期中检验显著性水平随试验进展而变化。这种方法在试验初期的标准很保守，在后续的期中分析中标准逐渐变得宽松，而且最终分析可以在接近名义水平上完成。

O'Brien-Fleming 成组序贯边界是特征类似边界家族的成员之一（Wang 和 Tsiatis，1987）。在本书中，呈现给读者的大多数例子均采用这种统计方法。O'Brien-Fleming 类型的边界趋于流行，很可能是因为它的特征能代表许多评价期中试验结果有经验者的想法。首先，这种边界在试验初期非常保守，此时患者和事件数量少，所以对疗效的估计是不可靠的，因此对疗效的解释要加倍小心。其次，随着患者入组人数和观察到的事件数的增加，信息量也增加，O′Brien-Fleming 法的统计学显著性水平的严格程度也相应降低。最后，在试验完成时（假设终止不会在早期发生），检验统计数据的关键数值接近名义数值（如双侧检验时 0.05），即与非序贯检验试验的关键数值一样。因此，仅在稍微增加了样本量的情况下，保证了试验的把握度。其重要性在于，能把假阳性错误概率维持在可以接受的水平上进行期中分析，又没有明显地增加试验的样本量和费用。这些方法及其他方法将在第 8 章中详细介绍。

1.5　何时需要数据监查委员会

如本章一开始提到的，与 DMC 最为相关的是针对有效性和安全性开展的随机临床试验。DMC 最初被用于希望就以下问题给出确定性回答的试验，即：一种药是否有效，或者一种给药方案是否比另外一种更有效。进一步来讲，即使在这种情况下，使用 DMC 的试验多数要阐明重大健康结局的发生情况，如死亡、严重疾病的进展、或危及生命事件如心脏病发作和脑卒中的发生。在那些要阐明症状缓解的很多试验（往往周期短），或者药物研发初期的试验（其结果为探索性的，至于确定性的结论则需要后续试验探寻）中，DMC 并没有得到广泛应用。

我们提出了一些一般的标准，用来帮助确定独立 DMC 对一项试验的必要性及其价值：

1. 试验是要为一种医疗干预的有效性和（或）安全性提供确定性结论吗？

2. 有既往数据提示正在研究的这种干预方法有可能导致潜在的无法接受的毒性吗？

3. 试验是要评价死亡率或其他重要终点指标（代表治疗组安全性以及疗效的优劣）吗？

4. 如果主要问题已经得到确切的回答，即使次要问题或完整的安全性问题没有全部得到解决，从伦理上讲提前终止试验是重要的事情吗？

如果满足上述两项或两项以上的标准，则需要建立 DMC，而如果不满足任何一项，则不需要考虑 DMC。某些情况下，当治疗是全新的并且会引起严重的安全性问题时，即使是在早期、非随机的试验中，也要设立 DMC，这些研究仅满足第二条标准。关于是否采用 DMC 的考虑会在第 9 章做更详细的阐述。

有些试验不需要正式、独立的 DMC，但仍需要进行适当的监查，以保护受试者利益，并确保试验正确地实施。针对这

种情况，临床试验学会（Society for Clinical Trials）委托发表的
一篇文章，提供了对这种试验的监查方法，即由非完全独立于
研究者和申办方之外的安全监查委员会来监督（SCT Working
Group on Data Monitoring，2006）。NCI 资助的高级癌症中心实
施的临床试验，以及 AIDS 临床试验小组（AIDS Clinical Trials
Group）实施的一些早期试验（译者注：Ⅰ、Ⅱ期试验）中，均
设立过这种委员会。

1.6　数据监查委员会的模式

　　2001 年，英国国家医疗服务体系（NHS）的"健康技术评
估项目"责成有关部门深入研究临床试验的 DMC，此为这类
研究的首次开展。该研究缩写为 DAMOCLES（全称为"DAta
MOnitoring Committees：Lessons，Ethics，Statistics"，即"数据
监查委员会：经验、伦理、统计学），由 Aberdeen 大学的卫生
服务研究部门（Health Services Research Unit）来协调，由来自
医学研究委员会、伦敦卫生与热带病学院、医学统计中心（牛
津）的研究者参与（DAMOCLES Study Group，2005）。该研究
阐明了 DMC 的角色以及责任、何时需要 DMC，以及决策和报
告的相关事宜。该研究检索的文献涉及 DMC 操作的一般方法
及在特殊试验中 DMC 会遇到的问题。除此之外，DAMOCLES
的研究者也进行了数个个案研究，并访谈了一些具有广泛 DMC
服务经验的人。该报告特别有趣和有价值的部分是关于决策的
章节，包括对人员分组过程的有关文献的判断分析，以及这样
的研究结果如何应用于 DMC 的操作。完整的报告题目为《试
验中数据监查和期中分析的问题》（Issues in Data Monitoring and

Interim Analysis of Trials)，发表于 2005 年（Grant 等，2005）；有些文章涉及该报告的一些特殊内容，也发表在同行评议的文献上（Clemnes 等，2005；Sydes 等，2004a，b；Walker 等，2004）。

DAMOCLES 报告主要是针对既往临床试验数据监查实践和运行过程中一些方法的调查，但它的结论带有对 DMC 运行过程的建议，包括对 DMC 的任职培训、决策的最佳方法以及 DMC 同时覆盖几组临床试验的方法：

- DMC 的作用及责任应该得到 DMC 成员、试验申办方及研究者的认可。
- 要关注可能的利益冲突。
- 面对面的会议形式最理想。
- DMC 的成员应该明白和认同统计监查的方法。
- DMC 中至少有部分成员拥有在 DMC 任职的经验，并且要开展对 DMC 成员的培训。
- DMC 应该有机会审阅和评议试验相关的文档。

1.7 我们当下的处境

目前 DMC 广泛用于政府和企业申办的随机对照试验。尽管对于 DMC 职能的许多原则和程序人们已有广泛认同，但是仍有一些重要方面还没有形成共识。进一步来讲，与出现伦理问题的任何领域一样，那些知识和经验丰富的个人对于有关期中监查和 DMC 运作最理想的方法，常常持有自己强烈的看法。

本书中，我们将提供相关的原则和指南用于组建和运行

DMC，以及确立用于指导 DMC 操作的原则和程序。我们将介绍既往用于解决临床试验数据监查操作层面问题时所采用的各种方法，并特别关注 DMC 最佳实施过程中具有的一些争议。在我们试图罗列出各种方法的优缺点的同时，我们也会依据自身在各种医疗环境中的经验，毫不犹豫地就我们所认为的最佳实施途径给出建议。

1.8　数据监查的基本原则

我们通过对一些基本原则的简短讨论来总结引言部分。这些原则会贯穿全书，并在后面的章节中详细叙述。

原则 1.　DMC 的主要职责是：①保护研究受试者的利益；②保证试验的完整性和可靠性，以保证将来患者可以得到最佳治疗；③确保能及时地为医学界提供确切、可靠的结果。

DMC 对研究者、申办方以及整个科学界均负有责任，应确保试验的完整性和可靠性。不过，如在第 2 章里全面讨论的那样，DMC 的首要责任是确保研究受试者的安全。必须对受试者及其医生保证，不会因为参与试验而影响医疗护理。

原则 2.　DMC 需要多学科代表，包括有关医学专科的医生和生物统计专家。许多情况下，其他学科如生命伦理学、流行病学和基础科学的专家也应该包括在内。在某些试验中，患者权益倡导者也能做出很有价值的贡献。

由于临床试验和决策过程（在第 3 章会有详细的讨论）的复杂性，在提出试验实施和终止的所有建议时，DMC 需要纳入足够广泛的成员以保证所有相关的医学、伦理、安全和科学问题都得到充分的讨论和恰当的权衡。

原则 3. DMC 要对其成员进行限制，确保他们在经济、专业见解、专业和法规方面均没有明显的重大利益冲突。

在对研究实施的有关重要事宜形成建议的过程中，包括是否终止或继续试验，必须做出判断。这些建议必须是以公平和公正的方式提出的。如果有显著利益冲突的人员参与建议的制定，那么研究的完整性、可靠性就会打折扣。例如，如果 DMC 成员就其所处位置，能意识到研究出现阳性结果会在经济上或职业上给其带来好处，就会产生利益冲突。鉴于这种考虑（在第 4 章会有更全面的讨论），申办方或其他那些经济或职业利益会因试验结果而受到显著影响的人员，一般不应成为相关试验的 DMC 成员。"显著"这个词是关键；在某些情况下，如果找不到所需专业的人员，也可能会让某些有潜在利益冲突的人员参与 DMC。这种情况下，需要对其他的委员会成员、申办方、研究者以及监管部门等，公开可能的利益冲突。这一公开过程，允许对明显的利益冲突是否会造成显著的影响进行独立的评价。

原则 4. 理想情况下，仅 DMC 成员能够接触与研究治疗相关的有效性和安全性期中数据。

就像我们在 CPCRA 002 的例子中看到的，早期的结果往往会误导别人，无论治疗效果好坏，给人的印象是不准确的。因此，正如在第 5 章里面要详细讨论的那样，大范围报告期中结果会极大地增加依据不可靠信息而采取措施的危险，包括不合理地提前放弃试验，甚至放弃其他相关的试验。以肿瘤方面的试验来讲，Green 等（1987）让大家看到，仅让 DMC 接触期中数据可以减少随着试验的进行病例入组率下降、不恰当提前终止试验产生模棱两可的结果，或最终结果与提前发表的数据不一致的危险（又见 Armitage，1999b）。在特殊情况下，如果需要让 DMC 以外的人接触有效性和安全性的期中结果，这些人需承诺对有关信息保密。

参考文献

Abrams, D., Goldman, A., Launer, C. et al. (1994). A comparative trial of didanosine or zalcitabine after treatment with zidovudine in patients with human immunodeficiency virus infection. *New England Journal of Medicine* 330: 657–662.

Alpha-Tocopherol, Beta-Carotene Cancer Prevention Study Group (1994). The effect of vitamin E and beta carotene on the incidence of lung cancer and other cancers in male smokers. *New England Journal of Medicine* 330: 1029–1035.

ALS CNTF Treatment Study Group (1996). A double-blind placebo-controlled clinical trial of subcutaneous recombinant human ciliary neurotrophic factor (rHCNTF) in amyotrophic lateral sclerosis. *Neurology* 46: 1244–1249.

Anturane Reinfarction Trial Research Group (1980). Sulfinpyrazone in the prevention of sudden death after myocardial infarction. *New England Journal of Medicine* 302: 250–256.

APSAC Intervention Mortality Study Trial Group (1988). Effect of intravenous APSAC on mortality after acute myocardial infarction: preliminary report of a placebo-controlled clinical trial. *Lancet* 1: 545–549.

Armitage, P. on behalf of the Concorde and Alpha Data and Safety Monitoring Committee (1999a). Data and safety monitoring in the Concorde and Alpha Trials. *Controlled Clinical Trials* 20: 207–228.

Armitage, P. on behalf of the Delta Data and Safety Monitoring Committee (1999b). Data and safety monitoring in the Delta Trial. *Controlled Clinical Trials* 20: 229–241.

Armstrong, P.W. and Furberg, C.D. (1995). Clinical trials and safety monitoring boards: the search for a constitution. *Circulation* 91: 901–904.

Buyse, M. (1993). Interim analyses, stopping rules and data monitoring in clinical trials in Europe. *Statistics in Medicine* 12: 509–520.

Canner, P.L. (1983). Monitoring of the data for evidence of adverse or beneficial treatment effects. *Controlled Clinical Trials* 4: 467–483.

CASS Principal Investigators and Their Associates (1983). Coronary Artery Surgery Study (CASS): A randomized trial of coronary artery bypass surgery. *Circulation* 68 (5): 939–950.

Chen-Mok, M., Van Raden, M.J., Higgs, E.S., and Dominik, R. (2006). Experiences and challenges in data monitoring for clinical trials within an international tropical disease research network. *Clinical Trials* 3: 469–477.

Clemens, F., Elbourne, D., Darbyshire, J. et al. (2005). Data monitoring in randomised controlled trials: surveys of recent practice and policies. *Clinical Trials* 2: 22–23.

Collaborative Group on Antenatal Steroid Therapy (1981). Effect of antenatal dexamethasone administration on the prevention of respiratory distress syndrome. *American Journal of Obstetrics and Gynecology* 141: 276–287.

Conwit, R.A., Hart, R.G., Moy, C.S., and Marler, J.R. (2005). Data and safety monitoring in clinical research: a National Institute of Neurologic Disorders and Stroke perspective. *Annals of Emergency Medicine* 45: 388–392.

Cooperative Studies Program (2013). *Guidelines for the Planning and Conduct of Cooperative Studies.* Office of Research and Development, Department of Veterans Affairs. www.research.va.gov/programs/csp/update/guide.pdf.

Coronary Drug Project Research Group (1973). The Coronary Drug Project: design, methods, and baseline results. *Circulation* 47 (Suppl. 1): xlvii–xlviii.

Coronary Drug Project Research Group (1981). Practical aspects of decision-making in clinical trials: the Coronary Drug Project as a case study. *Controlled Clinical Trials* 1: 363–376.

DAMOCLES Study Group (2005). A proposed charter for clinical trial 2005 data monitoring committees: helping them do their job well. *Lancet* 365: 711–722.

DeMets, D.L., Williams, G.W., Brown, B.W. Jr., and the NOTT Research Group (1982). A case report of data monitoring experience: the Nocturnal Oxygen Therapy Trial. *Controlled Clinical Trials* 3: 113–124.

DeMets, D.L., Hardy, R., Friedman, L.M., and Lan, K.K.G. (1984). Statistical aspects of early termination in the Beta-Blocker Heart

Attack Trial. *Controlled Clinical Trials* 5: 362–372.

DeMets, D.L. (1990). Methodological issues in AIDS clinical trials. Data monitoring and sequential analysis – an academic perspective. *Journal of Acquired Immune Deficiency Syndrome* 3 (Suppl. 2): 5124–5133.

DeMets, D.L., Fleming, T.R., Whitley, R.J. et al. (1995). The Data and Safety Monitoring Board and acquired immune deficiency syndrome (AIDS) clinical trials. *Controlled Clinical Trials* 16: 408–421.

DeMets, D.L., Pocock, S.J., and Julian, D.G. (1999). The agonising negative trend in monitoring of clinical trials. *Lancet* 354: 1983–1988.

Diabetic Retinopathy Study Research Group (1976). Preliminary report on effects of photocoagulation therapy. *American Journal of Ophthalmology* 81: 383.

Dixon, D.O. and Lagakos, S.W. (2000). Should data and safety monitoring boards share confidential interim data? *Controlled Clinical Trials* 21: 1–6.

Dixon, D.O., Weiss, S., Cahill, K. et al. (2011). Data and safety monitoring policy for National Institute of Allergy and Infectious Diseases clinical trials. *Clinical Trials.* 8: 720–721.

Ellenberg, S.S., Geller, N., Simon, R., and Yusuf, S. (eds.) (1993a). Proceedings of 'Practical issues in data monitoring of clinical trials', Bethesda, Maryland, USA, 27–28 January 1992. *Statistics in Medicine* 12: 415–616.

Ellenberg, S.S., Myers, M.W., Blackwelder, W.C., and Hoth, D.F. (1993b). The use of external monitoring committees in clinical trials of the National Institute of Allergy and Infectious Diseases. *Statistics in Medicine* 12: 461–467.

Ellenberg, S.S., Culbertson, R., Gillen, D.L. et al. (2015). Data monitoring committees for pragmatic clinical trials. *Clin Trials* 12: 530–536.

European Medicines Agency. Guideline on Data Monitoring Committees (2005). http://osp.od.nih.gov/sites/default/files/resources/WC500003635.pdf

European Myocardial Infarction Project (1988). Potential time saving with pre-hospital intervention in acute myocardial infarction. *European Heart Journal* 9: 118–124.

Fleming, T.R. and DeMets, D.L. (1993). Monitoring of clinical trials: issues and recommendations. *Controlled Clinical Trials* 14: 183–197.

Fleming, T.R., Neaton, J.D., Goldman, A. et al. (1995). Insights from monitoring the CPCRA ddI/ddC trial. *Journal of Acquired Deficiency*

Syndromes and Human Retrovirology 10 (Suppl. 2): S9–S18.

Freidlin, B., Korn, E.L., and George, S.L. (1999). Data monitoring committees and interim monitoring guidelines. *Controlled Clinical Trials* 20: 395–407.

Grant, A.M., Sydes, M., McLeer, S. et al. (2005). Issues in data monitoring and interim analysis of trials (the DAMOCLES study). *Health Technology Assessment* 9: 1–238.

Green, S.J., Fleming, T.R., and O'Fallon, J.R. (1987). Policies for study monitoring and interim reporting of results. *Journal of Clinical Oncology* 5: 1477–1484.

Hamasaki, T., Asakura, K., Evans, S.R. et al. (2015). Group-sequential strategies in clinical trials with multiple co-primary outcomes. *Statistics in Biopharmaceutical Research* 7: 36–54.

Haybittle, J.L. (1971). Repeated assessment of results in clinical trials of cancer treatments. *British Journal of Radiology* 44: 793–797.

Heart Special Project Committee (1988). Organization, review and administration of cooperative studies: a report from the Heart Special Project Committee to the National Advisory Heart Council, May 1967. *Controlled Clinical Trials* 9: 137–148.

Hypertension Detection and Follow-up Program Cooperative Group (1979). Five-year findings of the hypertension detection and follow-up program. I. Reduction in mortality of persons with high blood pressure, including mild hypertension. *Journal of the American Medical Association* 242 (23): 2562–2571.

Intermittent Positive Pressure Breathing Trial Group (1983). Intermittent positive pressure breathing therapy of chronic obstructive pulmonary disease. *Annals of Internal Medicine* 99 (5): 612–620.

Lan, K.K.G. and DeMets, D.L. (1983). Discrete sequential boundaries for clinical trials. *Biometrika* 70: 659–663.

Lang, T., Chilengi, R., Noor, R.A. et al. (2008). Data safety and monitoring boards for African clinical trials. *Transactions of the Royal Society of Tropical Medicine and Hygiene* 102: 1189–1194.

Li, L., Evans, S.R., Uno, H., and Wei, L.J. (2009). Predicted interval plots (PIPS): a graphical tool for data monitoring of clinical trials. *Statistics in Biopharmaceutical Research* 1: 348–355.

Meinert, C.L. (1998a). Clinical trials and treatment effects monitoring. *Controlled Clinical Trials* 19: 515–521.

Meinert, C.L. (1998b). Masked monitoring in clinical trials – blind stupidity? *New England Journal of Medicine* 338: 1381–1382.

Mondero, T.H. (2009). Data safety monitoring boards: a word from a sponsor (NHLBI). *Transfusion* 49: 1537–1539.

National Institutes of Health Policies for clinical trial data monitoring committees (1998). https://grants.nih.gov/grants/guide/notice-files/not98-084.html. Accessed 24 March 2017.

Nocturnal Oxygen Therapy Trial Group (1980). Continuous or nocturnal oxygen therapy in hypoxemic chronic obstructive lung disease. A clinical trial. *Annals of Internal Medicine* 93 (3): 91–98.

O'Brien, P.C. and Fleming, T.R. (1979). A multiple testing procedure for clinical trials. *Biometrics* 35: 549–556.

Omenn, G.S., Goodman, G.E., Thornquist, M.D. et al. (1996). Effects of a combination of beta carotene and vitamin A on lung cancer and cardiovascular disease. *New England Journal of Medicine* 334: 1150–1155.

Parmar, M.K.B. and Machin, D. (1993). Monitoring clinical trials: experience of, and proposals under consideration by, the cancer therapy committee of the British Medical Research Council. *Statistics in Medicine* 12: 497–504.

Persantine-Aspirin Reinfarction Study Research Group (1980). Persantine and aspirin in coronary heart disease. *Circulation* 62: 449–461.

Peto, R., Pike, M.C., Armitage, P. et al. (1976). Design and analysis of randomized clinical trials requiring prolonged observation of each patient. I. Introduction and design. *British Journal of Cancer* 34: 585–612.

Pharmaceuticals and Medical Devices Agency. *Guideline on Data Monitoring Committee* (2013) https://www.pmda.go.jp/files/000204620.pdf.

Pocock, S.J. (1977). Group sequential methods in the design and analysis of clinical trials. *Biometrika* 64: 191–199.

Pocock, S.J. (1993). Statistical and ethical issues in monitoring clinical trials. *Statistics in Medicine* 12: 1459–1469.

Smith, M.A., Ungerleider, R.S., Korn, E.L. et al. (1997). Role of independent data-monitoring committees in randomized clinical trials sponsored by the National Cancer Institute. *Journal of Clinical Oncology* 15: 2736–2743.

SCT Working Group on Data Monitoring (2006). Guidelines for data and safety monitoring for clinical trials not requiring traditional data monitoring committees. *Clinical Trials* 3: 314–319.

Swedberg, K., Held, P., Kjekshus, J. et al. (1992). Effects of early administration of enalapril on mortality in patients with acute myocardial infarction: results of the Cooperative North Scandinavian Enalapril Survival Study II. *New England Journal of Medicine* 327: 678–684.

Sydes, M.R., Altman, D.G., Babiker, A.B. et al. (2004a). Reported use of Data Monitoring Committees in the main published reports of randomised controlled trials: a cross-sectional study. *Clinical Trials*

1: 48–59.

Sydes, M.R., Spiegelhalter, D.J., Altman, D.G. et al. (2004b). Systematic review of Data Monitoring Committees in randomised controlled trials. *Clinical Trials* 1: 60–79.

Urokinase Pulmonary Embolism Trial Study Group (1970). Urokinase pulmonary embolism trial: phase I results. A cooperative study. *Journal of the American Medical Association* 214 (12): 2163–2172.

Urokinase-Streptokinase Pulmonary Embolism Trial Study Group (1974). Urokinase-streptokinase pulmonary embolism trial: phase II results. A cooperative study. *Journal of the American Medical Association* 229 (12): 1606–1613.

US Food and Drug Administration (1997). Guidance for industry: good clinical practices. *Federal Register* 62: 25 691–25 709.

US Food and Drug Administration (1998). Guidance for industry: statistical principles in clinical trials. *Federal Register* 63: 49 583–49 598.

US Food and Drug Administration (2006). *Guidance for Clinical Trial Sponsors on the Establishment and Operation of Clinical Trial Data Monitoring Committees*. Rockville, MD,: FDA. http://www.fda.gov/cber/gdlns/clindatmon.htm.

Walker, A.E., SK, M.L., and the DAMOCLES Group (2004). Small group processes relevant to Data Monitoring Committees: an overview of reviews. *Clinical Trials* 1: 282–296.

Wall Street Journal (1994). Small fast-growth firms feel chill of shareholder suits. *Wall Street Journal* (April 5).

Wang, S.K. and Tsiatis, A.A. (1987). Approximately optimal one-parameter boundaries for group sequential trials. *Biometrics* 39: 193–199.

Wheatley, K. and Clayton, D. (2003). Be skeptical about unexpected large apparent treatment effects: the case of an MRC AML12 randomization. *Controlled Clinical Trials*. 24: 66–70.

Whitehead, J. (1999). On being the statistician on a data and safety monitoring board. *Statistics in Medicine* 18: 3425–3434.

World Health Organization (2005). *Operational Guidelines for the Establishment and Functioning of Data and Safety Monitoring Boards*. http://whqlibdoc.who.int/hq/2005/TDR_GEN_Guidelines_05.1_eng.pdf.

Zapol, W.M., Snider, M.T., Hill, J.D. et al. (1979). Extracorporeal membrane oxygenation in severe acute respiratory failure. A randomized prospective study. *Journal of the American Medical Association* 242 (20): 2193–2196.

2

数据监查委员会的职责和案例解析

要 点

- DMC 的主要职责是维护研究受试者的利益，并增强试验的完整性和可信度。

- 为履行其主要职责，DMC 应审查有关试验干预安全性和有效性的累积数据，并就对研究实施进行调整的必要性向研究申办方提出建议。

- 其他任务可能涉及科学问题，例如对研究方案进行咨询性审查，或者是有关项目的一些实际考虑，例如对试验实施的质量进行监查。

- 出现下列情况时考虑提前终止试验，包括疗效已得到证明、不利的结果排除了获益的可能、有安全性问题或实现试验目标的可能性不大。

- 所有由 DMC 监查的试验均应按章程行事，该章程会描述 DMC 的结构和制度。章程必须得到试验申办方、牵头的研究者和 DMC 成员的同意。

2.1 基本任务

在设计用来评价一些干预（措施）安全性和有效性的随机试验中，特别是当试验涉及严重和危及生命的疾病时，必须对不断获取的有关干预（措施）的获益和风险信息进行监查。这样的评估能够满足重要的伦理上的要求，即保护研究受试者的利益，并为医学界提供及时的信息。这些定期的期中评估，加上申办方和研究者的一些其他类型的监查，通过修改患者招募和管理流程以及数据采集方法，也可以保障收集到更高质量的数据信息。

如第 1 章中讨论的，负责试验监查的人员的基本任务应该按下列优先顺序考虑：首先，确保受试者的利益；其次，保障试验的完整性和可靠性；再次，帮助医学界更多的人了解及时和可靠的研究发现。作为基本任务中的一个要素，就是需要确定继续一项临床试验在伦理和科学上是否得当。在评价一种新疗法的试验中，如果试验疗法的早期获益 - 风险关系结果显示出明确的阳性或阴性，那么定期监查不断获取的数据则可以让试验提前终止。在比较不同治疗方案的试验中，数据监查将侧重于评价相对获益和风险是否足够明确，以支持医生和患者做出知情决策。像成组序贯监查界值这样的统计学方法，能提供有用的见解，说明所需的证据力度，以证明提前终止试验的建议。但是，由于随机临床试验的复杂性，这些统计手段的目的是试图为是否提前终止试验提供可以参照的指南，而不是刻板的规则。关于试验终止或继续的建议，必须依据一项试验所有已经获得的数据来做总体考虑，包括主要和次要疗效指标、副作用及试验实施的质量，同时要考虑试验外的一些相关信息。

　　当然，需要充分知情并在科学上做出客观判断，以整合所有的信息并形成这些建议。一个 DMC 能够提供一种适当的构架形式，通过它可以做到充分知情和在科学上客观判断（Coronary Drug Project Research Group，1981；Heart Special Project Committee，1988；Fleming 和 DeMets，1993；DeMets 等，1995）。在界定这些委员会的组成和功能时，要考虑一些基本的原则，这也在第 1 章中讨论过。为能够充分了解情况，DMC 要有多学科的代表，包括相关专业的医生、生物统计师，还常包括伦理学家或其他专家，最好所有人都有参与临床试验的经验或能充分理解临床试验（见第 3 章）。为了做出客观的判断，DMC 要对其成员进行限制，他们无论是在经济、职业上，还是在法规上，均没有显著的利益冲突（见第 4 章）。为了减少基于有限数据预判不可靠结果的风险，数据分析中心最好仅为 DMC 的成员提供有关治疗方案有效性和安全性的期中结果（见第 5 章）。

　　在多数情况下，DMC 履行其主要责任所采取的措施也将符合研究者以及政府或企业申办方的利益。但是，也会产生冲突。例如，对研究结果保密的要求（见第 5 章）会与申办方发生冲突，因为申办方希望早些看到期中研究数据以便支持其尽早向监管机构提交申报材料，或者因为申办方要决定进一步开发一个新的医疗产品用于不同的人群，或者当试验结果是阳性时，申办方要宣布是否或者何时增加生产能力的决定。当这种冲突性的需求增加时，DMC 必须寻求一些解决方法来尽可能地帮助申办方或其他各方，当然，前提是既不能降低对患者的医疗护理水平，也不能影响试验得出结论性证据的能力，该结论性证据事关所研究的干预措施的安全性和有效性。

　　作为研究者和申办方的咨询者，DMC 可以建议何时终止试验。在 DMC 的建议权中，还包括研究设计或实施的变更、数据管理、质控或报告，这些会在本章的后半部分讨论。反过来，研究者和申办方因为对试验设计、实施和报告承担最终的责任，所以他们应尽快评估这些建议，并以此为基础来决定所采取的措施以保障某研究及患者的最大利益。指导委员会由研究者和申办方的代表形成，能够协助这一决策过程。指导委员会的作用将在第 7 章中讨论。

如冠脉药物研究组（Coronary Drug Project Research Group 1981）和 Green 等（1987）所描述的那样，判断是否继续一个临床试验要考虑到三类患者：已经入组、将要入组以及现在和将来都不会入组的患者。条件不成熟的情况下提前终止试验会给这三类患者带来非常明显的负面结果。正如 Green 等指出的：

> 如果研究难以解释或者会误导他人，那么会浪费目前患者对研究的付出和配合。将来成千上万的患者会冒着接受无效、昂贵或有毒治疗（如果一种治疗优效的报告是错误的）的风险，或者冒着接受不到有效治疗（如果一个治疗被错误地报告成并不优于标准治疗）的风险。甚至是将要入组的患者，他们正是我们提前终止试验想要帮助的那些患者，并没有因此而得到帮助，因为他们可能会接受早期数据显示优效的那个治疗方案，而更多的数据或更长的随访可能显示其为劣效。

对所有患者的责任最好由充分了解情况的 DMC 来承担，由 DMC 在商定的监查计划指导下，对继续或提前终止试验提出建议。

2.2 数据监查委员会的具体任务

在上一章节，我们提到 DMC 的一项关键责任是对是否继续试验形成建议。在这一章节中，将讨论 DMC 的具体任务，其中还包括 DMC 更多的作用（例如试验实施的质控）。这些任务可以概括到 DMC 章程里，它会详细列出 DMC 发挥作用和功能的标准操作流程。DMC 章程在本章的后面会讨论，附录 A 中提供了一个示例。

可以预见，DMC 最重要的任务是在试验进行过程中监查安全性和有效性数据。但是，这里我们首先讨论 DMC 在获得此类数据前做出的有潜在价值的贡献。

2.2.1 初步审查

对于制定确保研究实施质量的研究方案和程序来讲，研究者和申办方负有主要责任。理想情况下，在试验开始之前 DMC 就能有机会审查这些文件。通过对试验方案和提议的研究程序提供咨询审查，DMC 可以确保其每一位成员对计划好的试验都没有顾虑，不至于干扰他们按申办方和研究者要求的方式对研究进行监查。该初步审查也可以让 DMC 就研究计划提供独立的科学指导，并降低在研究实施过程中出现伦理或科学方面错误的风险。

2.2.1.1 评估研究方案

为了让 DMC 能够行使其主要的职责，即维护研究受试者的利益、保证试验的完整性和可靠性，其成员需要对方案中明确的研究目标和研究设计表示认同。如果 DMC 成员认为研究设计有重要缺陷，让他们履行这些职责可能会有困难。例如，

DMC 成员可能认为招募的某些过程有强迫行为而无法接受，或者认为预设的统计监查流程似乎不能充分保护研究受试者。DMC 也可以在重要的科学问题上提出疑问，比如主要终点是否能用来评价患者的治疗获益。即使期中数据提示疗效达到了提前终止试验的统计学标准，但对主要终点的这种疑虑会使 DMC 没有信心建议提前终止试验。

因此，在研究方案倒数第二稿完成时，DMC 应该有机会对其进行审查。此时，申办方和（或）指导委员会可以考虑 DMC 提出的任何修改意见。依据其对研究者和申办方的建议权，DMC 可以对改进试验设计提出更多的建议。一般来讲，这些建议会在限定的范围内，因为 DMC 的主要角色仍是独立监查。研究者和申办方接下来在定稿的时候会考虑这些建议。通过示例，我们将展示企业申办的一项临床试验和 NIH 资助的两项试验。

例 2.1：γ 干扰素治疗慢性肉芽肿病

慢性肉芽肿病（chronic granulomatous disease，CGD）是一种罕见病，发生于某些有免疫系统缺陷的儿童，导致反复、严重、常常是致命的感染。γ 干扰素被认为有希望治疗该疾病，因为文献显示其对免疫系统有作用。研究的预期是它可以增加超氧化物的产生和杀灭更多的细菌，进而减少感染的机会。因此，一项企业发起的 γ 干扰素 - 安慰剂对照试验列入计划（International Chronic Granulomatous Disease Study Group，1991）。

有些研究者提出，需要治疗患者 12 个月，以便能用严重感染复发作为临床终点来评价该治疗的疗效。而其他许多研究者以及申办方则倾向用 1 个月的短治疗周期，因为这个周期将足够评价该治疗对预测临床结局生物指标的作用；同时，可以让一半参与试验的儿童避免为期 1 年、每周 3 次的安慰剂注射。而且，一旦试验结果是阳性的，可以让该治疗更快地进入临床。申办方建立的 DMC 包括 1 名统计师和 3 名医生，3 名医生均为 CGD 方面的专家，但均未参与对受试者的治疗。申办方同时也安排 DMC 成员参加了研究者组织的研究方案定稿会，让 DMC 的成员更详细地了解研究者在试验设计上面临的一些困难。会议上，DMC 建议开展为期 12 个月的试验，这样可以评价治疗对感染率的影响，比采用观察生物指标的短期试验更加可取。期中分析采用成组序贯设计（见第 8 章），如果早期结果非常显著，则可以考虑提前终止试验。

研究团队同意采用时间较长的试验，部分是受 DMC 建议的推动。6 个月后的结果提供了很强的证据，显示治疗能显著影响临床终点，即严重感染的复发率，试验就此得以终止。然而，γ 干扰素治疗对超氧化物的产生或杀菌均没有明显作用。该例子不仅展示了用替代指标取代临床疗效终点时会有相当大的风险得出错误的结论，也展示了 DMC 在试验设计最终阶段的建设性作用。

例 2.2：T 肽用于治疗 HIV 感染的患者

1991 年，美国国家精神卫生研究所（National Institute of Mental Health，NIMH）为其一项评价 T 肽用于治疗有认知损害的 HIV 感染者的对照试验组建了一个 DMC（Heseltine 等，1998）。1991 年秋，DMC 与研究者和 NIMH 项目官员举行了试验前会议，审查了试验设计的几个问题。其中包括每一例完成 6 个月研究治疗的患者交换组别的计划，以及在统计分析时排除脱落患者（即患者在完成 6 个月研究治疗前，提前终止了其随机分配的治疗）的意向。作为被咨询者，DMC 建议研究者考虑延长其计划 6 个月的治疗比较期，以更好地了解 T 肽的影响，特别是其对认知损害更长期的影响。DMC 也建议采用意向性分析，以减少因排除脱落患者而带来偏倚的风险。研究者团队考虑了延长随访时间的建议，但没有采纳。研究者与患者们的交流使他们相信，患者不愿意接受更长时间的治疗，因为这期间他们可能接受的是安慰剂。但是，研究者的确接受了采用意向性分析的建议。此外，通过与 DMC 的进一步讨论，NIMH 项目组接受了由 DMC 负责持续审查安全性和有效性数据的建议，这修改了当初 DMC 只审查安全性数据的想法。把有效性数据也纳入审查中就能评估获益 - 风险比，这对评估试验继续进行的适宜性至关重要。

例 2.3: 心律失常抑制试验

心律失常抑制试验（Cardiac Arrhythmia Suppression Trial，CAST）是一项安慰剂对照试验，用来评价抗心律失常药物的安全性和有效性（Cardiac Arrhythmia Suppression Trial，1989；Echt 等，1991）。其主要的有效终点为患者的生存率。为了验证有效性，试验设计最初设定在单侧检验 0.05 的显著性水平。在对研究方案进行初步审查时，DMC 提出质疑，即对这样一项重大的关键性试验，单侧检验 0.05 的标准是否足够严谨。指导委员会接受了 DMC 关于试验的假阳性错误概率应该设为传统的 0.025 而不是 0.05 的建议，同意用单侧检验 0.025 的显著性水平来检验疗效。

不光要设定"上限"来监查治疗有效的结论性证据，DMC

还会采用"下限"来监查治疗有害的结论性证据。对于一种实际上并不影响生存的治疗，设置一个下限是为了使错误得出有害结论的概率能保持在 2.5% 水平。在发表 CAST 主要试验结果的文章中，该下限被称为建议的伤害判断界值（the advisory boundary for harm）。随着 CAST 试验的进展，这个伤害判断界值很快就被突破，尽管之前期望治疗能使患者获益。设置这种下限能快速识别这些抗心律失常药物的危害，即突破这一下限会极大增强这一负面结果的可信性。

本节的这些例子展示了 DMC 介入试验设计的潜在价值。尽管 DMC 的角色只是咨询性的，并且其建议并不总是为研究者和申办方所采纳，但 DMC 可以为研究方案可能得以改善提供崭新观点和重要见解。如果研究方案负责团队（即试验的研究者和申办方）不愿意解释清楚伦理和科学方面的一些问题，而这些问题是 DMC 成员认为非常重要的，这时 DMC 成员可以考虑选择辞职。幸运的是，这种冲突极少。就试验设计或实施的一些重要的临床或统计领域而言，在制定研究方案的团队相对缺少这些方面专业知识的情况下，DMC 的建议可能会特别有帮助。

2.2.1.2 审查试验流程以确保研究实施的质量

如果一项临床试验要为某些干预的有效性和安全性提供可靠、确定的结论，就必须获取高质量的相关信息。DMC 应确信既有程序能保障高质量信息的获取。因此，在试验开始前，DMC 应该了解即将实施的数据管理和质量控制流程。

NIAID 资助的 AIDS 临床试验小组（ACTG）及其 DMC 的有关信息可以说明这些事宜（DeMets 等，1995）。AIDS 临床试验很复杂，早期急需得到答案所带来的强大压力又大大增加了这种复杂性，从而使得在 ACTG 内部建立合适的数据管理和质量控制体系及流程比往常更为复杂。在 ACTG 的工作初期，DMC 要颇费周折去理解数据如何管理、何种安全性和有效性信息能得到及时提供，以及这些数据有多准确。在 1987 年初最早的两个季度会议上，DMC 花了大部分时间探讨数据质量的事宜。之后，NIAID 决定安排 DMC 的一些成员直接访问 AIDS 临床试验数据协调中心（Data Coordinating Center，DCC）的现场。

无论对 DCC 还是 DMC 而言，这种访问都有许多益处。首先，现场访问会给 DMC 直面 DCC 的机会，交流对自己任务的感触。DCC 一度疲于应付来自研究者、行政人员、NIH 项目组甚至国会成员对有关数据的大量需求，而这样的会晤给了 DMC 机会去关注对在研项目审查特别重要的那些数据。其次，这种访问能让 DMC 更好地理解 DCC 的体系和流程，并且 DMC 有机会提供一些改进的建议。最后，这种访问使委员会与 DCC 合作，为 DMC 审查所需的期中报告建立统一的格式。

DMC 成员访问研究的数据协调中心的情况并不多见。而对 ACTG 研究来讲，这样做是有必要的，因为这个唯一的 DMC 需要对诸多研究进行长期监查。另外，其必要性也是因为 HIV/AIDS 临床试验的复杂性，该复杂性在于试验针对的是一个新出现的、快速传播且危及生命的传染病，而研究者对慢性疾病临床试验相对经验不足，并且这个试验还面临着相当大的社会舆论压力。相反，在 NIMH 为单项 T 肽试验（在例 2.2 中讨论过）设立 DMC 后，委员会对数据体系和流程的审查则仅限于在每个季度会议上与研究者进行认真讨论。由于为该单项试验所计划的数据管理结构不太复杂，这种方式已经足够。

DMC 需要介入上面讨论过的数据管理 / 报告生成事宜，但就介入的程度确定特定的规则却不容易。不同的情况需要不同的考虑。关键要求是 DMC 应确信已经建立了适当的流程来进行数据管理和质量控制。如果不能确信，则在数据评估时，委员会就不能假设期中数据是可信的，也无法完成其保护研究受试者的任务。

2.2.2　评估在研项目实施的质量

在研究实施的早期，DMC 有第二次机会就保证临床试验质量给予帮助。正如 DMC 对试验设计提出建议那样，尤其是研究方案设计团队在试验实施中一些重要的临床和统计方面专业知识相对有限的情况下，DMC 对研究实施的质量进行监查非常有用。

一般来讲，DMC 要审查研究受试者入组的速度，目的是要看试验能否如期完成。如果入组速度低于预期，DMC 可以仅提出自己的担心，或者建议研究团队寻求解决办法。这种建议应该包括增加研究中心，对已有的中心改进推动的方法，优化研究流程，去除对合并用药不必要的限制，确保入组标准尽可能把能够从试验性治疗中获益的患者都纳入到试验中。DMC 也应该评估入组标准的依从性，并且要确定干预组间患者的重要特征是否存在显著的不均衡。

试验初期 DMC 应该对试验实施质量进行监查的其他事项还包括患者对指定治疗的依从性，以及医生对研究方案的遵循情况（整体情况，以及不同干预措施和不同研究中心的情况）。DMC 还要评估数据采集的准确性和完整性。相关事项包括主要和次要结局数据和其他重要数据要素的及时性、缺失数据、失访率，并给出整体和每个中心的情况。如果在试验初期能及早发现异常情况，则有可能采取纠正措施。

HIV 预防试验用过一种方法，即设一个分开的、半独立的委员会，其工作主要集中在质控和向 DMC 提交报告。NIAID 资助的网络来实施 HIV 预防试验，该网络开辟了多学科的"研究监查委员会"（Study Monitoring Committee，SMC），成员包括网络内对试验没有领导职责的研究者（SCT Working Group on Data Monitoring，2006）。这些委员会的作用是对研究网络中独立 DMC 的补充。在试验进行中，SMC 经常会面，定期审查试验干预**各组合并后的数据**（该委员会不查看非盲态的数据），评价试验是否达到预设的目标，比如入组速度及合格率、事件发生率、依从性和受试者保持（不脱落）率以及数据获取的及时性。SMC 还就可能改善上述数据或降低其影响的措施提出建议。SMC 会就其发现向 DMC 报告。而且，一旦发现试验实施过程中有严重的和无法纠正的缺陷，两个委员会将评估继续试验是否合适。在许多 SMC 监查的试验中，这一做法使数据的及时性、入组率、依从性和受试者保持率方面得到显著改善，证实了这种监查过程的价值（Fleming，2011）。

尽管研究者、申办方和指导委员会也会监查研究实施的质量，但 DMC 能够进行更全面和完整的监查，因为只有它可以非盲态地查看诸多有关的数据要素。DMC 还可以提供独立监查带来的好处。下面的例子说明了早期监查对于及时发现试验实施中的问题是多么重要。

例 2.4：夜间氧疗试验（NOTT）

在夜间氧疗试验（Nocturnal Oxygen Therapy Trial，NOTT）

（Nocturnal Oxygen Therapy Trial Group，1980）中，比较慢性阻塞性肺疾病患者接受连续供氧和夜间供氧对生存和其他疾病情况的疗效。随着试验的进展，似乎一个关键的亚组显示连续供氧有更显著的疗效，但在其余的受试者中这种趋势不明显。DMC 要求研究团队从完整性方面检查数据采集过程。检查结果显示，有一到两个临床中心一直拖延，没有完成所有患者的数据收集。而且，这些中心提交的夜间供氧治疗组的死亡数据多于连续供氧组。尽管试验是非盲态的，但没有证据认为是研究者偏倚导致了报告的延迟；问题似乎仅仅是数据收集和报告时的一个随机不均衡。数据资料更新后，组间疗效的明显差别基本消失，所以这个组间差异很明显是数据管理中的人为因素造成的（DeMets 等，1982）。

在正式的期中数据分析中，DMC 有第三次机会对数据质量产生积极影响。通过对研究报告的仔细审查，DMC 要确认数据完整性和准确性的正确标准是否得以贯彻。其中的一项标准就是对所有患者及时完成随访。人们期望数据库最好是当前最新的，因为对已有的数据进行期中分析可能会让试验提前终止。但是，在会议之前必须给出一定的时间，用来编辑和修正数据库、执行期中分析，以及传送期中报告给 DMC 成员审查。统计数据中心和 DMC 成员的经验提示，DMC 成员开会讨论的时间距离期中分析中每一例受试者最新一次完整、准确的主要结果产生的时间不应超过 2 个月。这样的标准（即允许一定的滞后，但对每一例受试者来讲，这种滞后不应该超过两个月）能减少 DMC 会议前某些结局事件已经发生但没有得到利用的风险。如果这些数据提交给 DMC，也许会明显地改变结论。例如，在一项 HIV/AIDS 研究（第 6 章会详细讨论）中，把时间的滞后从 3 个月改为 1 个月以内，可以多提供 50% 以上的研究终点，而且也改变了对疗效的看法。第 6 章将会介绍在 DMC 会议日期前的两个月内满足期中分析数据库及时性要求的详细策略。

在正式的期中分析中，DMC 也应该严格评价提交审查的报告质量和准确性。下文说明了这种审查的重要性。

例 2.5: 正式期中分析时有可疑情况的试验

一项针对急性状况干预措施的重大国际性安慰剂对照试验已经接近目标设定终点的一半，并由此达到了研究方案规定的正式期中分析的结点。关于提前终止的详细统计指南，已经体现在 DMC 的文件中（见第 2.3），情况不仅包括很有利的期中结果，也包括非常不利的期中结果。

在这个正式的期中分析中，主要的疗效终点数据很明显是阴性的，主要疗效终点的置信区间和能说明干预有效的区间相去甚远，而且已经超出了指示干预无效的区间。按照试验指南，这一结果会让 DMC 向领导试验的研究者和申办方（即试验的指导委员会）提出终止试验的建议，除非其他的证据能提供很强的理由不这样做。

尽管有一种倾向要 DMC 赶快提出试验终止的建议，DMC 还是花了相当多的时间，查看了研究报告中的期中数据。结果发现了一些可疑的情况，包括一些重要的实验室检验和毒性结果显示的趋势和期望的方向相反。该 DMC 陷入了困境。对于这种不利的结果，重要的是应该迅速通知指导委员会，让他们暂停患者随机分组，以免后面的患者接受可能有害的治疗。另一方面，对于这些可疑的情况，也可能是 DMC 报告上的治疗

编码颠倒了。因此，DMC 经过讨论，推迟了他们给指导委员会
的建议，先由试验数据管理小组核对了研究用的药瓶和治疗编
码，以保证 DMC 报告的准确性。

DMC 决定推迟提供建议后，一大批国际研究者和申办方的
代表被聚集到一个会议室里，然后 DMC 宣布他们将在 1 周以
后通过电话会议传达其建议。

在接下来的一周中，试验数据管理小组核查了样本药瓶内
的标本和治疗编码，证实了 DMC 的怀疑，即 DMC 报告中的治
疗编码颠倒了。纠正后的分析显示，结果有利于试验治疗，期
中数据没有跨越试验终止的边界。DMC 马上召开电话会议，给
指导委员会发布建议，继续试验。DMC 对数据的严格审查，避
免了对试验的严重干扰。一旦因为负面结果而提出终止试验的
建议，就会造成试验中断。

下面的例子中，DMC 对期中分析报告的质量和准确性做了
严格的评估，并且提出可能存在编码错误影响报告准确性的顾
虑。不幸的是，确实存在严重的编码错误，但直到试验完成后
才被发现。

例 2.6: 伐尼克兰戒烟试验

辉瑞公司的 A3051049 试验是一项安慰剂对照试验，针
对的是心血管病患者（Rigotti 等，2010），评价伐尼克兰
（varenicline）对戒烟的作用。在准备试验过程中，实际的随机
编码被正确地送到了公司的"药物包装区"，以便每一例受试者
都正确地随机接受干预。同样的编码也被正确地送到了公司的
"生产区"，因为统计师在形成 DMC 报告时，要在这里确认每

一个受试者的治疗组。之后，为了测试和开发分析程序，需要一个模拟的随机编码。这个编码被送到公司的"开发区"，即这类测试用的非安全信息的正确位置。错误的是，这个模拟的随机编码却被送到了"生产区"，覆盖了之前已存在那里的真正的随机编码。由于这一错误，统计师在形成整个试验期间提交给DMC的所有分析报告时，都用了模拟的随机编码。

在辉瑞公司A3051049试验的第三次DMC会议上，很明显，结局数据包括戒烟率在伐尼克兰和安慰剂两组间都很接近。这与以前在没有心血管疾病的患者中开展的伐尼克兰安慰剂对照试验的结果相反。在这次会议和接下来的一个会议上，DMC都要统计师确认，DMC表格的生成是否采用的是正确的随机编码。在两个场合下，DMC随后都得到通知，用来生成DMC报告的编码是有效的。为了确认此事采用了三步措施。第一步，方案的管理者证实统计师用的随机编码确实是在"生产区"的随机编码。接下来一步，编程人员证实该随机编码与研究患者的身份号码的使用是正确的。第三步要证实，按照"药物包装区"保存的实际随机编码，正确地执行了药物包装。不幸的是，这些步骤都没能查出实际的随机编码在"生产区"被模拟编码覆盖了。结果，在随后的会议上，DMC继续基于在无效的模拟随机编码下生成的数据进行监查。

在最终的一次DMC会议之后不久，随机化错误被一个警觉的数据经理发现，使得错误得以改正，并且最终的分析能用正确的随机编码完成。事实上，负责给DMC准备报告的统计师首先意识到DMC报告存在错误，因为当他早期接触到这些最终分析时，显示出伐尼克兰获益的明显证据。接着研究团队开始了并非愉快的任务，即通知辉瑞公司管理层及DMC成员这一随机化错误。

如果实际的随机编码仅保存在"药物包装区"，然后统计师在同一区域生成 DMC 报告，这一严重影响 DMC 报告准确性的编码错误是可以防止的。从这次经历中学到的另外一个教训是直接核查的重要性，在随机的受试者样本中，这些受试者实际接受的治疗方案要与统计师用来生成 DMC 报告的编码中列举的干预措施相匹配。

下面是企业申办试验的最后一个例子。DMC 在最初审查期中数据时注意到，受试者分配高度不均衡，三个研究组的其中一组纳入了非常多的患者，而另一组则纳入的很少。当 DMC 成员对这种不均衡提出疑问时，发现是随机化程序错误造成的。如果没有对期中数据进行早期的组间比较审查，在研究完成和数据揭盲之前该问题就不会被发现。

DMC 的主要目的是保护患者，需要准确评估不断出现的获益和风险证据。上述例子中出现的流程和个别错误是可以修正的。从这些经历中得到的教训在于，完整的 DMC 流程要做到不断复核及权衡，以确保所做的事情正确。这就要求申办方针对 DMC 设立一套专门的流程。幸运的是，上述研究中患者的安全并没有受到损害；但是，我们可以很容易想象出在某种情境下，这些错误会给患者的安全带来损害。

2.2.3　安全性和有效性数据的评估

DMC 最重要的职责是对各干预组不断产生的安全性和有效性数据进行评估。这种评估对于保障受试者的利益特别关键，应该以早期安全性／试验完整性评估为开端，在第 6 章会讨论此内容。在有较大可能很快出现不良事件的情况下，尽早地评估安全性参数特别重要。人们普遍认识到，在方案规定的时间点上进行正式的期中疗效分析时，也应该仔细评估有效性和安全性数据。

在有些试验中，研究的申办方仅对期中的安全性评估感兴趣，而不想让 DMC 评估期中的有效性数据。把 DMC 限制在进行安全性评估范围内，通常的原因在于申办方觉得无论疗效结果如何，都没有理由提前终止试验；并且申办方有顾虑，怕超出期中分析规定进行额外的疗效数据比较会导致监管部门对最终的显著性水平的有效性产生怀疑。但是，要充分监查安全性数据而不涉及有效性数据，这是不可能做到的事情。一种干预措施会导致安全上的风险，但如果疗效显著，则其仍然能提供有利的获益 - 风险比。针对重大的主要临床终点（如死亡率或严重的疾病）的试验尤其如此。只有对两者都进行评价，才能对获益 - 风险比做出评估。因此，即使我们预计有效性数据太有限，可能不足以确立获益的结论性证据，或者不论期中有效性数据如何，伦理上都不要求提前终止试验时，对安全性数据进行期中分析（可以让试验做重大的改变或终止的建议）时也应该把有效性数据的评估包括在内。另外，像例 2.5 和 2.6 中显示的那样，现成可用的有效性数据有可能让 DMC 发现编码或数据质量其他方面的重大异常。

人们担心，在试验早期反复查看有效性数据会削弱在试验结束时对有效性数据的可解释性，或导致在终末分析时在 α 水平上要求降低对把握度的损耗，但这种顾虑是没有必要的。不需要也不应该因为担心统计上的不确定性，而削弱 DMC 对安全性做恰当评估以及提升有效性数据质量的能力，特别是在要阐述的统计问题并不复杂的时候。可以设立一个非常保守的监查界值用以在试验初期做数据评估，从而清楚地提示早期查看的意图是要指导安全性数据的评估，而不是因为疗效的缘故去终止试验，除非早期的结果出奇地好。这样一个保守的监查指标对试验后续用到的显著性边界的影响也是可以忽略不计的。对于一个无论疗效比较结果有多极端，在伦理上都不需要提前终止的试验，申办方可以采用保守的成组序贯监查步骤，譬如 O′Brien-Fleming（1979）参考值，该法在早期查看数据时采用的参数是极低的 α 水平，且保持整体上较低水平的 α 值，或简单地采用在 0.000 01 ~ 0.0001 范围内的固定 α 水平作为"指南"。

在任何有效性和安全性数据期中评估之后，不管是早期安全性 / 试验完整性评估，还是正式的期中疗效分析，DMC 应该向研究者和申办方建议是继续试验还是终止试验，以及在研究设计、数据管理、质控或报告的修改方面提出建议。如果 DMC 判断目前的阴性或阳性结果具有说服力，或者试验对设计要阐明的主要问题不能给出一个结论性的答案，则会提出终止试验的建议。在下文中，我们将讨论在获得良好的获益 - 风险比、较差的获益 - 风险比或无法回答主要终点问题时，如何给出试验终止的建议。这些例子显示，当考虑提前终止的建议时，DMC 可能要面对困难决策；我们认识到，具有丰富知识和经验的人未必认可 DMC 的所有决定。

2.2.3.1 由于良好的获益 - 风险比而终止试验

大部分 DMC 监查的试验并没有提前终止，而一般会在方案规定的时间完成。但是，对有些试验来讲，临床相关结局指标的期中疗效结果可能太具有说服力，独立的 DMC 会建议提前终止试验。例如，有 3 项随机双盲安慰剂对照试验，评

价不同的 β 受体阻滞剂对慢性心力衰竭的作用，由于病死率以及病死率加住院率的降低具有高度的统计学显著性而提前终止试验（见 Hjalmarson 等，2000；MERIT-HF Study Group，1999；CIBIS-Ⅱ Investigators and Committees，1999；Packer 等，2001）。慢性心力衰竭是一种进行性疾病，在疾病晚期年病死率为 15% ~ 20%。在 20 多年的时间里，都避免给心力衰竭的患者使用 β 受体阻滞剂，由于其会减慢心率、降低血压，这种作用当时被认为会加重心力衰竭。但是，有些数据的确提示了这类药物的益处。因此，启动这些试验以解决这个问题。所有这 3 项试验均由企业申办，有独立的 DMC 以及给 DMC 提供期中报告的独立统计中心（见第 7 章）。申办方对期中数据的比较保持盲态，直到 DMC 建议提前终止试验。每一项试验都采用成组序贯边界（在第 8 章讨论），在给建议之前用以评价患者获益证据的强弱。这 3 项试验中，期中分析时对各组生存曲线的比较都显示名义上的 P 值在 0.000 01 的量级（相当于标准化统计量等于 4.0）。

接下来的两个关于 HIV 预防和治疗的标志性临床试验，重点展示了在干预治疗效果非常显著时提前终止试验的重要性。

例 2.7：预防 HIV 阳性孕妇垂直传染

ACTG 076 是一项安慰剂对照试验，研究齐多夫定（zidovudine，AZT）是否能够降低 HIV 感染的母亲向婴儿传播 HIV 的危险（Connor 等，1994）。母亲在孕期的第 7 个月开始服用 AZT 或安慰剂，在宫缩和生产时强化，婴儿在产后 6 周也接受 AZT 或安慰剂。尽管人们寄希望于 AZT 能降低 HIV 传播风险，同时也担心对婴儿可能有副作用。

1991 年 4 月开始招募患者，目标要纳入 748 对母婴。1994 年 2 月 17 日第一次正式的期中疗效分析中，DMC 审查了截至 1993 年 12 月 20 日纳入的 477 位孕妇所产 421 位婴儿的数据。研究提供了 364 位婴儿的病毒培养数据，可以用来进行培养方面的评价。这些数据显示两组婴儿 HIV 感染率有 3 倍的差别。在安慰剂组，184 名婴儿中有 40 名（25.5%）婴儿至少有一次培养结果为阳性，而在 AZT 组，180 名婴儿中只有 13 名（8.3%）培养结果是阳性的。进行 log-rank 检验，$P = 0.0001$，这一证据强度满足事先设定的 O′Brien-Fleming 统计界值。

因为 AZT 仅获批用于 6 周龄的婴儿，DMC 需要证据显示该药可以减少 HIV 的感染，而不是简单地在婴儿出生后 24 周内的病毒培养中掩盖了感染。在对 70 例婴儿随访 24 ～ 72 周后，证据显示没有更多病毒培养阳性的病例，这一发现对 DMC 慎重地考虑试验结果的说服力非常重要。

在分析的时候，每组都有 7 名婴儿死亡，并且那时要获得婴儿的 AZT 临床获益，包括减少 AIDS 相关疾病的发生或减轻其严重性以及延长生存，尚为时过早。同样，也没有获得 AZT 对这些婴儿潜在毒副作用的信息，比如对生长和发育以及免疫功能的副作用，以及胎儿暴露于 AZT 可能导致的神经并发症。

但是，因为 AZT 减少 HIV 垂直传播方面的作用令人信服，DMC 建议把该期中结果公布于众，停止继续招募患者，并对安慰剂组低于 6 周龄的婴儿给予 AZT 治疗。因为整体来讲，AZT 对这些婴儿长期的危险和疗效还很不确定，所以 DMC 敦促继续对所有这些母婴进行长期随访。这种随访能够记录 AZT 对 AIDS 和死亡的长期作用，同时也能记录发生神经及其他并发症的长期危险。长期随访显示，受试者获益仍远超过危险

（Culnane 等，1999）。而且，这种获益得到确认对于消除人们对该药有可能导致线粒体功能紊乱的顾虑特别重要。

例 2.8: 评估 HIV 感染婴儿的生存获益

HIV 感染儿童早期抗逆转录病毒治疗（Children with HIV Early Antiretroviral Therapy，CHER）试验由 NIAID 资助，是一项开始于 2005 年的三臂试验，针对诊断为 HIV 感染的南非儿童，评价开始抗病毒治疗的策略以及治疗周期（Violari 等，2008）。研究终点为死亡或 AIDS 相关事件。在试验发起的时候，世界范围内治疗指南建议的治疗起始时机为 CD4 + 细胞计数低于 350 或者临床症状出现时。但是，美国的指南增加了所有感染的婴儿一旦确诊应该立即考虑治疗，这在西方国家已日益成为标准做法。

研究者提议用保守的 Haybittle-Peto（H-P）统计终止边界，即只有当期中分析的 P 值在 0.001 以下时，才允许试验提前终止。他们的立场是需要非常强的证据来支持南非政府出资，给所有感染的婴儿马上提供治疗。许多 DMC 的成员倾向用 O' Brien-Fleming 边界，这种边界随着可用数据的增多而严格程度降低。这两种类型的边界都能够很好地控制假阳性错误的概率，但在试验的后期，当数据得到更准确的估计时，用 H-P 边界来终止试验会变得更困难。委员会明白，一项依赖大量新资源去改变的政策需要雄厚的数据来支持，但同时数据的积累需要接受更多安慰剂组婴儿的死亡，在这两者之间取得平衡是非常困难的。但是，委员会最终接受了研究者提议的设计，包括 H-P 监查计划。随着研究的进展，DMC 观察到两个即刻治疗组（仅疗程不同）越来越多的优势，更觉得采用 H-P 终止边界不合适。18 个月过后，与延迟治疗组相比，即刻治疗组的 P 值分别为 0.008 及 0.01，几乎所有观察到的事件都是死亡。因为期中分析时，这两个即刻治疗组在随机分组后间期内的给药策略几乎相同，DMC 根据累积的证据判断，与对照组相比，两个即刻治疗组对生存的改善具有说服力。这使 DMC 一致建议终止该试验。该建议得到研究团队和 NIAID 的认可；之后不久，对感染儿童的治疗指南进行了修订。

2.2.3.2 由于获益 - 风险比不佳而终止试验

下面介绍两个试验来说明由于患者缺乏获益而考虑提前终止试验。

例 2.9：三甲氧蝶呤治疗 HIV 阳性患者

ACTG 029/031 试验旨在评价三甲氧蝶呤（TMTX）配以四氢叶酸治疗肺孢子菌肺炎的疗效，在大约入组原计划 2/3 的患者时，由于疗效结果不理想而终止（Sattler 等，1994）。该试验意图是要确定 TMTX 的疗效如果不优于复方磺胺甲噁唑（trimethoprim-sulfamethoxazole，T-SMZ），但至少应与当时作为标准治疗的 T-SMZ 效果相当。但是，DMC 原计划有 5 次分析，在第 3 次分析时，估算的 TMTX 组的生存较对照的 T-SMZ 组差，对 TMTX/T-SMZ 死亡相对危险度的估计是 1.75。

按 O' Brien-Fleming 参考值，在总共 5 次分析的第 3 次分析时，显著性水平是 0.01，DMC 得出 TMTX/T-SMZ 相对危险度的 99% 置信区间为（0.839，3.65）。该结果结论性地排除了与 T-SMZ 相比，TMTX 可以提供有意义的生存改善的可能性。特别是风险比的下界为 0.839，可以拒绝 TMTX 组与 T-SMX 组死亡相对危险度仅为 84%（或更低）的假设。其次，DMC 确认，即使继续该研究从而达到最大的招募量，要使结果足够令人满意，甚至除外 TMTX 治疗组的生存明显差于 T-SMZ 组（即除外 TMTX 治疗组的死亡率至少高于 T-SMZ 组 25% 以上）的可能性极低，因为要得到此结果，上限 3.65 需要降至大约 1.25。

最后，研究方案团队的主席团预计，如果试验继续进行，由于各种原因，在后续的几个月中入组会变差。因此，考虑到实际招募的困难，支持提前终止试验的决定。

例 2.10: 促红细胞生成素在充血性心力衰竭血液透析患者中的作用

将做血液透析的心脏病患者随机分为两组，试验组策略是用高剂量促红细胞生成素，维持血细胞比容在 42%，而对照组策略为用标准剂量的促红细胞生成素，维持血细胞比容在 30%。试验早期，最初计划的样本量由 $n = 1000$ 增加到 $n = 1500$，主要原因在于死亡或非致死性心肌梗死（MI）这一主要终点事件的发生率低于预期。

DMC 于 1996 年 6 月进行了第 3 次期中分析。那时已有截止到 1996 年 3 月 31 日的数据，其提供了试验计划中大约一半的主要终点事件。在这次分析中，高剂量促红细胞生成素的结果并不好（Besarab 等，1998）。特别是随机分配到试验策略组的患者接受高剂量促红细胞生成素后，明显有更高的死亡/MI 发生率——202/618（32.7%），对照组相应指标为 164/615（26.7%）。按 Kaplan-Meier 估计，18 个月内发生死亡或非致死性 MI 患者的比例在高剂量和标准剂量促红细胞生成素组分别为 37% 和 29%。除对主要终点的负面影响外，高剂量促红细胞生成素与更高的死亡率相关（195/618 vs. 160/615），并且显著增加血管开通部位血栓的形成（243/618 vs. 176/615，名义 $P = 0.001$）。

3 次期中分析的统计分析采用重复置信区间方法（Jennison 和 Turnbull，1990）。这些期中分析均使用 O′Brien-Fleming 成组序贯策略的 Lan-DeMets 实施工具（见第 8 章）。估计的死亡 /MI 发生的相对危险度为 1.30，提示高剂量促红细胞生成素使研究终点事件的发生率增加了 30%，而 95% 重复置信区间为（0.94，1.8），排除了高剂量促红细胞生成素会使死亡 /MI 发生率的降低幅度超过 6%。因为这些结果排除了获益，并且基本接近于能确立有害作用，所以给出的建议是提前终止试验。

2.2.3.3　由于不能回答试验问题而终止试验

这里用两项试验来展示因不能回答试验设计要说明的问题而提前终止试验的情况。

例 2.11：乙胺嘧啶预防弓形体脑炎

为了评价乙胺嘧啶（pyrimethamine）对刚地弓形体（*Toxoplasma gondii*）脑炎（TE）这一严重感染的预防作用，对该病原体血清学检测阳性的 HIV 感染患者开展了随机、双盲、安慰剂对照临床试验（Jacobson 等，1994）。该试验也把生存作为主要终点。到 1992 年 3 月，随机分组了 396 名患者，其中 254 名分到治疗组，132 名分到安慰剂组。到评估时，已观察到 12 个刚地弓形体脑炎事件——9 个事件在乙胺嘧啶组，3 个在安慰剂组。安慰剂组事件的发生率（3.7/100 人年）大约是预期的 1/3，显著降低了能检验到有意义的治疗获益的把握度。尤其是，许多研究的受试者选择辅助治疗来预防肺孢子菌肺炎。尽管这种辅助治疗不是通过随机分组决定的，但其似乎与刚地弓形体脑炎发生率及死亡率这两个指标都明显减小有关。另外，DMC 召开会议时，相比服用安慰剂的患者（12 例死亡，14.4/100 人年），服用乙胺嘧啶的患者有较高的死亡率（34 例死亡，21.8/100 人年）。1992 年 3 月 17 日，鉴于刚地弓形体脑炎事件发生率出乎意料的低，降低了试验的把握度，并且由于试验早期乙胺嘧啶治疗在患者生存上显示出不利趋势，DMC 建议终止试验。该建议在 1992 年 3 月 30 日得到 NIAID 的认可和实施。有趣的是，随后更新的分析显示，接受乙胺嘧啶组的死亡率较高的情况不仅持续存在，而且升高的幅度显著增加（46 例死亡，27.8/100 人年 vs. 13 例死亡，14.5/100 人年）。

例 2.12: HIVIG 和 HIV 垂直传播的预防

为了评价 HIV 免疫球蛋白（HIVIG）预防 HIV 母婴传播的效果，开展了随机、双盲临床试验，母婴均接受 AZT（Stiehm 等 1999）。研究招募的目标是 800 对母婴，以提供足够的把握度且能检验到传播率降低 50%（假设对照组的传播率为 15%；这一概率高于之前 076 试验所描述的发生率，原因在于本研究的入选标准允许纳入进展至晚期的 HIV 感染妇女）。

在 1997 年 1 月的期中分析时，招募到了一半的受试者，在两个组观察到的传播率均只有 4.7%。不仅对照组只达到了研究方案设定发生率的 1/3，而且这个发生率还在随时间的延长而下降。具体而言，对 1996 年招募的母亲分娩的 109 名婴儿进行了 HIV 病毒培养，仅发现 2 例（1.8%）为 HIV 阳性。

由于低传播率和两组间没有差别，要检验到 HIVIG 治疗的优势非常困难。即使样本量加倍至 1500 对，HIVIG 真正的疗效要达到 62%，才能使最终整体的分析具有 80% 的可能性达到统计学意义。鉴于以上事实，加之 HIV 传播率下降（可能是由于母亲接受越来越有效的抗病毒治疗），最后只能建议终止试验。

2.2.3.4 继续正在进行的研究

我们已经通过很多临床试验的实例，说明了某些情况下建议试验提前终止的理由。然而，要强调的是，由 DMC 监查的多数试验并没有提前终止，而是继续进行下去，最终收集到了最初设计规定的全部信息。实际上更为常见的情况是，因为有 DMC 的介入，在适当的统计监查规程指导下，最重要的好处就是降低如下风险：有效性和安全性数据的早期走势并不可靠，由此做出不成熟的判断会导致试验不恰当地提前终止。

已在第 1 章讨论过的 AIDS 临床研究社区项目（The Community Programs for Clinical Research in AIDS，CPCRA）002 试验（Abrams 等，1994；Fleming 等，1995）以及冠状动脉药物项目试验（Coronary Drug Project Research Group，1981）均强有力地说明，通过 DMC 的影响，可避免试验不恰当地提前终止。具有同样说服力的例子将在第 4 章讨论，即多发性硬化患者的干扰素 -β 试验。尽管另一项同时进行的相关试验已经发布了有利的证据，该试验还是一直持续到设计事先规定的时间才完成。

糖尿病管理方面的一个例子也能说明很多问题。

例 2.13：糖尿病并发症及控制试验

糖尿病并发症及控制试验（Diabetes Complications and Control Trial，DCCT）对成年糖尿病患病人群中严格的血糖控制与标准血糖控制方法的差异进行评估（Diabetes Control and

Complications Trial Research Group，1993）。干预的目标是预防糖尿病视网膜病变的恶化，试验的主要结局变量是视网膜病变恶化的水平。

次要变量中有一项为出现明显的微动脉瘤。因为微动脉瘤预示增生性眼底病，最初有的研究者提议用该变量作为主要终点，以减少样本量和缩短研究周期。但是，在最终的试验设计中，DCCT 的研究者们还是把视网膜病变恶化设定为主要终点，认为微动脉瘤并不能作为增生型糖尿病视网膜病变恶化的可靠替代指标。

在早期的随访中，DMC 观察到严格的控糖方案对微动脉瘤的出现有不利趋势，反而是在标准控糖组中微动脉瘤出现风险更低。但是，DMC 要等到后面再决定主要结局变量是否与微动脉瘤终点相吻合。进一步随访之后，微动脉瘤趋于走向相反的方向，即严格控制血糖的治疗方案与微动脉瘤减少相关。最终，该试验提供了重要证据，表明严格控制血糖的试验方案确实能够减轻增生型视网膜病变恶化。

DMC 没有在意初期微动脉瘤替代终点的不利证据，建议继续 DCCT 试验，使得试验更为可靠和有力地评估了严格控制血糖的真正疗效。有了这些长期观察增生型视网膜病变恶化后获得的有利结果，DMC 最终的确向研究方案负责团队建议提前终止试验。

下面的例子描述了一项试验持续到预定的完成时间，而没有顾忌重要的期中证据，即试验干预对死亡率的不利影响。

例 2.14：心脏和雌激素 / 孕激素替代研究

心脏和雌激素 / 孕激素替代研究（Heart and Estrogen/

Progestin Replacement Study，HERS）试验评价了有冠心病的绝经后妇女中，激素替代治疗（hormone replacement therapy，HRT）对心血管的潜在益处（Hulley 等，1998）。HERS 是一项随机、双盲、安慰剂对照试验，由企业申办。申办方在试验实施过程中对期中结果保持盲态。

HRT 在当时是一种被广泛应用的治疗方法，用来缓解妇女绝经后的症状。观察性数据提示 HRT 有心血管方面的益处，而 HERS 是第一个要阐明该治疗生存获益的随机试验。随着试验的进行，治疗组开始出现并非显著但对生存不利（即有害）并且伴随着血栓事件增多的趋势。尽管该负面趋势让 DMC 担心，但重要的是要区分中性作用与真正的负面作用；一个死亡率方面的中性作用不会影响用 HRT 来缓解症状，但一个关于死亡率的负面发现会导致很多使用者停用 HRT。随着 HERS 的进展，负面的趋势并没有延续下去，而且在试验完成时，死亡率结果在随访 1 年后几乎没有变化。不过，早期血栓形成的副作用仍然很明显。继续 HERS 可以使人们区分在死亡率方面整体上的不良影响与随访后显示的中性作用，给需要缓解绝经症状的妇女一个更准确的依据来决定选择何种治疗。

Wheatley 和 Clayton（2003）提供了一个具有争议的例子：面对阳性的期中结果时，DMC 决定仍建议继续试验。他们描述了这样一项临床试验：以生存作为终点，DMC 评估了期中数据，在各次期中分析时都符合双侧 $P = 0.002$ 的终止标准。在早期的一次期中分析中，估计的风险比为 0.55，明显强于作为研究设计基础的生存改善 20% 的标准；这些期中数据得出的名义 P 值是 0.002。这一结果与之前的期中分析一致，之前显示的风险比为 0.47，名义显著性水平为 0.003。经过很多讨论后，DMC

的决定是建议继续试验，主要根据是观察到的期中风险比不合理（尽管他们也对结果的稳健性心存疑虑，因为显著性水平刚好达到预先设定的边界，这在他们的文章中并没提到）。继续随访后看到了疗效规律性地减弱；试验结束时，治疗组间没有差别，坐实了 DMC 对期中结果可靠性的顾虑。有研究者在致编辑的信中（Korn 等，2004；Whitehead，2004）提出，DMC 和研究者之间本来应该在评估期中数据之前就终止试验的标准达成共识。并且，他们指出，本来就应该在研究的任何时间点计算可触发规定的终止标准的可能风险比。如果 DMC 事先认为这一风险比不合理，本应该跟研究者探讨其他的终止策略。我们倾向于同意这种观点。

我们注意到在其他一些情况下，DMC 没有建议提前终止试验，尽管期中结果超越了事先规定的疗效界值（例子见后面的案例 2.15）。但在这些例子中，总有其他重要事情出现，例如出现没有预计到的安全性方面的顾虑，而使人们无法确定，在此试验节点上，患者的获益能否超过其所承担的风险。这一例子让人们意识到，DMC 在该组织的会议上需要对研究者提出的序贯监查边界做认真的思考，以保证获得所有人的认可。

2.2.3.5 全局考虑：主要和次要分析

在设计优良的 Ⅲ 期临床试验中，主要终点应该是这样的结局，即对患者而言具有最大的临床相关性，也对干预所预期的效果特别敏感。例如，尽管改善生存期对于危及生命的疾病而言可能最具相关性，但当死亡率预计不会受到有利或不利的影响时，人们会选择其他的主要终点（如镇痛治疗对疼痛的缓解）。通常情况下，采用成组序贯方法进行期中监查时，为了同时保持期望的错误率,将整个假阳性错误率都"花费"在主要终点上。

尽管对于试验终止或继续的建议基本上应该基于主要的疗效终点及相应的成组序贯策略,但这些建议的形成还必须包括对全部已有数据的全盘考虑,包括次要终点、毒性以及数据质量,还有试验之外相关的信息。特别是当具很显著临床意义的次要终点的相关结果很强时,可以考虑在疗效边界值被越过时让试验继续,或在没有边界值被超越时让试验终止。ACTG 081试验为此提供了例证。

例 2.15: 严重真菌感染的预防

ACTG 081 试验在 1989 年 9 月到 1992 年 4 月间招募了 424 名患者,要确定氟康唑(fluconazole)在预防 AIDS 患者严重真菌感染方面是否比克霉唑(clotrimazole)口含片更有效(Powderly等,1995)。在此样本量下,期望产生大约 25 次真菌感染事件,从而足以保证有较高的把握度发现 18 个月的发生率由 10% 降至 2.5%。在早期的期中分析中,服用氟康唑患者的主要终点事件——严重真菌感染明显减少(2 vs. 14,$P = 0.0028$)。尽管已经跨越 O'Brien-Fleming 边界,但是 DMC 观察到用氟康唑所致的死亡更多(45 vs. 31),因此仍建议继续试验。在接下来的一次DMC 会议上,因为观察到了对严重真菌感染的持续疗效(4 vs. 18;$P = 0.0022$),以及死亡率还在增加(66 vs. 51;$P = 0.088$),DMC 又一次建议继续随访 6 个月。死亡的增加可能是由试验药物与其他预防性用药之间意想不到的相互作用而造成的。

试验获准按计划继续至结束。在随访期结束后,用氟康唑的患者继续显示较低的严重真菌感染率(9 vs. 23,相对危险

度 = 0.3，P = 0.02）和较高的死亡率（98 vs. 89，相对危险度 = 1.1），尽管与期中分析时相比较，这些相关性的强度明显减弱。有趣的是，氟康唑组出现严重真菌感染或者死亡的例数继续高于另一组（102 vs. 96）。随机化后，更多服用氟康唑的患者死亡而没有严重的真菌感染（93 vs. 73）。这就提示，需要进一步探讨氟康唑无意中降低生存背后可能存在的某种未知机制。

下面是另外一个例子，显示了尽管试验已经跨越死亡率监查的边界值，DMC 在考虑整体结果的基础上判断，继续试验是合适的。

例 2.16：一项比较标准治疗、试验治疗和联合治疗的三臂研究

一项三臂临床试验实施了 2 年半，比较了采用标准治疗的对照组、单药试验性干预组及标准治疗基础上叠加单一试验药的联合用药组的疗效。主要终点是总生存率。使用 O′Brien-Fleming 监查边界值指引计划的正式期中分析，将每一试验方案与对照组进行比较。

试验早期，两个试验组出现了几例严重的、甚至是致命的综合征。因为这种情况在对照组几乎见不到，所以很可能与试验性干预有因果关系。但是，在试验早期对主要终点数据进行评估后，没有发现一个试验组的死亡率高于对照组。DMC 建议继续试验，并要求经常对试验做细致的监查。

当死亡人数达到试验目标的大约一半时，与对照组相比，单药试验性干预显示对生存更有利，而这种差别的统计证据强度基本上正好在 O′Brien-Fleming 边界上。但是，这些期中结果

提示，联合治疗组和对照组差别微小。这有些令人困惑，因为人们一定会期望联合用药组的疗效至少与单药试验组相当，特别是数据证实在预先规定的生物活性指标效果上似乎联合用药更有效。DMC建议继续试验，是因为：①对毒性的顾虑；②相对来讲，联合用药的结果不太令人信服；③在随机干预的后期，证据显示风险比没有优势，这方面的支持数据包括估计的生存曲线形状，以及给DMC提交的报告中对临床截止点之后发生死亡的补充分析，这些分析表明估计的处理效应在减弱；④提示对美国患者的作用小；⑤这是一项独立的注册用研究，结果必须可靠且具有说服力。另外，有一项刚完成的临床试验，临床背景跟该试验相关，DMC从这项试验的数据中并没有看到试验药获益，这是采用谨慎措施的重要外部支持因素。

有趣的是，在随后的两次DMC会议上，尽管更多的死亡病例使统计学精度更大，尽管监查边界已经变得不那么保守，但是单药试验方案组和对照组之间的生存差别一直在边界值附近徘徊，因为估计的风险比趋向于1。联合用药方案组和对照组之间的差别还是相对不显著。在后续这些会议上，DMC建议继续试验直到结束。

试验完成时，联合用药组相对于对照组生存的风险比估计值接近1。尽管随着试验的进行，单药试验方案和对照的风险比变得不那么令人印象深刻，但它们之间的差异在最终分析时的确具有统计学意义。此外，令人安慰的是，试验组没有再出现试验早期的那些严重甚至致命的综合征新病例。

2.2.3.6　根据对事件发生率的持续评估调整样本量

在用于检出相对危险度（时间事件数据）或比值比（二分

类终点数据）降低的临床试验中，在指定检测的相对危险度（或比值比）下，设定某个把握度和特定的假阳性概率，可以获得必须观察的主要终点数量（Fleming 和 Harrington，1991；练习 4.7）。继而，通过估计试验的事件发生率，可以导出样本量。

通常，在试验的规划阶段并不能准确知道事件的发生率。在试验的早期到中期，当有关事件发生率的信息允许我们更准确地计算样本量时（即与基于目标事件数计算的样本量相比更准确），通常有必要考虑重新计算样本量。当需要修改样本量时，最常见的原因是方案中的事件发生率被高估了，因而导致需要从原始计算中增加样本量，以维持原始设计中预期的把握度。

对于正在进行的试验，可以应用几种不同的方法来修正样本量，但对这些方法做详细说明超出了本章的范围。传统的方法中，要依据整体的事件发生率或结局数据的变异来修正样本量（Wittes 和 Brittain，1990）；比较新的方法则是依据期中分析对处理效应的评估（Lehmacher 和 Wassmer，1999；Cui 等，1999；Wang 等，2001）。尽管依据期中观察到的效应来修改样本量这一概念在直觉上有吸引力，但在提前终止的可能性方面，还不清楚这种方法跟标准的成组序贯法相比是否能稳定地更为有　效（Tsiatis 和 Mehta，2003；Jennison 和 Turnbull，2006）。任何情况下，重要的是任何在试验期中分析点上进行的样本量修改，都要依据预先设定的统计学上能避免偏倚的合理计划。否则，最终的统计比较将会变得难以解释。因此，对于申办方和（或）指导委员会而言，很重要的是在方案中应为何时以及如何进行这些修订制定明确的计算方法。

儿童脑膜炎球菌血症的临床试验为此提供了一个例证。

例 2.17：脑膜炎球菌败血症婴儿 BPI 试验

严重的脑膜炎球菌疾病在儿科患者中具有很高的并发症发病率和死亡风险。1996—1999 年进行了一项杀菌/通透性增强蛋白（bactericidal/permeability-increasing protein，BPI）的随机试验，用来确定 BPI 是否能够改善该病患儿的存活率（Levin 等，2000）。由于在这种情况下死亡风险是急性的，因此该试验的主要终点是 60 天死亡率。

这项计划中的Ⅲ期试验所依据的初步试验数据来源于一项单臂Ⅱ期试验，以及匹配的历史对照组。在这个Ⅱ期试验中，22 例接受 BPI 的儿童 60 天死亡率为 5%（1/22）。在匹配的历史对照组，60 天死亡率为 24%（10/42）。根据这些初步的数据，Ⅲ期试验的设计为需在检出安慰剂组与 BPI 组 60 天死亡率的比值比为 3（25% vs. 10%），并且达到 85% 的把握度。要实现这一把握度，试验要纳入并随访患儿直到出现 35 例死亡，目标样本量为每组 100 例。

1998 年 3 月，在 DMC 的第 3 次会议上，合并的样本死亡率只有 11.5%（18/157）。因此，DMC 建议扩大样本量至每组 150 例。有趣的是，纳入试验的儿童死亡率继续明显下降。在 1998 年 9 月 DMC 的第 4 次会议和 1999 年 3 月的第 5 次会议之间，当时入组的总例数接近 300 例，但样本整体的死亡率仍只有 10%，致使 DMC 建议把样本量增加至每组 175 例。在 1999 年 3 月 DMC 的最后一次会议时，339 例入组患儿中死亡 33 例，DMC 建议继续入组至 1999 年 6 月，除非在此之前死亡患儿达到 35 例。

这些增加样本量的建议在试验比较靠后的阶段提出，原因是入组患儿的死亡率出现了明显的下降趋势。但是，因为入组的目标中明确设定和保持不变的一个要素就是要达到 35 例死亡，而不是试验开始前计算的样本量，所以 DMC 执行了严格的监查过程。死亡达到 35 例时，试验将有 85% 的把握度检出比值比为 3，无论真实的死亡率是 25% 比 10%（对应初步推算的合并事件发生率为 17.5%），还是 17% 比 6.4%（对应合并事件发生率为 11.7%，正如第 3 次 DMC 会议上所见），抑或是 14.6% 比 5.4%（对应合并事件发生率为 10%，正如第 5 次 DMC 会议上所见）。

在该案例中，DMC 依据预先设定的计算方法来监查期中的事件发生率，并提出增加样本量的建议。因为 DMC 能看到事件发生率，所以 DMC 似乎应该作为独立的一方，按照上述计算的方式实施监查并给出建议。事实上，DMC 承担此责任是相当合理的做法。另外，人们也越来越多地认识到，因为 DMC 能接触到组间比较的数据，所以在做样本量调整时，存在与 DMC 相关的潜在偏倚。例如，DMC 观察到低于预期的事件发生率，但没有趋势提示试验能最终拒绝无效假设，即使不能排除最终会显示差别的可能性，DMC 仍可能不愿建议扩大样本量。与之类似，若 DMC 观察到低于预期的事件发生率，但处理效应高于预期，则在未来的评估中可能会建议提前终止试验，而不愿建议扩大样本量。

另外，如果整体的事件发生率明显低于预期的水平，而且在期中评估前已经设立了特定的阈值，这时应该由准备期中报告的统计师向试验领导层进行报告。这种方法能够启动预先设定的计算方法来修订样本量，而不需要向试验领导层揭盲组间相对比率。

由 DMC 监查的一项肿瘤临床试验发生了类似的情况。该试验进行了许多年，但还是没有达到目标设定的事件数，而且看似达到这一数值的可能性非常小。研究人员向 DMC 建议，出于实际原因终止试验，并报告结果。DMC 知道期中组间的比较结果，并不愿意给出这样的建议，因为如果那时候终止试验，DMC 的成员们知道发表的报告会是什么样子。最终 DMC 提议，把累积的数据、相关把握度的计算以及达到目标事件数可能需要的时间等数据提交给美国国家肿瘤研究所的一位没有看到期中组间比较结果的统计师，并让他按实际的考量来建议是否终止试验。

2.2.4　最终结果的评估

在完成随访和对研究的数据库做最后的调整后，研究方案负责团队可以对非盲态数据进行评估。因为在试验的实施过程中，通过对有效性和安全性数据的非盲态评估，DMC 能够获得独特的见解，所以在某些情况下，研究者和申办方会邀请 DMC 的成员一起讨论他们对最终结果做何解释。这样的讨论会为研究者和申办方提供特别有用的信息，因为在研究过程中 DMC 曾建议对试验的实施进行重大调整。如果向研究者和申办方提供 DMC 的监查记录，以帮助他们更充分地理解在试验监查过程中该委员会对试验的见解，那么将会为最终结果的评估提供最大限度的信息。接下来的例子展示了 DMC 是如何对最终治疗结果的报告提供有价值的贡献的。

例 2.18：通过监查获益 - 风险评估中的重要提示获得的见解

一项临床试验评估试验性干预与标准治疗的疗效，周期为

4 年。主要的终点是整体的生存，对照治疗的中位生存时间预估为大约 6 个月。计划中的正式期中分析大约在实际死亡数达到目标死亡数的 1/3、2/3 和全部达到时实施。尽管在两次期中分析中观察到有利的生存趋势，但是 O′Brien-Fleming 边界值没有一次被跨越。因为估计到风险函数被跨越，估计的生存改善在最后的分析中明显减弱，临床方面的差异相当温和并且在统计学上无显著性，分层 log-rank 检验的双侧 $P = 0.10$。

DMC 在整个试验过程中每年召集 2 ～ 3 次会议，着重试验实施中的安全性评估和质量把控。尽管不是方案中事先设定的安全性终点，DMC 在试验早期仍注意到了心血管性死亡、脑卒中和心肌梗死（经常称为主要心血管事件，MACE）的发生，将其作为患病 / 死亡率的标准观测指标，在试验中给予评估。试验后期入组完成后，DMC 对出现的心血管安全风险的证据开始担心。这些证据提示，治疗组 MACE 严重不良事件（SAE）增加了大约 3 倍。在报告期中结果的统计师的帮助下，DMC 针对试验药物在试验之外做了一些额外的数据检索，没有证实出现了过多的心血管事件风险。基于缺乏 MACE 发生趋势以及对整体生存率有利趋势的证据，DMC 建议在不进行方案修改的情况下继续进行该试验。在离试验结束还有大约 4 个月的最后一次 DMC 会议上，MACE SAE 风险比及对应的置信区间（CI）仍保持较高水平，为 2.78（1.42，5.45），而与 MACE SAE 相关的死亡风险比为 4.25（1.81，10.00）。

申办方接受了 DMC 的提议，即一旦申办方的研究团队得出最终数据的主要分析结果和小结，就尽快召开电话会议。在整个临床试验过程中，DMC 不仅可以评估那些高质量的最终结果，而且只有他们才有机会接触到非盲态的有效性和安全性数据，这就使得 DMC 能够依据这些数据及时提醒申办方。DMC 注意到最终结果总结报告中没有提到关于心血管系统发病 / 死亡方面的主要不利证据，并且提醒申办方探讨该方面效应的重要性。申办方在电话会议上及后来通过书面形式，感谢 DMC 为其提供这些中肯的建议。

试验结束后，尽管 DMC 进一步参与详细的数据分析将对研究团队有很大帮助，但这并非 DMC 成员的角色。尽管 DMC 成员的身份和角色要在发表试验主要结果的投稿中提供，但为了保持 DMC 的独立性，其成员不适合以作者身份出现。

2.3 数据监查委员会章程

DMC 的章程应该写明其成员详细的名单、角色和职责，以及相关的指导委员会成员的详细名单。应该写明 DMC 会议的时间和目的、保密和确保没有利益冲突的方法以及 DMC 报告的格式和内容（见第 6 章）。章程应该规定统计的流程，包括用于监查所设定的主要、次要和安全性结局变量的指南。例如，如果要用成组序贯方法，则必须提供监查边界的图表。章程也可描述变更期中分析频率的计划以及建议修改研究方案的流程，例如当事件发生率低于预期时，增加样本量或延长随访时间。章程也应包括任何重点要关注的亚组分析。章程示例见附录 A。

如前面提到的，期中监查的统计方法主要作为指南而不是规则，原因是这些方法并不能捕提到 DMC 必须考虑的所有问题（Coronary Drug Project Research Group，1981）。因此，除了统计学的细节外，DMC 章程还应概述一些因素，因为其超出了主要结局处理效应证据所及的范围，但在对试验形成建议时要权衡这些因素。其中的一些因素列于表 1.1。

举例来说，在试验早期样本量较小时，治疗组间的基线危险因素可能还没有得到很好的平衡。对这种不平衡，无论是进行有效性评估还是安全性评估，均应给予考虑。数据的不完整，特别是重要结局指标的数据不完整也会引入偏倚，从而导致错误的趋势判断。各组内部的有效性或安全性趋势不一致，例如某些患者亚组或试验中心显示有效而其他患者或中心没有显示有效，也给评估带来很大问题，常导致 DMC 推迟做决定，以观察这些不一致的情况会不会最终消失。

参考文献

Abrams, D., Goldman, A., Launer, C. et al. (1994). A comparative trial of didanosine or zalcitabine after treatment with zidovudine in patients with human immunodeficiency virus infection. *New England Journal of Medicine* 330: 657–662.

Besarab, A., Bolton, W.K., Browne, J.K. et al. (1998). The effects of normal as compared with low hematocrit values in patients with cardiac disease who are receiving hemodialysis and epoetin. *New England Journal of Medicine* 339: 584–590.

Cardiac Arrhythmia Suppression Trial (1989). Preliminary report: effect of encainide and flecainide on mortality in a randomized trial of arrhythmia suppression after myocardial infarction. *New England Journal of Medicine* 312: 406–412.

CIBIS-II Investigators and Committees (1999). The cardiac insufficiency bisoprolol study II (CIBIS-II): a randomised trial. *Lancet* 353: 9–13.

Connor, E., Sperling, R., Gelber, R. et al. (1994). Reduction of maternal-infant transmission of human immunodeficiency virus type-1 with zidovudine treatment. *New England Journal of Medicine* 331: 1173–1180.

Coronary Drug Project Research Group (1981). Practical aspects of decision making in clinical trials: the Coronary Drug Project as a case study. *Controlled Clinical Trials* 1: 363–376.

Cui, L., Hung, H.M.J., and Wang, S.J. (1999). Modification of sample size in group sequential trials. *Biometrics* 55: 853–857.

Culnane, M., Fowler, M., Lee, S.S., and the Pediatric AIDS Clinical Trials Group Protocol 219/076 teams (1999). Lack of long-term effects of *in utero* exposure to zidovudine among uninfected children born to HIV-infected women. *JAMA* 28: 151–157.

DeMets, D.L., Williams, G.W., Brown, B.W. Jr., and the NOTT Research Group (1982). A case report of data monitoring experience: the Nocturnal Oxygen Therapy Trial. *Controlled Clinical Trials* 3: 113–124.

DeMets, D.L., Fleming, T.R., Whitley, R.J. et al. (1995). The data and safety monitoring board and acquired immune deficiency syndrome (AIDS) clinical trials. *Controlled Clinical Trials* 16: 408–421.

Diabetes Control and Complications Trial Research Group (1993). The effect of intensive treatment of diabetes on the development and progression of long-term complications in insulin-dependent diabetes mellitus. *New England Journal of Medicine* 329 (14): 977–986.

Echt, D.S., Liebson, P.R., Mitchell, L.B. et al. (1991). Mortality and morbidity in patients receiving encainide, flecainide, or placebo. The Cardiac Arrhythmia Suppression Trial. *New England Journal of Medicine* 324: 781–788.

Fleming, T.R. (2011). Addressing missing data in clinical trials. *Annals of Internal Medicine* 154: 113–117.

Fleming, T.R. and DeMets, D.L. (1993). Monitoring of clinical trials: issues and recommendations. *Controlled Clinical Trials* 14: 183–197.

Fleming, T.R. and Harrington, D.P. (1991). *Counting Processes and Survival Analysis*. New York: Wiley.

Fleming T.R., Neaton J.D., Goldman A., and the Terry Beirn Community Programs for Clinical Research in AIDS et al. (1995). Insights from monitoring the CPCRA didanosine/zalcitabine trial. *Journal of Acquired Immune Deficiency Syndromes and Human Retrovirology* 10(Suppl. 2): S9–S18.

Green, S.J., Fleming, T.R., and O'Fallon, J.R. (1987). Policies for study monitoring and interim reporting of results. *Journal of Clinical Oncology* 5: 1477–1484.

Heart Special Project Committee (1988). Organization, review and administration of cooperative studies (Greenberg report): a report for the Heart Special Project Committee to the National Advisory Council, May 1967. *Controlled Clinical Trials* 9: 137–148.

Heseltine, P.N., Goodkin, K., Atkinson, J.H. et al. (1998). Randomized double-blind placebo-controlled trial of peptide T for

HIV-associated cognitive impairment. *Archives of Neurology* 55 (1): 41–51.

Hjalmarson, A., Goldstein, S., Fagerberg, B. et al. (2000). Effects of controlled-release metoprolol on total mortality, hospitalizations, and well-being in patients with heart failure. The metoprolol CR/XL randomized intervention trial in congestive heart failure (MERIT-HF). *Journal of the American Medical Association* 283 (10): 1295–1302.

Hulley, S., Grady, D., Bush, T., and and the Heart and Estrogen/Progestin Replacement Study (HERS) Research Group (1998). Randomized trial of estrogen plus progestin for secondary prevention of coronary heart disease in postmenopausal women. *Journal of the American Medical Association* 280: 605–613.

International Chronic Granulomatous Disease Study Group (1991). A controlled trial of interferon gamma to prevent infection in chronic granulomatous disease. *New England Journal of Medicine* 324 (8): 509–516.

Jacobson, M.A., Besch, C.L., Child, C. et al., and the Community Programs for Clinical Research in AIDS (1994). Prophylaxis with pyrimethamine for toxoplasmic encephalitis in patients with advanced HIV disease: results of a randomized trial. *Journal of Infectious Diseases* 169: 384–394.

Jennison, C.J. and Turnbull, B.W. (1990). Statistical approaches to interim monitoring of medical trials: a review and commentary. *Statistical Science* 5: 299–317.

Jennison, C.J. and Turnbull, B.W. (2006). Adaptive and nonadaptive group sequential tests. *Biometrika* 93: 1–21.

Korn, E.L., Freidlin, B., and George, S.L. (2004). Data monitoring and large apparent treatment effects. *Controlled Clinical Trials* 25: 67–69.

Lehmacher, W. and Wassmer, G. (1999). Adaptive sample size calculations in group sequential trials. *Biometrics* 55: 1286–1290.

Levin, M., Quint, P.A., Goldstein, B. et al. (2000). Recombinant bactericidal/permeability-increasing protein (rBPI21) as adjunctive treatment for children with severe meningococcal sepsis: a randomised trial. *Lancet* 356: 961–967.

MERIT-HF Study Group (1999). Effect of metoprolol CR/XL in chronic heart failure: metoprolol CR/XL randomised intervention trial in congestive heart failure. *Lancet* 353: 2001–2007.

Nocturnal Oxygen Therapy Trial Group (1980). Continuous or nocturnal oxygen therapy in hypoxemic chronic obstructive lung disease. A clinical trial. *Annals of Internal Medicine* 93 (3): 91–98.

O'Brien, P.C. and Fleming, T.R. (1979). A multiple testing procedure for clinical trials. *Biometrics* 35: 549–556.

Packer, M., A.J.S., C., Fowler, M.B. et al., for the Carvedilol Prospective Randomized Cumulative Survival (COPERNICUS) Study Group (2001). Effect of Carvedilol on survival in severe chronic heart failure. *New England Journal of Medicine* 334 (22): 1651–1658.

Powderly, W.G., Finkelstein, D.M., Feinberg, J. et al. (1995). A randomized trial comparing fluconazole with clotrimazole troches for the prevention of fungal infections in patients with advanced human immunodeficiency virus infection. *New England Journal of Medicine* 332: 700–705.

Rigotti, N.A., Pipe, A.L., Benowitz, N.L. et al. (2010). Efficacy and safety of varenicline for smoking cessation in patients with cardiovascular disease: a randomized trial. *Circulation* 121: 221–229.

Sattler, F.R., Frame, P., Davis, R. et al. (1994). Trimetrexate with leucovorin versus trimethoprim-sulfamethoxazole for moderate to severe episodes of *Pneumocystis carinii* pneumonia in patients with AIDS: a prospective, controlled multicenter investigation of the AIDS Clinical Trials Group Protocol 029-031. *Journal of Infectious Disease* 179 (1): 165–172.

SCT Working Group on Data Monitoring, Dixon, D.O., Freedman, R.S. et al. (2006). Guidelines for data and safety monitoring for clinical trials not requiring traditional data monitoring committees. *Clinical Trials* 3: 314–319.

Stiehm, E.R., Lambert, J.S., Mofenson, L.M. et al. (1999). Efficacy of zidovudine and human immunodeficiency virus (HIV) hyperimmune immunoglobulin for reducing perinatal HIV transmission from HIV-infected women with advanced disease: results of Pediatric AIDS Clinical Trials Group protocol 185. *Journal of Infectious Disease* 179 (3): 567–575.

Tsiatis, A.A. and Mehta, C. (2003). On the inefficiency of the adaptive design for monitoring clinical trials. *Biometrika* 90: 367–378.

Violari, A., Paed, F.C., Cotton, M.F. et al., for the CHER Study Team (2008). Early antiretroviral therapy and mortality among HIV-infected infants. *New England Journal of Medicine* 359: 2233–2244.

Wang, S.J., Hung, H.M.J., Tsong, Y., and Cui, L. (2001). Group sequential strategies for superiority and non-inferiority hypotheses in active controlled clinical trials. *Statistics in Medicine* 20: 1903–1912.

Wheatley, K. and Clayton, D. (2003). Be skeptical about unexpected large apparent treatment effects: the case of an MRC AML12 randomization. *Controlled Clinical Trials* 24: 66–70.

Whitehead, J. (2004). Stopping rules for clinical trials. *Controlled*

Clinical Trials 25: 69–70.

Wittes, J. and Brittain, E. (1990). The role of internal pilot studies in increasing the efficiency of clinical trials. *Statistics in Medicine* 9: 65–72.

3

数据监查委员会的组成

要 点

- 数据监查委员会（DMC）应是多学科的，而且应始终包括临床和统计专业的相关人员。

- 不同的试验其 DMC 应该包括不同学科的专业人员。

- DMC 的规模取决于试验的类型和所需的学科专业门类。

- 研究的申办方可以直接任命 DMC，或将该职责委托给其他组织，如指导委员会。

- 需要有 DMC 任职的培训计划。

3.1 引言

即使最简单的临床试验，从根本上讲也是一个复杂的工程。在试验进行中要做的重要判断，譬如是否建议中止或继续、修改流程或设计、将结果通知其他各方或继续对期中数据保密等，都必须考虑现有的安全性和有效性数据、其他相关变量（如实验室检测指标）数据、趋势逆转的可能性、其他试验结果的含义、数据库的质量及可靠性和及时性、对其他正在进行的试验的可能影响、法规方面的可能影响以及其他事宜。做这种决断的过程极少是直截了当的；观察到较低的 P 值或跨越序贯界值仅代表这一过程的开始，而非结束。

为了使 DMC 能充分发挥功能，其必须能够召集所需要的不同类型的专家来设计和实施试验。虽然所需要的专业在不同的试验中会有所不同（一些特殊情况会在第 9 章讨论），但有很多共性。

3.2 所需的专业领域

医学领域的临床专业经验是 DMC 最明确需要的专业知识类型。研究心肌梗死治疗时 DMC 就需要有心脏科医生，研究脑卒中需要神经科医生，研究青光眼需要眼科医生，诸如此类。为了解释不良结局（是疾病过程的一部分还是治疗的不良反应？）、获益 - 风险比问题（如果主要终点有阳性趋势，但同时出现安全性方面的顾虑，我们应该继续试验吗？）、试验过程中获得的外部数据的影响（这些结果与我们的研究有何关系？）以及许多在试验过程中可能出现的其他问题，就需要特定临床领域的专业背景。在适当的时候，也应考虑包括非医学的临床专业人员；例如，采用心理学终点的试验需要考虑让心理学工作者进入 DMC（Wittes，1993）。

统计师也是 DMC 的基本组成成员。在过去的 50 年中，监查临床试验的统计方法得到了广泛的发展（见第 8 章），并且有许多不同的方法被普遍接受。多数 DMC 会采用这些方法多次评价数据及得出结论，并评价累积数据的支持力度。呈递给 DMC 的期中分析在统计学上经常很复杂，并且会用委员会中临床医生不熟悉的新方法，即使这些人有很丰富的试验经验；

DMC需要统计师充分解读所呈现的数据，并确保所完成的分析能充分支持决策。很显然，在这些委员会任职的统计师对临床试验的统计问题应该具有丰富的知识。这些知识应该不只是停留在理论上；作为临床试验统计师的个人经验——亲历试验的设计和实施（制订随机计划、序贯监查方法、分析计划、确保试验高质量实施的流程）是在DMC任职的必要背景。在所研究的医学领域有实际工作经验的统计师能为试验做出特别有价值的贡献。

尽管统计师经常在其他类型的生物医药顾问委员会任职，例如NIH的共识会议小组、FDA顾问委员会，但由于用于指导试验提前终止决策的前后一系列计划的复杂性，与其他类型的委员会相比，统计师在DMC中发挥的作用可能更为重要。在DMC中，提供统计专业知识的人员比例要高于其他的顾问委员会。多位统计师在场会减少对被审查数据进行统计解释时在一些重要方面出现纰漏，并能对现有证据的强度进行更为全面和量化的讨论。在大规模、长期、政府资助的试验中，会有多名统计师出现在监查委员会中，而在企业资助试验的较小规模的监查委员会中，一般只配1名统计师。统计师或统计团队也许会提供额外的统计专业方面的支持，他们准备DMC期中报告并参与讨论结果，但统计师个人或统计团队原则上不应该参与DMC需要做的一些判断，仅为DMC提供其所需的信息即可。

实际上，所有DMC都包含临床专家和统计师。在政府资助的试验中，也可以邀请具有临床试验相关知识和经验的生命伦理学家加入DMC。对于生命伦理学家的作用，一般的理解是其要维护患者的利益。尽管DMC的所有成员均有责任始终保证进入试验中的患者安全和按方案给予治疗，但生命伦理学家基于其基本职责要保证：无论研究的科学目标多么令人称赞，从患者的角度来讲该目标都不会给他们带来其所不能接受的事件。生命伦理学家可能会发现试验设计的有些地方需要重新考虑，或者知情同意文件中需要加以澄清。此外，随着试验的进展，生命伦理学家或许会依据试验以外的新信息，或者是其监查的试验产生的新数据提出修改知情同意书的建议。

当出现未预料到的决策点时，生命伦理学家的参与会特别有价值。例如，期中分析可能显示，一种目的是减轻某种慢性病主要症状的新疗法具有预期的疗效，但接受这种治疗的患者出现无法解释的生存恶化。对于生存恶化到何种程度或者疗效需要有多大才可做出继续或者停止试验的决策，并没有"正确答案"。以我们的经验，在这种情况下，生命伦理学家的观点可以为临床医生和统计师的决策增加重要砝码。

越来越多的患者群体代表受到邀请参与 DMC。现行的 NCI 指南要求，所有协作癌症小组的 DMC 都要有患者代表（Smith 等，1997）；NIH 的某些其他研究机构的政策中提到可以考虑把患者代表作为委员会成员，但不要求一定这样做。患者代表也有可能被邀请参加不断增加的"实效性"试验的 DMC 中，例如由 PCORI（以患者为中心结局研究所）和 NIH 协作项目资助的试验（Ellenberg 等，2015）。

让患者代表加入，其目的是让患者或其亲属这些有直接经验的人参与讨论。这些人会给 DMC 讨论带来独特的视角，并且他们的介入昭示了在这一研究领域中患者和科学家的合作关系。但是，纳入患者的特殊视角也可能带来一些问题。首先，尽管这些人不需要有广泛的科学背景，但他们的确需要对临床试验的基本原则和方法要有一个充分的了解，以便能够对其所面对的数据进行解读。其次，如何确认和挑选"患者代表"，特别是在出现多个患者权益组织的情况下，答案并不明确。然而，最重要的也许是第三个问题：在某些情况下，试验产生的结果给人深刻的印象，但还不能确保得出最终的结论，让这些人保密是否会成为一个过于沉重的负担？例如某人在患者权益组织里的角色涉及给患该病的人提出建议，那么可能会发现让他/她去忽略只有作为 DMC 成员才会接触的信息是有问题的。如果这个人起初依据期中分析结果赞成提前终止试验并公开数据，但整个委员会最终建议试验继续，则该问题将更加严重。

DMC 中的医生面临类似的问题，他们也要常规接触同类患者（与研究涉及的疾病相同），并为他们提供治疗方案。但是，医生的角色是为患者提供恰当的治疗，所以参与 DMC 的医生要为他/她的患者提供治疗建议，这不足为奇。如果参与 DMC 的患者权益倡导者突然开始支持一种特定的治疗，则更加需要注意，并且更具特殊意味。然而，以目前的经验，尚未引发这方面的顾虑。

但是，DMC 中的医生并不能完全避免这样的问题。例如，DMC 中管理医院某一科室工作的医生可能会认为，依据监查的试验期中数据，应该改变其所在科室的临床诊疗标准。与为某个患者提出治疗建议不同，做出这种改变会引起专业同仁的注意，并且会提示试验期中结果的某些信息，从而削弱期中结果的保密性。

其他专业知识可能会在某些委员会发挥作用。在一项对 NIH 资助试验监查方法的早期调查中（Geller 和 Stylianou，1993），试验监查引入了流行病学家、律师和临床医生，他们的专业知识被认为是"临床试验"而非某个要研究的特定医学领域，该做法被一个或多个研究机构的调查对象报告为"常规",该结果仍然有效。一些试验可能会受益于药理学家或毒理学家的专业知识,尤其是在要监查的试验开始前收集到的临床前数据较少的情况下。在某些情况下,基础科学例如微生物学或生物化学专业知识可能会很有价值。冠状动脉药物项目是最早报告数据监查的试验之一,其 DMC 包括了药理学 / 毒理学专家、脂质化学家和临床化学家(Coronary Drug Project Research Group,1981)。在医疗器械的试验中,工程专业知识可能很重要。对于利用取自电子健康档案数据的试验,可能需要生物信息学专业的 DMC 成员,以便理解为解释此类数据所需要做的某些考虑(Ellenberg 等,2015)。应始终想到 DMC 需要"非典型的"专业知识。

1998 年,NIH 针对临床试验的数据和安全性监查颁布了一项政策(National Institutes of Health,1998)。关于 DMC 的成员,该文件指出:

> 监查活动应该由所有科学学科的专家们来实施,由他们来解读数据和保证患者安全。临床试验专家、生物统计学家、生命伦理学家以及对所研究的疾病及其治疗有丰富知识的临床医师应该是监查小组的成员或在需要时能够找到。

理想的 DMC 是其中每个成员都对试验的每个方面有足够的了解,包括临床问题、统计问题、伦理问题,成员们都可以为讨论的各个方面做出贡献。如果审视一个由具有适当专业知识的人组成的有效合作的 DMC,一开始可能很难猜出谁代表哪个学科。尽管并非每个 DMC 总是能够实现这一目标,但在构建此类委员会时要牢记这个合理的目标。

3.3 委员会成员其他相关特点

除了上面讨论的专业知识的种类，委员会成员还需要具备其他一些特征。以前参与 DMC 的经验非常具有价值。如果每个 DMC 要求每一个成员都有前期工作经验，可能很快就会挑不出 DMC 候选人，尽管如此，重要的是要确保至少某些成员，特别是 DMC 的主席有既往参与 DMC 的经验（DMC 的生物统计师如果没有在 DMC 任职的经验，至少先前曾有向 DMC 提供报告的经验）。虽然对参与 DMC 的人员进行相关培训不能代替实际的经验，但也是有用的。我们在本章的后面讨论培训的一些选项。

所有的 DMC 成员都应该具有临床试验的一些知识，对临床试验有一定的理解，并具有一定的实践经验。委员会成员必须愿意参加会议，并要提前审查会议所需的材料，以使会议富有成果；DMC 可不是任命"荣誉头衔"地方。最后，人员个性方面的考虑也很重要。DMC 成员应该是直抒己见的一类人 —— 他们应该毫不犹豫地和他人来分享自己的想法，也会在不理解或担心某件事情时毫不犹豫地提出问题。从其他角度来讲，一个人如果有"控制"倾向，并且很难与持不同见解的其他人进行有建设性的沟通，那么这种人并非理想的 DMC 成员人选。

国际性的临床试验其 DMC 也应该是国际性的。对于大型的临床试验，入组的患者来自不同国家。一般来讲 DMC 在每个国家都纳入成员是不可行的，但试验的申办方应该尽力从多种角度来纳入成员，以便充分体现试验人群。对于一些专注于特定地区流行疾病的试验（例如抗疟疾或者霍乱的疫苗试验、在非洲通过行为干预减少 HIV 感染的试验），DMC 所有成员均来自北美或西欧就不够理想；重要的是 DMC 应该包括当地的研究者，以确保组织管理和文化方面的相关考量得以顾及。

与卫生机构召集的其他顾问委员会相比，因为 DMC 不在公众视线下运行，所以较少考虑人口学的多样性。考虑人口学的多样性在某些情况下也许很重要，但这种考虑在以下情形中尤为重要，即正在研究的某种疾病和（或）患该疾病危险性最高的某一区域与某个特殊的人口亚群相关。例如，对于一项引人注目的乳腺癌研究，全是男性成员的 DMC 给出有争议的建议或许比性别多样化的 DMC 给出同样的建议招致更严厉的批评；这种批评最终会影响该研究的可信性。

3.4 委员会的规模

不同委员会的规模差异很大。如下所述，这种差异与试验的具体情况有关，但还有一些差异很可能与不同背景下相应的 DMC 形成过程有关。Wittes（1993）报道了在多个监查委员会工作的经验，这些委员会少则 3 人，多则超过 15 人。Parmar 和 Machin（1993）报道了由英国医学研究委员会实施的癌症研究，其 DMC 仅由 3 人组成，包括 2 名临床医生和 1 名统计师。由美国国家癌症研究所资助的协作癌症小组，其关于 DMC 的政策规定应该限制该委员会的规模，一般纳入的人员不超过 10 人（Smith 等，1997）。DAMOCLES 项目的报告中建议 DMC 的规模为 3 ~ 8 名成员（Grant 等，2005）。监查由制药企业申办的试验时，DMC 通常包括 3 ~ 5 名成员。总体来讲，DMC

的规模应该大到足以涵盖各种观点以及所需的各种专业知识，同时规模要尽量小，以便所有成员能够全程投入和参与。当所有 DMC 成员都能参加每一次会议的时候，这种连续性会带来明显的好处。DMC 越大，则越难达到此目标，不仅是由于后勤保障方面的困难，还因为 DMC 越大就越可能使成员们个人认为他们缺席会议并不重要。我们自己作为这类委员会参与者的经验提示，DMC 应该尽量缩小规模（最小规模为 3 人），以能提供必需的专业知识从而胜任监查工作为准。当然，对于小型的 DMC，尤为重要的是所有成员都能够充分投入，以承担起他们作为 DMC 成员的责任。

对于特别复杂的试验，例如试验要阐明多重问题、涉及多种治疗形式、纳入的人群具有高度多样性而需要专门考虑设定不同的亚组，这时可能需要规模大一些的 DMC 以保证监查的充分性。例如，一项有关癌症治疗的试验，要在标准的化疗-放疗治疗方案中加入免疫增强剂（比如疫苗），DMC 就需要免疫学家和 1 名或多名医学和放射肿瘤学家。一项析因试验中，要用同一人群检验两种或两种以上的干预措施，因此其 DMC 可能也需要比常规数量更多领域的专业人员。有一个例子是"妇女健康倡议"研究，是一项涉及 3 种不同疾病和 3 种干预的析因试验（The Women′s Health Initiative Study Group，1998），其 DMC 中包含了每一种干预或疾病专业的数名成员，总共有 12 名成员（Wittes 等，2007）。

监查多个试验的 DMC 常常比监查一个试验的 DMC 规模要大。也许最明显的原因在于，不同的试验需要不同类型的专业特长，所以需要较大的 DMC。第二个原因在于，监查多个试验的这些人可能需要频繁开会以完成工作任务，而较大的 DMC

委员会可以给成员们偶尔缺席会议提供某些灵活性（Ellenberg 等，1993）。第三个原因是，监查许多试验时，在 DMC 成员中分配每个试验报告的"主审"任务通常更有效率；要使这样的分配可行，也许得增加一些额外的成员（见第 6 章）。

当由一组人监查很多不同试验的时候，某些试验有时很可能得邀请临时成员参与，来提供所需的专业知识。以 NIH 资助的 AIDS 临床试验小组的许多临床试验监查为例，参与 DMC 的临床医生或者是感染性疾病的专家，或者是具有丰富的治疗 HIV 感染患者经验的内科医生。当一项临床试验涉及 HIV 感染的眼科后遗症时，需要委任眼科医生参与 DMC，以监查这一特殊试验。

囊性纤维化基金会建立了很有趣的模型来监查其所资助的试验。该基金会有数据安全监查委员会，由具有临床试验和囊性纤维化研究专业知识的临床医生、统计师及生命伦理学家组成（Cystic Fibrosis Foundation，2016；Wayne Morgan，个人信函）。由基金会赞助的单个试验的 DMC 是从这个较大的委员会中任命的。

为了使 DMC 成员能够连续参与工作，应以限制性的方式规定人数，并应在 DMC 章程中说明。例如，对于只有 3 名成员的 DMC，应该要求他们全部参与；对于拥有 4 ~ 7 名成员的 DMC，DMC 章程通常应允许最多 1 人缺席。当会议的规定人数并不要求是全体成员时，DMC 应建立一些程序，以在某些委员会成员缺席时做出决策。许多 DMC 会询问缺席成员，并在 DMC 建议最终确定之前征求他们的意见。

有人主张，无论 DMC 的规模如何，都应该有奇数数量的成员以避免投票出现平局。这种观点反映了对 DMC 应该如何运作存在的根本误解。DMC 应该就试验中的重大问题提出建议，例如就是否继续试验达成一致。这种通过简单表决来确定此类建议的做法削弱了 DMC 成员的作用，DMC 成员应利用他们的共同经验和专业知识对他们所负责的试验实施中的关键问题提出见解。虽然在大多数情况下可以及时就主要建议达成共识，但在某些情况下可能需要更长的时间进行更深入的讨论。在极少数情况下，在收集到其他信息之后，DMC 可能需要重新召开会议。应该强调的是，以协商一致而不是表决的方式提出建议将使建议本身更强有力，并且必将更有助于试验组织方／申办方推进这一过程。

3.5　选择委员会主席

DMC 主席的选择对于保证委员会运作质量极为重要。一位出色的主席可以将所有成员的贡献最大化，确保所有关键问题和疑虑得到充分且满意的解决，并使会议按计划进行。对于委员会主席来说，拥有广泛的临床试验经验和上一节中讨论的既往 DMC 工作经验非常重要，这样才能在这个多学科小组中发挥有效的领导作用。由于主席可能对共识意见的形成产生特殊影响，因此至少包括 1 名与主席学科相同的其他成员可能很有价值。DMC 的主席通常是临床医生或统计师，但对特定学科的要求不如既往经验和基本的领导能力重要。

3.6　任命委员会成员的责任

到目前为止，本章重点介绍了在选择 DMC 成员时要考虑的因素。我们现在介绍选择的过程，尤其是由谁来选择。

如第 2 章所述，DMC 向研究申办方提出推荐人选。因此，通常由申办方任命 DMC 的成员。在此过程中，申办方（无论是政府还是企业）都应咨询研究领导层，以征求意见并确保申办方没有未知的理由使特定个人成为不合适的选择。由于 DMC 对申办者和研究方均负有主要责任，因此 DMC 应该获得这两个团体的信任。

对于由企业资助的试验，通常情况下，DMC 成员是由资助试验的制药或医疗器械公司任命的，尽管有些公司可能将此责任委托给试验指导委员会。

在政府资助的试验中，DMC 成员通常由赞助机构任命，尽管可能会要求研究主席或领导小组提供意见。在某种程度上，任命过程可能取决于研究是由研究人员发起还是由政府机构发起。对于 NIH 资助的试验，有关这一流程的原则在各研究机构之间有所不同，并允许灵活安排。这些原则会有规律地重新修订。当前最新的原则发布在 https：//humansubjects.nih.gov/data_safety.nih.gov/data_safety（National Institutes of Health，2016）。对于退伍军人事务部（VA）合作研究计划资助的临床试验，DMC 成员人选由研究主席提议，并需要 VA 合作研究计划的负责人批准（Cooperative Studies Program，2013）。

为了增强 DMC 与研究申办方之间的独立性，曾有人提议希望设立一个独立于赞助者的实体来任命和聘请 DMC 成员（Drazen 和 Wood，2010；Fleming 等，2014，2017）。尽管这种做法尚不普遍，但最近已在企业资助的 PRECISION 试验（Nissen 等，2016）中使用，即由指导委员会主席任命 DMC 成员。

3.7　委员会中的其他研究参与者代表

在早期 DMC 实践中，由政府申办方、企业申办方、研究指导委员会和（或）监管机构派出代表全程参与 DMC 会议甚至作为 DMC 成员的情况并非少见。但是，随着 DMC 运作模式的发展，经验显示，限制成员全程参加 DMC 会议（即参加安全性和有效性数据为非盲态的会议）几乎总能彰显其优越性。并且，要把 DMC 成员限于那些与试验实施或结局没有利益关系者，以及对方案修改不负主要责任或没有权利改变试验方案的人。申办试验的制药公司的代表显然对结果有财务上的考虑。政府申办方的代表对结局可能并没有明确的倾向，但却会察觉到，如果试验朝向某一方向而不是另外的方向发展，将更有利于他们获得有计划的支持（Strandness，1995）。两种申办方可能都会与提示方案需要修订的外部信息产生冲突，如果他们知道这些修订对试验结果有影响，就不能客观地考虑这些修订。监管机构人员参与所带来的主要利益冲突并非体现在试验的监查上，而是体现在之后他们参与对该研究产品做出是否批准决定的时候。如果监管者在试验过程中参与了以共识为基础的审议过程，那么他们就很难再进行真正意义上的独立审评，他们也可能不愿意对原则上 DMC 在期中审查时可能已注意到（但之前没有提出）的问题再提出质疑。对于申办方、指导委员会和试验的研究者来讲，他们在研究进展过程中可能必须做某些决定，如果知道了期中数据，就会导致试验结果的偏倚。

传统上，指导委员会成员中最可能参与 DMC 各方面所有会议的是试验统计师。尽管很显然，由某一个完全熟悉研究方案的人分析和呈现数据必不可少，但这样也许会把试验统计师

（无论受雇于企业申办方、学术机构、临床研究组织，还是政府机构）置于不利的境地，因为他试图要扮演双重角色，既作为 DMC 联络员，又作为指导委员会成员。例如，如果试验的指导委员会要考虑修订试验，统计师就会意识到该变更对当前数据的影响，而其他的指导委员会成员则不会知道这一点。然后，统计师是否要与其他指导委员会成员就是否实施变更进行公开讨论便成了问题。该情况也会使人们想到，指导委员会在试验决策过程中可能受到期中数据的干扰，导致人们怀疑试验的完整性。由这种双重角色所致的潜在问题已得到广泛的关注；目前，法规性的指导意见阐明了这一点，并且有 DMC 的许多试验（也许是大多数试验）目前都在使用替代模式，这将在第 7 章中更全面地讨论。

就像其他委员会通常所做的那样，专职人员会帮助准备会议纪要、协助其他行政事务，如准备会议议程和协同进行会议日程安排。这些工作人员需要大致熟悉临床试验，以便能够理解 DMC 会议所进行的讨论，并准备能恰当反映所讨论问题的会议纪要草案。合理的方法是由准备 DMC 期中分析报告的统计团队提供帮助，该团队将在闭门会议阶段出席，以避免非盲态的信息被其他试验代表所知悉。另外一种可能的做法是允许 DMC 主席带一名助手来帮助完成这些任务。

对于 NIH 资助的试验，由专人来处理行政管理事务也不少见。我们以及许多经验丰富的 DMC 成员（HHS Office of the Inspector General，2013）都认为这种做法是有问题的，进一步讨论参见第 6 章。而由机构的雇员来监督实施过程则更为合理，他们与资助试验的项目人员在组织的不同部门，这种做法见于 NIAID 资助的试验。关于试验各参与方代表参加 DMC 的闭门会议和（或）接触期中数据分析所可能产生的影响，将在第 4 章更充分地讨论。然而，如第 6 章提到的，为这些人提供机会参加 DMC 的公开会议，与 DMC 成员讨论试验的问题，这样做是很有价值的。

3.8　参与委员会工作所需的准备

独立 DMC 在试验实施和解读中具有重要价值，随着人们对其认识的提高，采用这类 DMC 的试验数量也在相应地增加，并且对 DMC 成员数量的需求逐渐超过了有 DMC 工作经验人员的数量。clinicaltrials.gov 上注册的随机临床试验数量（截至 2017 年 7 月超过 25 万。译者注：截至 2020 年 7 月，超过 34 万）提示，即使许多或大多数注册试验很可能没有 DMC，DMC 成员的数量仍可能很大。这样的需求导致许多资深的临床试验专家参与多个 DMC，但这显然不是唯一的解决方案。我们担心，许多 DMC 可能由具有研究者经验但没有既往参与 DMC 工作经验的个人组成，甚至由其担任主席。虽然 DMC 的某些成员可能没有经验，但如果大多数成员有 DMC 工作经验，已经是理想的情况。在需求不断增加的时候，我们必须考虑培训潜在的 DMC 成员的最佳方法，使其能够建设性地参与监查过程并做出贡献。

DMC 成员的作用和职能最好通过直接观察来体会。因此，DMC 中潜在的医学和统计学成员的自然来源是那些具有临床试验实施经验的人，他们在这些试验中的角色使其能够参与到与试验 DMC 的互动中。这些人包括：为 DMC 评估准备和提交期中分析的统计师，或在公开会议时与 DMC 讨论临床试验诸多事宜的临床研究主席医师（请参阅第 6 章）。

更为前瞻的方法是"通过观察来培训"，即通过学徒的模式来培训。例如第 4 章讨论的做法，DMC 可以纳入一名"新成员"，该成员在与 DMC 审议工作有关的研究或实践领域有充足的专业知识，只是以前没有参与 DMC 的经验。这个"新成员"可以全面参与 DMC 评估和形成共识的过程，同时由至少一位有经验的成员带教，理想的情况是两人来自相关的专业领域（Fleming 等，2017）。另外一种方法是允许 1 ～ 2 名 DMC 成员带领"学徒"以观察员的身份观摩 DMC 会议。这位学徒最大的可能是 DMC 成员所属部门中一位资历浅的人，具有较多的临床试验经验，但没有参与过 DMC。这种安排可以允许学徒获得 DMC 成员所有的经验，而不用正式承担责任。当然，学徒要像 DMC 成员一样，需要对研究保密且没有利益冲突。业已证明，这是一种储备 DMC 成员今后参与委员会工作的高效方式，也得到很多人的赞同（DeMets 等，2006；Multi-Regional Clinical Trials Project，2010）。潜在的困难在于可能需要额外资金来支持学徒参与，但是与临床试验的花费相比这种费用微不足道，不应该成为主要的障碍。

也可以采用更传统的培训方法（Fleming 等，2017）。培训的课程长短不等，可以是专业学会会议期间为期半天的简短课程，由学会中参与临床试验的人参加，也可以是 1 ～ 3 天单独的课程。要达到效果，这样的课程应该由具有丰富 DMC 工作经验的人员教授。在某些医学和公共卫生院校中，DMC 的内容已经增加到临床试验方法学的基础课程安排中。曾经参与 DMC 工作且遇到过特别的困难并就此发表过文章的人也为培训未来的 DMC 成员做出了贡献。有许多这方面的文章出现在文献中（Armitage，1999a，b；Bergsjo 等，1998；Brocklehurst 等，2000；Cairns 等，1991；DeMets 等，1982，1984；DeMets 和 Ellenberg，2016；Fleming 等，1995；Henderson 等，1995；Pawitan 和 Hallstrom，1990；Peduzzi，1991；Simberkoff 等，1993；Wittes 等，2007；Cairns 等，2008）。另有一本案例研究的书，总结了对 DMC 具有挑战性的经典例子（DeMets 等，2006）。最近，介绍 DMC 成员资质要求和分享相关经验的许多讲座都可以在线获得（DeMets 和 Neaton，2017）。

参考文献

Armitage, P. on behalf of the Concorde and Alpha Data and Safety Monitoring Committee (1999a). Data and safety monitoring in the Concorde and alpha trials. *Controlled Clinical Trials* 20: 207–228.

Armitage, P. on behalf of the Delta Data and Safety Monitoring Committee (1999b). Data and safety monitoring in the Delta trial. *Controlled Clinical Trials* 20: 229–241.

Bergsjo, P., Breart, G., and Morabia, A. (1998). Monitoring data and safety in the WHO Antenatal Care Trial. *Paediatric and Perinatal Epidemiology* 12 (suppl. 2): 156–164.

Brocklehurst, P., Elbourne, D., and Alfirevic, Z. (2000). Role of external evidence in monitoring clinical trials: experience from a perinatal trial. *British Medical Journal* 320: 995–998.

Cairns, J., Cohen, L., Colton, T. et al. (1991). Issues in the early termination of the aspirin component of the Physicians' Health Study. *Annals of Epidemiology* 1: 395–405.

Cairns, J.A., Wittes, J., Wyse, D.G. et al. (2008). Monitoring the ACTIVE-W trial: some issues in monitoring a noninferiority trial. *American Heart Journal* 155: 33–41.

Cooperative Studies Program (2013) Guidelines for the Planning and Conduct of Cooperative Studies. Office of Research and Development, Department of Veterans Affairs. http://www.va.org/resdev.

Coronary Drug Project Research Group (1981). Practical aspects of decision-making in clinical trials: the coronary drug project as a case study. *Controlled Clinical Trials* 1: 363–376.

Cystic Fibrosis Foundation 2016. http://www.cff.org/Our-Research/Cystic-Fibrosis-Foundation-Therapeutics/Data-Safety-Monitoring-Board (accessed 12/26/2016).

DeMets, D.L. and Ellenberg, S.S. (2016). Data monitoring committees: expect the unexpected. *New England Journal of Medicine* 375: 1365–1371.

DeMets, D.L., Neaton, J. 2017. Online video for training DMC members. UW Institute for Clinical and Translational Research Web site: https://redcap.ictr.wisc.edu/surveys/?s=rke49fSLfu. Accessed March 27, 2017.

DeMets, D.L., Williams, G.W., and Brown, B.W. Jr. and the NOTT Research Group (1982). A case report of data monitoring experience: the nocturnal oxygen therapy trial. *Controlled Clinical Trials* 3: 113–124.

DeMets, D.L., Hardy, R., Friedman, L.M., and Lan, K.K.G. (1984). Statistical aspects of early termination in the beta-blocker heart attack trial. *Controlled Clinical Trials* 5: 362–372.

DeMets, D.L., Furberg, C.D., and Friedman, L.M. (2006). *Data Monitoring in Clinical Trials: A Case Studies Approach*. Springer.

Drazen, J.M. and Wood, A.J.J. (2010). Don't mess with the DSMB. *New England Journal of Medicine* 363: 477–478.

Ellenberg, S.S., Myers, M.W., Blackwelder, W.C., and Hoth, D.F. (1993). The use of external monitoring committees in clinical trials of the National Institute of Allergy and Infectious Diseases. *Statistics in Medicine* 12: 461–467.

Ellenberg, S.S., Culbertson, R., Gillen, D.L. et al. (2015). Data monitoring committees for pragmatic clinical trials. *Clinical Trials* 12: 530–536.

Fleming, T.R., Neaton, J.D., Goldman, A. et al. (1995). Insights from monitoring the CPCRA didanosine/zalcitabine trial. *Journal of Acquired Immune Deficiency Syndrome and Human Retrovirology* 10 (suppl. 2): S9–S18.

Fleming, T.R., Hennekens, C.H., Pfeffer, M.A., and DeMets, D.L. (2014). Enhancing trial integrity by protecting the independence of data monitoring committees in clinical trials. *Journal of Biopharmaceutical Statistics* 24 (5): 968–975.

Fleming, T.R., DeMets, D.L., Roe, M. et al. (2017). Data Monitoring Committees: promoting best practices to address emerging challenges. *Clinical Trials* 14: 115–123.

Geller, N.L. and Stylianou, M. (1993). Practical issues in data monitoring of clinical trials: summary of responses to a questionnaire at NIH. *Statistics in Medicine* 12: 543–551.

Grant, A.M., Sydes, M., McLeer, S. et al. (2005). Issues in data monitoring and interim analysis of trials (the DAMOCLES study). *Health Technology Assessment* 9: 1–238.

Henderson, W.G., Moritz, T., Goldman, S. et al. (1995). Use of cumulative meta-analysis in the design, monitoring and final analysis of a clinical trial: a case study. *Controlled Clinical Trials* 16: 331–341.

Multi-Regional Clinical Trials Project (2010). Enhancing Respect for Research Participants, Safety, and Fairness in Multi-Regional Clinical Trials. http://www.pfizer.com/files/research/research_clinical_trials/mrct.pdf (accessed 12/26/2016).

National Institutes of Health (1998) NIH policy for data and safety monitoring. NIH Guide, June 10. http://grants.nih.gov/grants/guide/notice-files/not98-084.html.

National Institutes of Health 2016. NIH Policies and IC Guidance for Data and Safety Monitoring of Clinical Trials. https://humansubjects.nih.gov/data_safety (accessed 12/26/2016).

Nissen, S.E., Yeomans, N.D., Solomon, D.H. et al.; PRECISION Trial Investigators(2016). Cardiovascular safety of celecoxib, naproxen, or ibuprofen for arthritis. *New England Journal of Medicine* 375: 2519–2529.

Parmar, M.K.B. and Machin, D. (1993). Monitoring clinical trials: experience of, and proposals under consideration by, the cancer therapy committee of the British Medical Research Council. *Statistics in Medicine* 12: 497–504.

Pawitan, Y. and Hallstrom, A. (1990). Statistical interim monitoring of the cardiac arrhythmia suppression trial. *Statistics in Medicine* 9: 1081–1090.

Peduzzi, P. (1991). Termination of the Department of Veterans Affairs Cooperative Study of steroid therapy for systemic sepsis. *Controlled Clinical Trials* 12: 395–407.

Simberkoff, M.S., Hartigan, P.M., Hamilton, J.D. et al. (1993). Ethical dilemmas in continuing a zidovudine trial after early termination of similar trials. *Controlled Clinical Trials* 14: 6–18.

Smith, M.A., Ungerleider, R.S., Korn, E.L. et al. (1997). Role of independent data-monitoring committees in randomized clinical trials sponsored by the National Cancer Institute. *Journal of Clinical Oncology* 15: 2736–2743.

Strandness, D.E. Jr. (1995). What you did not know about the North American symptomatic carotid Endarterectomy trial. *Journal of Vascular Surgery* 21: 163–165.

The Women's Health Initiative Study Group (1998). Design of the Women's Health Initiative clinical trial and observational study. *Controlled Clinical Trials* 19: 61–109.

US Department of Health and Human Services, Office of the Inspector General, Report (OEI-12-11-00070). (2013). Data and Safety Monitoring Boards in NIH Clinical Trials: Meeting Guidance, But Facing Some Issues. https://oig.hhs.gov/oei/reports/oei-12-11-00070.asp (accessed July 29, 2017).

Wittes, J. (1993). Behind closed doors: the data monitoring board in randomized clinical trials. *Statistics in Medicine* 12: 419–424.

Wittes, J.T., Barrett-Conner, E., Braunwald, E. et al. (2007). Monitoring the randomized trials of the Women's Health Initiative: the experience of the data and safety monitoring board. *Clinical Trials* 4: 218–234.

4

数据监查委员会的独立性：避免利益冲突

要 点

- 在某项特定试验中有重要利益冲突的个人不应该在该试验的 DMC 中任职。

- 最明显的冲突是财务上的，但也可能是专业见解和情感上的利益冲突。

- 如果希望纳入的 DMC 成员在所要研究的医学领域富有知识和经验，想完全消除所有现实的、潜在的和可感觉到的利益冲突一般来讲是不可能的。

4.1 引言

"利益冲突"（conflict of interest，COI）一词几乎出现在邀请个人提供咨询意见的每一种场合，而这种咨询意见可能产生重要和长远的影响。COI 作为正常职业生活的一部分自然存在。而该冲突本质上反映的并非一定是不恰当的活动，但这些冲突需要让相关的人员知道，并用适当的方式来处理。法官本身在法庭上必须回避受某些因素（并非由律师提呈的因素）影响的

93

案例——例如，其个人与原告或被告有牵扯。公民委员会成员
面临决策区域划分、高速路建设或其他类似的事情时，如果结
果与个人的经济利益有关，就不会允许他们参与决策。在研究
领域，NIH 研究部门的成员不参加研究所同事、自己的家庭成
员或其他与其有很强的学术或工作关系的人所提交项目的审评
和排名。对于 DMC 成员来讲，这些利益冲突的考虑也非常重要。

4.2 保持独立性的理由

　　DMC 的利益冲突，无论是现实存在的还是潜在的，可由几
种途径产生，均可能给试验结果的可靠性和真实性造成负面影
响。例如，对试验是否继续提出建议时，经济或专业方面的动
机会使 DMC 的建议出现偏倚。为了从某产品疗效中早期获利，
生产商可能会主张提前终止试验以最大可能地获得行政审批；
研究的牵头人可能会主张提前发布试验结果，因为在有较高声
誉的杂志上发表研究结果对其职业发展有利。如果出现不利的
倾向，有经济利益牵扯的申办方或研究者可能会希望试验早些
终止，以减少新药研发的费用，或避免显示目前使用的某种药
物劣于其他产品以保护该药。如果相关试验显示某项产品的获
益 - 风险比为阳性结果，并在等待行政审批，该产品的生产商
就可能希望推迟发布试验中不利的那些期中分析结果，直到行
政审批程序完成。COI 也可能会发生在参与试验 DMC 的研究
者身上，在试验中他们纳入和治疗患者。如果这些研究者根据
早期的数据趋势而改变他们对患者的招募和治疗，那么这种行
为会损害试验对在研治疗进行可靠评价的能力。

　　在许多情况下，牵涉到这类问题时，会使独立、公正和严

格评估累积数据和试验进展的任务复杂化。DMC 的专家判断通常是对正在实施的试验做出重大决策的基础。如果 DMC 成员所处的位置能让他们因某种特殊研究结果获得经济、职业或其他方面的利益，则他们的专业判断就可能受到这种 COI 的影响。因此，必须尽可能地保证这种判断不过分受某些因素的影响，除非是出于保护受试者利益以及保证试验真实性和可靠性方面的需要。

最初开始于 Greenberg 报告（Heart Special Project Committee，1988）的多数临床试验指南都建议，与药物、器械或操作有直接的经济、专业见解或其他利益冲突的个人不应该作为指导团队的成员参与评价该产品或干预手段。这种独立性得到 NIH 临床试验指南（National Institutes of Health，1998）的提倡，也得到了其下属各研究机构指南的推荐，这些指南可以在 NIH 的网站上找到（https：//humansubjects.nih.gov/ data_safety）；其他机构如美国退伍军人事务部也做出了类似的推荐（Cooperatiue Studies Program，2013；Clinical Science Research and Development，2015）。这种独立性旨在最大限度地保证对试验的过程和累积数据的安全性及有效性进行客观且无偏倚的评价。如果某些 DMC 成员涉及严重的利益冲突，这时做方案变更或出于安全性考虑或疗效已经确立时建议提前终止试验往往会更复杂、更困难。由于 DMC 的特殊角色和责任，保持 DMC 成员的独立性不是理想情况，而是基本要求。但是，正如我们将要讨论的，对于如何定义独立性会有不同的观点。

独立性有 3 个方面值得更详细地探讨：申办方和研究者的财务问题，申办方、研究者和行政管理者的智力投入，以及研究者和患者代表的情感投入。我们通过描述一些加强 DMC 独立判断能力的实践做法来结束这一章。

4.3 财务独立性

临床试验监查过程所涉及的 COI 中，那些与财务收益相关的 COI 通常会引起最明显的担忧。尽管 DMC 在财务上最好独立于试验的资助和实施各方，但要达到这一目标并没有看起来那么简单。

4.3.1 企业申办方

临床试验实施过程中，制药企业和医疗器械公司具有最明显的财务上的 COI。保证试验结果尽可能有利于公司的产品，则能够使公司的利益最大化，进而又能够使公司股票持有者及其雇员的获益最大化。那些促成此种财务上获益的主要雇员（即那些领导药物研发并最终使产品获批的雇员）最终会获得较大的利益，例如奖金、工资提升或职位升迁。因此，参与监查过程而处于非盲态的公司员工对试验实施做出任何判断，特别是涉及提前终止试验的判断时，人们不可避免地会认为这种判断会受经济因素的影响。

对申办方参与 DMC 的另外一种顾虑与股票购买有关。雇员常常会希望投资自己所在的公司，作为其退休计划的一部分，或者只是为了财务上的收益。但是，如果这些人掌握实质性的信息，则他们就不能合法地买卖股票。在某项关键试验实施过程中，累积的有效性和安全性数据一般被看作实质性的信息，特别是如果试验结果会影响外人眼中公司估值的时候。因此，DMC 的成员身份以及可以接触到期中数据通常会限制这类雇员在试验期间参与股票活动，直到试验结果揭盲并公布于众。

4.3.2 政府申办方

政府申办方的代表不会像商业申办方代表那样有经济利益冲突。但是，这并不意味着没有潜在的利益冲突。政府研究项目的领导者们必须强调其项目的成功，从而支撑他们对资金预算的需求。项目官员管理具有高关注度的临床试验，则可能增加他们在学术单位或企业得到提升和（或）找到位置的机会。尽管这些冲突没有上文提到的那么直接，但它们并不是无关紧要的。

4.3.3 学术研究者

对于在 DMC 任职的学术单位的科学家，考虑经济方面的 COI 也很重要。如申办方一样，许多学术界的研究者投资股市作为其退休或一般金融投资组合的一部分。如果一个在 DMC 任职的研究者，同时持有对某项研究有资助的公司的股票，或者持有具有显著利益竞争关系的公司的股票，在研产品的"成功"会直接影响学术机构研究者的经济利益，这就会产生明显的 COI。[许多人认为，试验研究者持有资助这项研究的公司的股票本身就与其角色存在冲突，即使研究者无法通过其 DMC 成员的身份接触到期中数据。有些试验（Healy 等，1989）要求禁止所有参研者对在研产品或竞争产品的公司做任何的金融投资。]

如果潜在的 DMC 成员公布他们的投资并在有明确冲突的时候放弃参加，通常由此可以界定为经济利益冲突。但是，要确认所有潜在的冲突也许有困难。例如，随着公司合并、小公司被大公司收购数量的不断增加，对于某个不太关注行业新闻的人来讲会因此面临挑战，即需要分辨出哪家公司在某项试验中会受到因试验结果而产生的重大财务影响。尽管当有 COI 的 DMC 成员自己不知情时不会出现真正的 COI，但对可能出现 COI 的认知还是会损害试验最终的可靠性。

学术单位的研究者还受到与投资利益没有直接关系的其他类型的经济诱惑。多数大型学术或研究中心的研究者要依赖外部资助来支持他们的基础科学或临床研究实验室。尽管传统来讲联邦资助机构是这种资助的主要来源，但是企业对学术研究的支持也在不断增加。获得资金是一个竞争很激烈的过程，往往取决于研究者与特定申办方的关系或熟悉程度。不管资助是美国联邦政府来源还是私人来源，一般来讲这种对资金的依赖能够使任何 DMC 成员产生利益冲突。

研究基金或合同一般由研究者所在的机构来管理，所以直接的资金问题应该是处置得当的，不受研究者直接控制。但是，即使在这种情况下，这种资助所产生的影响也不能完全消除。接受企业大量资助或签订大量研究合同的研究者可能会有意愿去取悦申办方，以增加将来合作的机会。与患者利益和研究科学完整性相比，他们会下意识地更多地考虑申办方的利益。典型的情况为，企业申办方会为研究者的参与提供相当可观的资金；学术单位的研究者如果成功地完成了企业的研究，会得到企业顾问委员会中更能获利的职位。尽管支付这种款项和报酬并非不恰当，但当这些研究者在某公司一项产品试验的 DMC 中任职并由此产生关联时，就会影响或者至少看上去会影响 DMC 的评估或建议。

类似的冲突也可能存在于学术单位的研究者，他们严重依赖政府部门如 NIH 的研究资助。与一些企业申办方一样，美国联邦政府申办方可能期望（或可能被认为期望）依赖于他们资助的研究者在作为他们所赞助试验的 DMC 成员时，能关注申办方的利益。学术单位的研究者，通过基金评审和其他重要的委员会任命，可能会深度涉入美国联邦机构的活动。尽管政府部门一般很少甚至不为这种服务支付酬劳，但当某研究者成为该政府部门资助试验的 DMC 成员，特别是如果政府部门的代表参与 DMC 会议和主张特定立场时，这种备受关注的活动会在一定程度上削弱该研究者的独立性。在资历排名序列的另一端，学术单位年轻的研究者可能非常想通过一些能取悦于联邦资助机构的行为来留下积极的印象。最后，当政府以及企业资助的研究者意识到提前终止试验会使该项目的资助减少，那么根据获益、没有获益或有害的结果建议提前终止某项试验就会受到影响。这就是为什么一般仅从没有参与试验的研究单位选择 DMC 成员的原因。

有时财务的利益冲突可以相当微妙。一个同事就叙述过她为一个小公司开展的试验做 DMC 成员的经历，该公司开展试验的经验和资源有限。她有些不太情愿地同意去做期中分析并将结果提交给委员会其他成员，同时担任该委员会的成员。这种角色的结合很快就凸显出冲突。戴上"DMC 的帽子"后，她有兴趣看到多种补充分析，这些补充分析可能会（或可能不会）有助于更充分地理解不断出现的结果。但是，她每多做一次分析就意味着公司要付她更多的报酬。结果，她觉得她在分析方法上越来越保守，因为她担心更多的这些分析会被人们看作是希望获得更多报酬而不是纯粹出于科学目的（Janet Wittes，个人信函，2001）。同一单位的不同人担任这些角色时，也会出现这种冲突。例如，如果在某个 DMC 任职的统计师所在的学术单位或咨询公司正好已签订为该研究做统计分析和（或）数据管理的合同，那么这种情况也会出现。

有些政府机构会给在 DMC 任职的人员少量酬劳。相比某一成员做咨询或讲座收到的报酬，企业申办方所付酬金会高很多。原则上讲，任何报酬或酬金均可被视为引入冲突。但是，如果没有激励（无论是在政府资助的试验中作为为公众服务的补偿，还是在由企业资助的试验中作为经济报酬），让他们在工作日离开办公室和实验室或周末离开家庭和朋友参与 DMC 的工作，是不合理的。因此，这就变成了用多少金钱或进行什么程度的激励的事情。如果某 DMC 成员获得的酬金与其标准的咨询费用一致，那么这种冲突看上去就不大（尽管不能完全消除）。相反，如果某 DMC 成员的酬金远超过其标准的咨询费，对产生冲突的顾虑就会大大增加。（酬劳不应采用股票的形式，原因已在前文讨论。）

DMC 活动的酬金因不同申办方或试验而不同，如前文刚提到的，也会因特殊成员的标准咨询费率不同而不同（尽管在某些情况下，所有成员得到同样的报酬）。在许多试验中，DMC 主席或某一指定成员要花更多的时间和（或）承担更大的责任去完成特别的任务，比如要做更多的安全性数据评估。因此，要相应地做适当补偿。酬劳可以按小时或按每次会议来算，或者按年算而不管有多少次会议。后者的好处在于，DMC 成员不会因金钱激励去召集没有必要的会议；但缺点是 DMC 成员可能不愿意根据需要尽可能多地进行数据评估。但是，迄今为止，我们的经验是这些问题对 DMC 成员的影响不大，尽管不能否认真要记录这些影响有些困难。总的来讲，DMC 成员参与各项活动最重要的动机来源于他们对科学的承诺、对科研同仁们的承诺，以及最重要的是，对试验受试者和大众健康利益的承诺。

经济利益冲突的极端例子出现在这种情况，即某人发明了一种心脏器械，并且在该器械的生产和销售中做了大量资金投入。该人同时也是评价该器械潜在用途和疗效的主要研究者，并且是数据监查的主要负责人。当趋势开始显现的时候，发明者 - 投资者 - 研究者会请外部专家就采取适当的措施提出建议。他的兴趣在于呈现这些早期有利但仍然不确定的结果，目的在于保持投资方及消费者对产品较高的兴趣，以及维持产品的竞争优势。尽管外部专家组建议不去展示或发表这些早期结果，以避免公布错误的结论，并减少以有偏见的方式完成研究的可能性，但这个人没有抵住经济上的压力。他展示了早期的结果。特别专家组集体辞职并致函研究者所在机构，反对这一行事方式。其他诸如机构审查和知情同意批准的问题也浮现出来，研究项目最终被终止。这个例子显示了研究者的问题，他在智力和经济上对研究的产品均有投入，也参与了评估该产品临床试验的期中监查。在这种情况下，为了获得更好的服务，研究者、研究机构、患者和整个研究项目从一开始就应该有一个独立的DMC来审查期中结果，并且只有当这些结果具有科学确定性时才向申办方披露。

显然，可能导致经济利益冲突进而影响DMC独立性的因素很多。尽管多数DMC成员均为活跃的研究者并依赖企业或美国联邦政府提供资助，但理想的情况仍然是DMC能避免所有这些冲突（虽然很难完全做到）。为了保持DMC运作过程和临床试验的完整性，不应该让有重大经济利益冲突的人参与；较小的利益冲突可以通过公开经济利益来解决，如公开研究支持的来源和咨询活动。正如附录中DMC章程模板里提到的，要对可能会成为 DMC 成员的人进行初筛，以确保他们没有受雇于试验的申办方或没有受雇于正在被评价的产品或与被评价产品有竞品关系产品的申办方，不持有正进行临床试验评价的产品或与被评价产品有竞争关系产品的公司股票，对临床试验所评价产品的科学研发不具有领导作用，不具有为试验患者提供临床服务的可能或不负有对试验产品进行监管的可能。

评估 COI 的过程不会一成不变，特别是会依试验申办方不同而不同。在任命前，美国联邦机构如 NIH 一般会进行详细的 COI 评估，并在试验中常会进行年度审核。企业申办方在任命 DMC 成员前当然要考虑潜在的冲突，但与其他公司有咨询协议的 DMC 成员会受到保密协议的约束，不能透露这些协议的细节。但是，考虑为企业 DMC 提供服务的个人应该能够向申办方保证，没有前面段落里描述的那些冲突。

随着试验实施的进展，DMC 成员应该向 DMC 主席不断更新相关信息，包括与成员资格不相符的任何活动，以及轻微的冲突。DMC 主席和其他 DMC 成员应该审核这些提供的信息，以确保其现有的冲突水平不会对 DMC 成员的客观性有实质性的影响。为了使该流程顺畅，有些试验设立了 COI 表格，通常关注的是经济利益冲突，研究者要完成并每年更新。尽管对提供的这些信息进行审查并不能确保杜绝所有的冲突，但这样能够消除很多冲突，并在监查过程的独立性和无偏性方面使研究者、科学界和公众更有信心。

4.4 专业见解的独立性

尽管经济上的 COI 通常会造成公众和专业领域的许多担

忧，但专业见解的冲突也可能存在，并在某些情况下产生非常显著的冲突。总体来讲，就试验干预的潜在利弊，DMC应该保持合理的中立或开放立场。对于任何DMC成员来讲，如果在智力方面投入很大或对干预有强烈的赞同或反对意见，该成员就很难客观评价试验的进展和累积的数据。这种客观性的缺失对DMC意见的形成具有负面影响。DMC的成员当然应该消息灵通、知识渊博，但却不应该被视为某种观点激进的倡导者。因此，我们的目标应该是选择那些专业见解上独立并能在试验过程中保持这种独立性的人作为DMC成员。

当某种干预如药物、器械或操作进入Ⅲ期关键研究阶段的时候，研究团队对产品或措施已经投入了大量的时间和精力。除了财务或资金支持事项之外，很显然企业或政府申办方对干预措施行之有效寄予厚望。申办方或学术机构研究人员的事业可能是建立在干预治疗背后的基础科学或概念之上的。从智力投入的层面上说，个人或申办方可能很难客观地去评价某项试验干预的成功与失败。

从事危重或慢性疾病诊疗的医生也可能有专业见解和专业方面的利益冲突。通常他们急于给自己的患者用新的和更好的干预。在新干预措施的安全性和有效性确立之前，这种意愿有时会使他们对新的干预更有兴趣（如果有条件，甚至开始应用这种干预）。临床医生或其他基础科学的科学家们也许会参与Ⅲ期前的临床研究，因此在智力方面会有投入。参与早期研究或治疗患者后经验性的感受可能使临床医生或其他基础科学的科学家们开始相信某产品的效果，从而不太可能保持中立或独立，因此会削弱他们的客观性，让他们在评价某项干预的试验DMC中任职并非理想的做法。

如果赞同和怀疑试验性干预的代表在委员会里旗鼓相当，那么 DMC 成员中存在智力投入是可以接受的。间歇性正压呼吸（IPPB）试验提供了一个例证（IPPB Trial Group，1983）。IPPB 曾经用来治疗慢性阻塞性肺疾病的患者。该操作用仪器输入加压的空气，对气道进行扩张直到肺深部。在得到确凿的试验评估之前，这种扩张气道的操作变得流行，并且在很多地方成为标准的治疗。IPPB 试验要比较这种措施和另外一种简单和便宜的手持喷雾器的临床疗效。在几年的随访之后，试验显示这种措施并不优于手持喷雾器。

DMC 的成员之一是一位著名的肺科医生和研究者，在使用和操作 IPPB 仪器方面很有经验，但没有参与过试验。随着试验的进展，受益的趋势没能出现，该 DMC 成员不得不努力接受这样一个与他自己的信念和临床评价大相径庭的结果。但是，由于其人格力量和个人诚信，他的存在为 DMC 和 IPPB 试验做出了宝贵的贡献。他能够清晰地表达有关临床试验设计和实施可能受到的批评，以便这些因素可以进入 DMC 讨论。那些支持 IPPB 的肺科医生确信他们的观点能得以体现。尽管他是诸多使用和提倡 IPPB 的肺科医生的 DMC"代表"，但他的观点受到对 IPPB 疗效持怀疑态度的其他 DMC 成员的制衡。

如果政府监管部门的人员作为成员参与试验的 DMC，而这些试验与他们的行政职责有关，那么可能会引起 COI 问题。如果监管部门的代表参与某项试验的 DMC，并且该 DMC 因为疗效好而提前终止了该试验，他可能会觉得为提前终止试验的决策投入过精力，那么他接下来为该产品提供真正客观的审评会有困难。DMC 其他成员可能会因为不同意监管机构成员的立场而感到不安，毕竟他们可能会参与其他试验，而负责这些试验结果审评的人恰好就是这些监管者。要避免此种智力方面的冲突，则监管机构成员不应该成为他们管辖范围内产品试验的DMC 成员。[正如在第 10 章中提到的，美国 FDA 的现行政策下，监管科学家很难或不可能参与试验的 DMC。但是，对于不在其行政管辖权范围内的干预措施（例如手术或行为干预），为何监管者不应该参与该干预试验的 DMC，并没有给出明确的理由，而作为有这方面经验的监管者是具有其优势的。)

不管是企业还是政府资助的试验，DMC 的应用都在迅速增长（Califf 等，2012）。但是，具有 DMC 工作经验的临床试验专家数量的增加并没有跟上试验数量的增加。因此，那些具有广泛临床试验和 DMC 工作经验的人员常常受邀同时担任多重角色。很自然，最具经验的专家会受到追捧，既作为研究者，又作为 DMC 成员。

确实需要仔细思考以应对这种多重角色带来的潜在冲突。例如，可能不明智的做法是，某临床研究人员在某个试验中作为研究者，而在另一个与此有竞争关系的试验（即在同一患者人群中进行相同或类似产品的试验）中作为 DMC 成员。此种情况下，研究者可能对他们监查的试验出现的极端期中结果不情愿去采信，原因在于他们希望（很可能是潜意识地）避免自己的试验蒙上阴影。另一方面，某人在相同或类似产品同期进行试验的两个不同 DMC 中任职也许是有利的，因为这样可以从两个试验出现的结果中获得更多的见解。除非有理由认为一个人倾向于认为某一试验比另外的试验更具有影响力，不然同时在两个 DMC 任职不应该被视为明显的冲突，因为 DMC 的主要角色是保障受试者的利益以及倡导试验的完整性，而不是申办方的利益。

有两项设计相同的试验说明了在并行的有关试验中有重叠的 DMC 成员的好处，这两项试验一项在欧洲（EU），另一项在北美洲（NA），均在继发进展性多发性硬化患者中评估一种治疗。两项试验周期均为 4 年。有一位很有影响力的神经病学家，在两个试验中均任 DMC 主席。当 NA 试验还有两年就完成时，EU 试验因为显著的疗效证据而终止。尽管有来自公众的压力要停止 NA 试验，在委员会完成了对 EU 试验最终结果和 NA 试验期中结果的仔细评估之后，DMC 建议继续 NA 试验。申办方、临床研究者和研究的受试者均对 NA 试验的结果处于盲态，他们愿意接受继续 NA 试验的建议，因为他们相信 DMC 主席的客观性和判断力，同时也因为他们认识到 DMC 主席完全掌握 EU 试验所提供证据的力度。NA 试验成功地按期完成，但其最终结果与 EU 试验的结果不一致，由此引发对在此临床情况下该产品疗效的质疑（见第 5 章中例 5.9 的相关讨论）。

试验一旦完成，就可能会有人邀请 DMC 成员去宣传试验结果。例如，一位在已经完成的有阳性结果的试验中担任 DMC 成员的人可能会受到申办方邀请，去向临床医生介绍该试验，或向 FDA 顾问委员会等监管机构作证。因为试验已经完成，所以似乎不应该导致任何 COI 问题；但是，当在结果为阳性的试验 DMC 中任职，且因此会有后续的付费讲课，如果这样做成为常态，那么潜在的冲突就更为明显了。另一方面，DMC 或其个成员响应监管机构关于 DMC 具有独特见解的问题的质询，这种做法没有任何不当之处。发生此类质询并不常见，但是这种交流似乎不会引发任何 COI 问题。

DMC 成员不应该是试验主要出版物的共同作者。如果试验后，DMC 希望在经济或专业方面有获益的机会，例如主要出

版物的作者身份，则它将不再是一个独立的实体。但是，对于
DMC 以及实施试验所需的其他所有委员会，均应在出版物中致
以感谢。对独立 DMC 的致谢，除了肯定委员会的努力外，也
为试验的实施和结果增加了可信度。

4.5　情感冲突

我们已经讨论过，医生期盼为患者提供新的干预方法，这
种期盼新方法比现行治疗更好的希望可能会引发情感以及专业
见解上的冲突。当 DMC 成员与研究的牵头人或申办方代表有特
殊的职业关系时，则可能会产生另一种情形的利益纠葛。年资高
的员工很可能受聘在其以前的学生或住院医师主持的试验中从
事 DMC 工作。担心事关同事职业方面的问题也会影响 DMC 成
员的态度，并给完全独立的评估造成障碍。例如，由于干预无
效而提前终止试验有可能会导致试验的研究者丢掉资助。这些
冲突有时难以提前确定和避免。但是，考虑到那些在某一特定
领域参与临床试验的人常常互相认识、互相培训，DMC 成员应
该意识到这种潜在的冲突。NIH 研究部负责评审基金申请，通
常当考虑到基金审评人与申请人有密切的专业关系时，均要求审
评成员回避，进而避免此类冲突。这种敏感性同样适用于 DMC。

另外，患者权益保护组织越来越多地参与到临床试验中。
诸如艾滋病或乳腺癌患者权益组织等，已在临床研究中发出强
烈的声音。他们经常代表患者与研究团队合作来完成研究设计；
他们的工作大多很成功，增加了研究资助，加快了新疗法应用。
但是，如第 3 章所述，许多这种患者权益组织对他们事业的坚
守可能使其成员难以保持独立。例如，早期有利的趋势可能会

激发提前终止试验或发布期中结果的情感诉求，而纯科学上的考虑则可能意味着需要更明确的数据。在 DMC 会议上提出这种诉求会造成尴尬，可能会干扰讨论，而且也不代表研究受试者或研究者最大的利益。随着权益组织对研究方法越来越熟悉，对他们的这种顾虑可能更多的是理论上的，而不是实际的顾虑；权益组织的代表现在服务于很多政府资助研究的 DMC，而且没有出现过问题。一个代表患者利益的个人，如果对申办方、产品没有直接投入或并不特别倡导某相关试验，并且对临床试验过程有足够的知识，在参与过程中不感情用事，且能遵守保密限制，那么他会对试验有积极的贡献。

4.6 应对 DMC 独立性挑战的最佳实践

DMC 的独立性对于其有效履行职责极其重要，因此值得我们去思考一些最佳实践来加强这种独立性。这包括：为未来的 DMC 成员提供内容更为丰富和应用更为广泛的培训选择；为 DMC 成员提供补偿；有足够灵活的流程，包括 DMC 章程等应阐明 DMC 运作的指导原则，而不是一套死板的要求；追求通过达成共识而不是用简单的投票方式来形成 DMC 建议；避免现实的和可预见的 COI 可能性；采用保护 DMC 不受申办方和研究者影响的方式组织 DMC 会议，并促进 DMC 主席的领导作用；确保 DMC 能获得整个试验非盲态的有效性和安全性数据，以便做出明智的判断；确保生成 DMC 报告并将其提交给 DMC 的统计师有足够的知识和经验来完成 DMC 报告，以提供及时、可靠的证据（Fleming 等，2017）。正如我们要在第 7 章中详细讨论的那样，该统计师最好"独立"于研究的统计团队，以便期中分析结果不会影响试验管理，特别是在中间过程方案修订的考虑方面。我们把该统计师称为"独立统计师"。

本章节的剩余部分会对这方面的某些问题进行更详细的讨论。

4.6.1 DMC 运作过程中充分的培训或体验

尽管关于临床试验数据监查过程的科学已经得到充分发展并且内容丰富，但就 DMC 的角色和职责来讲，多数 DMC 成员并没有接受过正规的培训。最近的一项调查报告显示，仅 8% 的 DMC 成员表示他们在 DMC 运作过程中接受过培训，而几乎所有人都表示他们认为在开始参与 DMC 工作前接受这种培训是有价值的（Calis 等，2017）。即使有，也只是很少的试验申办者对 DMC 成员有正式培训的要求。

因为 DMC 功能的本质及其复杂性，培训和体验相结合会更有利于储备新一代合格的 DMC 成员（Fleming 等，2017）。培训内容应该包括正规课程，如教科书、文献、网上授课或互动课程，从而确保 DMC 成员理解临床试验设计、分析和实施的基本内容，还可以包括更高级的课程，如生物医学伦理学、期中分析的方法学。初期 DMC 服务的学徒模式是这些培训方法的补充，其中 DMC 成员中可以招收一名"新成员"，该成员在与 DMC 审议相关的研究或实践方面具有丰富的专业知识，但既往没有 DMC 工作经验。这名"新成员"应该全面参与到 DMC 评估和共识形成的过程，并同时由至少一位有经验的成员进行带教，带教者最好来自相关的专业领域。

即使并非每一位参与数据监查过程的人员都需要是经验丰富的专家，但是领导者或者所任职位不容易依赖他人专业知识的人员需要具备这一条件。在 DMC 运作过程中，需要有深厚专业知识和丰富经验的人员包括 DMC 的主席和统计师，"提呈"或"独立"统计师是 DMC、数据库以及申办方指定的 DMC 会议协调员之间的纽带。DMC 主席应该定好议事日程，管理公开会议的整个进程，并确保由 DMC 非公开报告的关键性结果来引导 DMC。如果 DMC 主席对 DMC 的最佳实践方法不够熟悉，则会出现很多问题。

4.6.2 对 DMC 成员的补偿

在监查期中数据的安全性和有效性时，DMC 成员承担主要的职责。他们必须在最大限度地减少受试者危险和对试验要回答的问题获取可靠数据这两个目标间寻求平衡。因此，DMC 建议继续、改变和提前终止试验的过程很复杂。其复杂性以及 DMC 的建议将对参与试验和试验之外的患者造成影响这一事实，有可能使 DMC 成员成为诉讼中的被告。实际上，已经有一些 DMC 成员受到传唤并成为诉讼目标的案例。如第 11 章所述，如果 DMC 成员担心任何言语、行为或不足可能导致诉讼并且他们无法获得补偿，那么 DMC 行使其独立的专家判断将受到影响。然而，申办方拒绝为 DMC 成员面临可能的诉讼做出补偿的情况并非少见；很多情况下，申办方甚至要求 DMC 成员就可能由于 DMC 行为导致的法律诉讼来赔偿申办方。

DMC 成员需要足够的补偿来为其提供真正有效的保护（Fleming 等，2014）。对 DMC 成员法律诉讼进行补偿的细节应该体现在 DMC 章程里，同时也应该体现在与所有 DMC 成员形成的独立的科学家协议中（Fleming 等，2018；DeMets 等，2004）。已经有人建议就此立法，要求所有申办方补偿 DMC 成员，另外应该授予 DMC 成员选择和聘请他们自己独立律师的权利（Tereskerz，2010）。

4.6.3 期中数据的保密

如第 5 章所述，大量经验表明，只有 DMC 以及进行期中分析和把结果呈现给 DMC 的独立统计师才应该接触到不断出现的有效性和安全性数据。这种做法会降低提前判断对诸如招募、治疗依从性和防止脱落等产生不利影响的风险。尽管对不断产生的数据保密的重要性已经得到广泛的认可，但在某些具有挑战的情况下，需要有创造性的方法来解决保密问题，包括下述情况。

目前对 2 型糖尿病新药的评价方法就属于这种情况。因为对这些药物心血管安全性顾虑的增加，目前美国行政监管政策强制要求实施比以往规模更大的试验，以便获得心血管安全性方面更多的信息（US Food and Drug Administration，2008）。利用这些试验的"期中"数据，依据是否可以排除患病率和死亡率相对大幅增加，做出批准上市的监管决定；然后继续试验以增加估算事件发生率的精确性，并确定是否可以排除患病率和死亡率相对小幅度的增加。尽管这种方法可以更快获得有希望的新药，但由于实施和监管研究的人员（研究者、申办方和试验受试者本人）了解期中数据，因此增加了损害最终研究结果完整性的危险。第 5 章中讨论的 LIGHT 试验显示了这种期中数据的不稳定性，公众如何严重地受到误导，以及试验的完整性如何因为这些数据的广泛传播而受到损害（Nissen 等，2016）。需要寻找管理这些试验数据的方法，以便采取适当的和可取的监管措施，同时对新出现的比较数据尽可能保持盲态

（Fleming，2015）。例如，在叙述批准上市的依据时，监管机构可以简单说明期中数据是否符合排除预定的患病率和死亡率相对大幅增加的监管标准，而无需提供这些期中数据的实际点估计值。提供有限的可获得数据，能在试验结束时还依然保持对是否能排除小幅但临床不可接受的风险增加的平衡性。

当 DMC 认为申办方向试验受试者和公众公开或不公开信息会引起严重的科学或伦理问题时，会出现另一种不常见但确有问题的情况。例如，在新闻媒体稿上发布的信息集中在阳性的次要结局或事后分析结果上，而忽略了主要结局方面的阴性结果。在这样的情况下，DMC 独立解决这种问题的能力受到限制，因为 DMC 成员签署了保密协议，保密时间不仅包含试验实施阶段，也包含试验结束后的相当长一段时间。在第 11 章中，我们阐述了某些调解过程的可取性，目的是帮助 DMC 成员解决这些伦理和科学问题，以及厘清法律责任。

4.6.4 程序的灵活性

由试验申办方设定的过于死板的流程会损害 DMC 的独立性，并会限制其保护受试者和保证试验完整性的能力。制定 DMC 章程应该采用能保证 DMC 具有履行其职责所需要的灵活性的方式。因为 DMC 章程要规定 DMC 的角色和职责，而且这些角色及职责与统计中心、指导委员会和申办方有关（见第 6 章），所以所有各方都应该参与章程的制定和修改，而且章程的最终版本需得到各方的认可。DMC 章程应该包括试验的主要特征、DMC 成员、COI 考虑以及报告和审核 COI 的流程、会议的形式、保证保密情况下交流的流程、报告的要求以及期中分析的统计提纲。DMC 章程是重要的指导性文件，但不能把它当作法律契约。它描述了 DMC 的工作流程和决策过程中申办方和（或）研究者的观点，但必须允许 DMC 行使其最佳的判断，因为正式的流程不可能包含临床试验中出现的各种不可预见的问题。例如，期中分析结果显示跨越有效界值时就期待 DMC 建议提前终止试验是不合理的；这种结果不一定能建立可以接受的风险 - 获益状态，这在第 8 章中进行讨论。因此，章程不需要是一个非常详细的文件，当新问题出现时可定期修订。限制 DMC 在困难情况下做出最佳判断的做法会威胁到 DMC 的独立性，并可能削弱 DMC 保护研究受试者和研究完整性的能力。DMC 章程应该讨论建议如何形成以及 DMC 成员的共识如何达成，而不是强调进行正式投票。DMC 章程应反映出 DMC 首先对试验的受试者负责，然后才是对更广范围的患者照顾人、机构审查委员会、监管机构、申办方以及临床和科学界负责。

对于 DMC 会议和期中分析的次数和时间，DMC 章程也应该具有灵活性。尽管在研究开始（而事实上，这个日程安排应该包含在 DMC 章程里）对 DMC 会议安排有个时间表非常合情合理，但日程安排得太死板就不合理了。有很多理由告诉我们为什么 DMC 需要对之前的日程安排做变更。例如，出现安全问题则可能需要计划更为频繁的随访，或者出现质量控制问题时也需要更为迅速地重新评估，而不能拖延。DMC 要有能力根据其意识到的需求来安排会议，以符合其对研究对象和研究本身所负的责任。研究的分析计划中可以引述既有的统计流程，该计划允许在不影响 I 类错误的情况下更改期中分析的日程安排（Lan 和 DeMets，1983）。

4.6.5 DMC 会议的形式

具体的会议形式会影响 DMC 执行过程的独立性和完整性。如第 6 章所述，有很多方法可以组织 DMC 会议。最初，DMC 设立在政府资助的试验中；他们的会议是作为一个单独的"闭门会"进行的，只有 DMC 成员、某些有选择的指导委员会成员和政府申办方参加，而研究者不参与。最终，DMC 闭门会包含研究领导层的做法逐渐没有人采用了。这种做法保护了 DMC 的独立性以及安全性和有效性数据的保密性，但不允许 DMC 询问申办方和研究者以获取他们收到的报告以外的细节。20 世纪 80 年代，在某些 NIH 资助的试验中，"公开会"被加到了 DMC 的会议中。在这一环节，指导委员会成员和申办方加入到 DMC 会议，使实施试验的人们一起讨论试验的进程并分享相关信息（如其他同期试验有关该产品安全性的发现）。目前这是 NIH 资助的试验中 DMC 常用的形式，即在公开会议中由研究主席将研究过程展示给大家。

而当企业资助的试验开始设立 DMC 时，采用的是公开和闭门会议的形式。试验的申办方或研究者不会以任何形式参与闭门会议。企业申办的试验常以公开会议开始，由负责管理研究的企业团队的牵头人报告研究的进展。不幸的是，采用这种形式时，DMC 很容易成为简单的"听者"或"顾问"，而不是在会议中担任领导角色。这样在给申办方和研究者提供意见和建议时，就会在相当程度上限制 DMC 真正的独立性。当 DMC 允许申办方代表或签约的研究组织经理来主导公开会议和进行会议筹备时，这个问题就会更加严重。

DMC 会议以闭门会议开始，随后是公开会议及第二轮闭门会议，这种"三明治"策略具有很多优势，这会在第6章进一步讨论。这种形式能让DMC成员相互分享他们对数据的印象，并为申办方和研究者准备问题。这会更好地建立DMC的自主性及其在会议和议程安排上的主导权。如果DMC的主席有很强的领导能力并且对会议进程富有经验，则采用其他如公开的方式开始DMC会议是可以接受的（Fleming等，2017）。

4.6.6　建立独立的相互关系及减少利益冲突

正如本章前面提到的，要保证DMC的公正，其成员不应该有明显的个人或职业上的COI，如参与发起某项试验、开发某款研究产品或该产品的临床研发计划，或者管理临床试验的患者。甚至为了避免出现COI的感觉，在DMC会议期间，不应该安排与申办方代表的社交活动，例如开会前一天晚上举行DMC成员与研究者或申办方聚集在一起的晚宴。

企业资助的试验中，形成DMC所用合同的方式也会影响到DMC的独立性。需要专门的合同流程和语言来招募DMC成员，而不是简单地使用与招聘产品开发顾问时同样的合同模板；合同表述应该把DMC成员当成独立的科学家，其主要的精力是保护患者的安全性和试验的完整性。

DMC的独立性，无论是实际存在的还是感知到的，都可能受到聘用DMC成员、管理合同流程以及为他们工作提供报酬的人的影响。尽管由试验申办者承担这些角色是适当的，但如果在企业资助的试验中这些角色由另一个实体，例如研究指导委员会、试验的数据协调中心或者数据统计分析中心的学术领导层来承担，则可以增强DMC的独立性，正如Drazen和Wood（2010）提议的那样。

4.6.7 内容充分的 DMC 报告

DMC 需要分析报告就有效性和安全性数据以及试验实施质量及时提供可靠的细节。像之前提到并会在第 7 章详细讨论的，该报告一般由独立于研究者和申办方的统计师撰写，所以知道期中结果并不会对试验实施或修订试验设计产生任何影响。该统计师必须知道研究方案和数据收集计划，并拥有用容易理解的方式去展示这些细节的经验。大多数统计中心制定了一套标准的报告形式，可在每次 DMC 会议时更新，提高了 DMC 准备的效率，也方便了 DMC 对试验的评估。然而，对于独立的统计师来说，重点要做的不单单是生成最新的图形、表格和清单，他们的责任是要仔细评估更新的数据，并形成文本以帮助 DMC 理解和解读这些更新的结果。进一步讲，独立统计师应该预计更新材料时会产生的问题，并进行分析以澄清这些问题，即使这种分析可能不是标准报告的一部分。因为预审和会议期本身的时间有限，如果报告只是由大量图形、表格和清单组成，而没有任何解释性的文本，将不可避免地限制 DMC 对新出现的重要问题做出良好的判断。为 DMC 提供这样的报告，并不是协助 DMC 找出新问题的有效策略。

不幸的是，由公司来管理数据库（并不接触治疗编码），并只向独立统计师有选择性地提供数据库的一部分已成为企业资助试验的通行做法，即只提供预计 DMC 期中报告需要的条目。这种做法限制了 DMC 可获得的信息，而且问题在于当意外情况发生时，DMC 会要求进一步分析那些已经收集而没有提供给独立统计师的数据。当独立统计师不得不要求从公司获取数据时，很可能会推迟向 DMC 提供报告；另外，这种要求本身给公司提供了信号，会使其怀疑期中数据并可能导致不当行为。

4.7 小结

如之前提到的，要避免所有可能的或已存在的冲突会很困难，甚至是不可能的。有相关专业知识和经验的人会获得应有的地位，因为他们参与临床试验，通常有自己的研究支持来源和研究计划。无论是 DMC、试验的研究者，还是试验的受试者，均不可能从没有相关临床领域工作经验的 DMC 成员那里获得良好服务。招募 DMC 成员的挑战在于尽可能减少冲突的来源，同时要认识到某些冲突不可能完全消除。

有效的 DMC 要求成员有多样化的专业知识、经验和观点。如果能消除明显的和重要的 COI，而其他 COI 可以通过公开的方式得到确认，那么任命过程和 DMC 的监查活动将很可能成功。在这种情况下，大多数 DMC 成员能够搁置较小的冲突，以便更好地服务于研究的受试者、研究者和研究团体以及研究申办方。在这方面，我们的集体经验是很受赞同的。

随着 DMC 数量的增加，有些做法不利于 DMC 提供实用和独立的建议以及受试者得到应有的保护。在设计临床试验项目时，申办方应该有意识并且努力地采取最好的办法，来加强 DMC 运作过程的独立性和完整性。

参考文献

Califf, R.M., Zarin, D.A., Kramer, J.M. et al. (2012). Characteristics of clinical trials registered in ClinicalTrials.gov, 2007–2010. *Journal of the American Medical Association* 307 (17): 1838–1847.

Calis, K.A., Archdeacon, P., Bain, R.P. et al. (2017). Understanding the functions and operations of data monitoring committees: survey and focus group findings. *Clinical Trials* 14: 59–66.

DeMets, D., Califf, R., Dixon, D. et al. (2004). *Clinical Trials* 1 (2): 162–169.

Department of Veterans Affairs Clinical Sciences Research and Development (2015). Data Monitoring Committee Guidance. www.research.va.gov/services/csrd/DMC-Guidelines.pdf

Department of Veterans Affairs Cooperative Studies Program (2013) Guidelines for the Planning and Conduct of VA Cooperative Studies. www.research.va.gov/programs/csp/update/guide.pdf

Drazen, J.M. and Wood, A.J.J. (2010). Don't mess with the DSMB. *New England Journal of Medicine* 363: 477–478.

Fleming, T.R., Hennekens, C.H., Pfeffer, M.A., and DeMets, D.L. (2014). Enhancing trial integrity by protecting the independence of data monitoring committees in clinical trials. *Journal of Biopharmaceutical Statistics* 24: 968–975.

Fleming, T.R. (2015). Protecting the confidentiality of interim data: addressing current challenges. *Clinical Trials* 12: 5–11.

Fleming, T.R., DeMets, D.L., Roe, M. et al. (2017). Data monitoring committees: promoting best practices to address emerging challenges. *Clinical Trials* 14: 115–123.

Fleming, T.R., Ellenberg, S.S., and DeMets, D.L. (2018). Data monitoring committees: current issues. *Clinical Trials* 15: 321–328.

Healy, B., Campeau, L., Gray, R. et al. (1989). Conflict-of-interest guidelines for a multicenter clinical trial of treatment after coronary artery bypass-graft surgery. *New England Journal of Medicine* 320: 949–951.

Heart Special Project Committee (1988). Organization, review and administration of cooperative studies: a report from the heart special project committee to the National Advisory Heart Council, May 1967. *Controlled Clinical Trials* 9: 137–148.

Intermittent Positive Pressure Breathing Trial Group (1983). Intermittent positive pressure breathing therapy of chronic obstructive pulmonary disease – a clinical trial. *Annals of Internal Medicine* 99 (5): 612–620.

Lan, K.K.G. and DeMets, D.L. (1983). Discrete sequential boundaries for clinical trials. *Biometrika* 70: 659–663.

National Institutes of Health. (1998). NIH Policies and IC Guidance for Data and Safety Monitoring of Clinical Trials. https://humansubjects.nih.gov/data_safety (accessed 12 February

2017).

Nissen, S.E., Wolski, K.E., Prcela, L. et al. (2016). Effect of naltrexone-bupropion on major adverse cardiovascular events in overweight and obese patients with cardiovascular risk factors: a randomized clinical trial. *Journal of the American Medical Association* 315: 990–1004.

Tereskerz, P.M. (2010). Data and safety monitoring boards: legal and ethical considerations for research accountability. *Accountability in Research* 17: 30–50.

US Food and Drug Administration. Guidance for Industry Diabetes Mellitus – Evaluating Cardiovascular Risk in New Antidiabetic Therapies to Treat Type 2 Diabetes, 2008.

5

与数据监查委员会相关的保密问题

要　点

- 当只有DMC成员和起草期中报告的统计师能看到不同治疗组的期中数据时，试验的完整性才可以得到最好的保护。
- 反映试验实施中管理和质量方面汇总数据的另行报告可以与申办方和试验的领导层共享。
- 在有限的情况下，也许有更强有力的理由让更多的人接触到组间比较的期中数据。
- DMC应该定期访问完整的非盲态数据，包括实际的治疗分组，而不仅是用于评估的组别编码。

5.1　基本原理

指导DMC运行的一条重要原则是，最好只有DMC的成员（除了进行期中分析的统计师）能看到不同治疗方案相关的有效性和安全性期中数据。该原则的理由是，需要尽量减小基于有限数据的不可靠结果进行扩大化预判的风险（Fleming和DeMets，1993）。正如在本章讨论的，这种预先判断可能会对患者入组速度、试验治疗的依从性以及获取试验结局指标无偏

120

倚及完整评价的能力产生不利影响；这也可能导致早期结果的公布，而该结果在试验干预的获益 - 风险方面可能和最终的研究数据结果非常不一致。

DeMets 等（1995）讨论了这些保密原则的合理性：

> 在临床试验实施过程中，确保对期中结果保密至关重要。没有这一保障，DMC 无法履行其所承担的职责。治疗获益和安全性的期中数据可能不成熟，而且通常在科学上并没有说服力。如果这些数据泄露给研究者、科学界或公众，谣言和不恰当的预判可能会减缓或阻碍进一步招募患者，并造成对患者评估的偏倚，从而无法完成试验或提供适当的科学评价。

AIDS 临床研究社区项目（CPCRA）002 试验的研究人群为 HIV 感染 /AIDS 患者，该试验向我们展示了当期中分析提供了非常具有误导性的早期结果时，保密工作是如何使试验最终得以成功完成的。正如第 1 章所讨论的，该试验对扎西他滨（ddC）和去羟肌苷（ddI）这两种疗法进行了比较（Abrams 等，1994）。在一次早期的期中分析中，随机分到 ddI 治疗组的患者其主要研究事件（即症状性 AIDS 事件或死亡）仅有随机分到 ddC 组患者的一半（19 vs. 39，$P = 0.009$）。使用 ddI 的患者 CD4 也达到了名义上显著的较高水平（$P = 0.009$），CD4 作为主要测量值反映治疗方案保护患者免疫系统的能力。

在对这些期中数据的审查中，按照保守的 O′ Brien-Fleming 成组序贯监查标准并广泛地考虑了已有的所有数据，DMC 判断这些早期试验结果并没有提供关于这些治疗疗效的可靠证据，因此试验继续。在按规定时间完成试验后，观察到了方案规定的主要研究终点的发生数量，结果发生了令人瞩目的变化。在预防主要终点事件方面，ddI 治疗方案的显著优势不复存在，而且实际上接受该方案治疗的患者死亡率更高。DeMets 等（1995）认为：

> 广泛传播早期试验结果（期中分析结果）很可能会导致 ddI 比 ddC 疗效好的预判结果扩大化，从而丧失获得对这些干预的相对疗效进行后期更为可靠和显著不同的评价机会。

尽管 CPCRA #002 试验后续期中分析这种引人注目的变化并不多见，但是明显的波动的确可能发生。如在第 8 章讨论的，如果不采取适当的措施去解读期中数据，这些波动会导致得出假阳性或假阴性结论的概率增加。进一步来讲，在具有特别有利的疗效估计的期中分析中，数据高估了真实的疗效。这种"随机增高"偏倚会发生是因为治疗的真实效果估计总是伴有随机噪音，并且当进行多次分析时，那种最有利的结果就更可能出现，至少有一部分出现在数据随机高估了真实的疗效时。被"随机增高"估计误导的危险是我们要审慎对待期中结果的原因之一，也是广泛传播那些没有适当调整多重性的结果会危及试验完整性的原因之一。

有些人倾向让更多的人接触期中结果（Lilford 等，2001；Korn 等，2005）。理由包括：保持和增强参与研究者的兴趣；尽可能及时地给临床学界一些启示；让主要研究者发表结果以便医学界能看到最为相关和及时的结果，特别是当其他试验也在试图揭示类似科学问题的时候。本章将对这些观点做出回应（见 Fleming 等，2008）。

由英国 NHS 的卫生技术评价项目组创立的工作组"数据监查委员会：经验、伦理、统计学研究组"（DAMOCLES），在监查临床试验过程方面提供了相当多的见解（Grant 等，2005）。DAMOCLES 工作组对临床试验监查的理论和实践进行了广泛研究后，编写了概述文件。关于早日看到数据能增加参与研究者兴趣的论点，报告得出结论：

> 当前的主流观点是，试验研究者不应该看到非盲态的期中数据，而且认为公布期中结果有助于保持对试验的热情和患者招募的说法是错误的。

有相当多的证据表明，向没有监查经验的人早期公布期中疗效数据会危及试验完整性。例如，在肿瘤的临床试验中，Green 等（1987）对来自两个主要癌症合作组的大规模临床试验做了一项匹配分析。其中的一组仅将期中分析的结果展示给了 DMC 成员，而另一组没有 DMC，但在研究者和其他人员中间广泛散布了期中结果。该分析提供了重要的证据，表明 DMC 对保护前瞻性临床试验的完整性做出了积极的贡献。在没有 DMC 的研究组中，50% 的研究显示，随着时间的推移，患者入组率在下降。此外，有些研究因为预判而提前终止，导致不能完成患者招募，因此产生模棱两可的结果。其他已完成研究的最终结果与提前发表的早期阳性结果不一致，导致文献报告的不一致。[Booth 等（2009）提供了更多这方面的数据，他报告了在主要肿瘤会议上展示的许多期中结果的摘要与后来发表的最终结果并不一致。] 相比之下，有 DMC 的一组其研究就没有这种问题。

在这些肿瘤学试验中，即使通常给予的治疗是非盲态的，

DMC 所提供的这种优势仍能够得以体现。甚至在研究者知道自己的患者治疗分组的情况下，如果这些研究者对其他研究者和其他中心管理的患者的组间比较数据处于盲态，试验仍有很大的机会得以成功完成。当然，要对整个结果成功设盲，要依赖每一位研究者对其所在中心的患者结局保密。

下面一个例子进一步说明了肿瘤学试验中早期向非 DMC 成员发布期中有效性和安全性数据所带来的问题。

例 5.1：直肠癌术前的放射治疗

多伦多玛格丽特公主医院的直肠癌患者在行手术前被随机分到术前放射治疗组或单纯手术对照组。该试验被提前终止，只有 125 名患者入组。研究人员报告说，该研究的早期结果表明，两组患者的生存率"无组间差异"（Rider 等，1977）。作者指出，当时的样本量远小于预先设定的样本量，原因在于所有参与研究的临床医生都会定期得到期中结果，并且因为"早期缺乏生存获益趋势导致研究自然死亡"。

广泛公开不同治疗方案的相对疗效结果，使招募患者的医生过早地对继续试验失去了兴趣。因此，即使试验方案的牵头团队并没有"主动"终止试验，试验却被负责招募患者的医生"被动"终止了，得出不确定的结果，需要后来由英国医学研究协会实施一项入组 552 例患者的试验进行确证（Medical Research Council Working Party，1984）。

例 5.2：癌症组间研究 0035——氟尿嘧啶加左旋咪唑治疗结肠癌

由美国国家癌症研究所发起的癌症合作小组的一项联合研究招募，971 名 III 期结肠癌患者，在他们接受手术切除后的 1

个月内将其随机分配到单用左旋咪唑或氟尿嘧啶（5-FU）加左旋咪唑辅助治疗，或不进行辅助治疗（Moertel 等，1990）。在发生 500 例患者死亡后进行最终分析，而期中分析则计划在每达到 125 例死亡时进行。试验的主要目标是长期生存率改善，并将疾病复发率的降低作为重要的支持信息。采用 O′ Brien-Fleming 成组序贯程序来指导提前终止试验的决策。

患者的招募于 1984 年 3 月开始，1987 年 10 月完成，1988 年春季对疗效结果进行第一次期中分析。在第一次期中分析中，有很充分的证据表明 5-FU 加左旋咪唑方案可降低疾病的复发率。然而，该分析中有关生存的中位随访期相对较短，仅为 18 ~ 24 个月，生存改善只有很小的趋势。因此，DMC 建议研究继续并保持盲态。

在 1988 年的夏末，DMC 决定把第一次期中分析的结果分享给 FDA 和 NCI 的一小部分领导者，以利于在试验第二次期中分析后需要终止的情况下尽快进入监管审评程序。这些人承诺会保密。不过，这些需要保密的疗效比较结果在他们与 DMC 会面后不久被更为广泛地传播开来，最终导致《科学》杂志发表了一篇述评（Marx，1989），对 DMC 继续试验的建议在伦理上提出质疑。尽管该试验的入组已完成，并且所有患者在 1988 年秋季已完成了为期 12 个月的化疗，但这种违反保密规定的行为也带来了重大风险，使这些不可靠的早期信息对后续试验，即在 1988—1989 年仍处于招募后治疗过程中的 5-FU 加左旋咪唑的安慰剂对照试验，产生不利影响。

除了例 5.1 中所示的对患者入组的影响外，接触期中数据会导致对试验治疗方案的依从性降低。如接下来的例子所示。

例 5.3: 对索拉非尼治疗肾细胞癌的评价

在 TARGET 试验中，评价了索拉非尼对肾细胞癌患者的疗效（Escudier 等，2007）。该试验在"加速批准"（Accelerated Approval，AA）的监管条件下进行，将在第 5.2.5 节中进行讨论。在这种情况下，如果对患有威胁生命疾病的患者进行临床试验，并且确定一种产品对一种被认为"有可能合理预测临床获益"的生物标志物具有引人注目的效果，则 FDA 可以批准该产品上市，但会要求继续该试验，或进行其他试验以直接评估对患者感受、功能或生存情况的治疗效果。

在 TARGET 试验中，期中数据显示了很强的生物标志物效应，提示索拉非尼可延缓肿瘤生长。申办方获知这些数据后，立即将这些信息分享给了监管机构，供其考虑给予 AA，并最终获得批准。此外，申办者和监管机构决定，允许正在进行临床试验的对照组患者立即接受索拉非尼治疗。当然，这种做法的动机是希望让病重的患者有机会接受可能有效的治疗，其结果是稀释了以总生存作为主要临床疗效终点的处理效应估计。TARGET 试验的最终结果提供了微弱的有利于索拉非尼但不具统计学意义的生存趋势的证据，索拉非尼 / 安慰剂的生存相对危险度为 0.88（$P = 0.146$）。该试验没能提供有关索拉非尼对总生存影响的确切信息，因为无法区分索拉非尼是真的提供了最小的生存获益或根本没有生存获益，还是其本来确有生存获益，但因为期中分析后允许对照组交换组别而被稀释了。

当早期结果为新疗法的效果提供了有希望的证据时，在批准产品上市以尽快提供治疗手段和等到获得其获益及风险更可靠的评估结果之间要取得平衡，这往往会使决策变得困难。那些 DMC 工作经验丰富的人可以提供许多例子，显示最终试验结果与期中数据不一致。前面讨论过的 CPCRA #002 试验（Abrams 等，1994）说明，在研究过程中，对处理效应的估计可能会发生重要的、常常是实质性的变化。VALUE 试验为早期结果的不可靠性提供了另一个例证。

例 5.4：急性冠脉综合征的 VALUE 试验

在 VALUE 试验中，将血管紧张素受体抑制剂缬沙坦与钙通道抑制剂氨氯地平进行了比较，该试验在 15 000 多名心血管病高风险的高血压患者中进行（Julius 等，2004）。截止到 2000 年 8 月，该试验入组完毕，并且有 500 多名患者经历死亡、心肌梗死（MI）和脑卒中等主要事件。表 5.1 显示，这些期中结果对缬沙坦非常不利，用该药的死亡率估计增加了 25%，心肌梗死和脑卒中的发生率增加了 33%。尽管这些结果明显地显示氨氯地平更有希望，但 DMC 认为这些结果并不确定，建议继续试验。在观察到 2000 多起事件之后，2003 年 12 月公布了试验的最终结果。这一更可靠的证据表明，两种方案之间没有死亡率差异，虽然缬沙坦与氨氯地平相比仍然显示出心肌梗死和脑卒中的风险增加，但风险差异的幅度减少了一半。此外，接受缬沙坦治疗的患者因心力衰竭而住院的发生率降低了 12%，新发糖尿病的发病率降低了 19%。

假如有更多的人知道 CPCRA #002 试验或 VALUE 试验的期中结果，很可能会误导医学界对所研究药物真实疗效的认识，并使这些试验难以完成，进而无法获得可靠的答案。

在某些情况下，临床试验设有指导委员会（steering committee，SC）。如果该委员会能够获得期中数据，并且在数据发布时间方面与试验的 DMC 所认为的合理时间有所不同,那么会威胁到试验的完整性。NIH 资助的 ADAPT 试验的经验就说明了这一点(ADAPT Research Group,2006)。

表 5.1　评价缬沙坦和氨氯地平的 VALUE 试验关键结局指标的期中和最终数据

有心血管病高风险的高血压患者				
	1998 年 5 月至 2000 年 8 月 n=15 290		1998 年 5 月至 2003 年 12 月 n=15 245	
	缬沙坦 / 氨氯地平		缬沙坦 / 氨氯地平	
结局指标	事件	RR	事件	RR
全因死亡	178/141	1.25	841/818	1.02
所有心肌梗死	102/76	1.33	369/313	1.17
所有脑卒中	124/92	1.34	322/281	1.14
因心力衰竭住院	104/112	0.92	354/400	0.88
新发糖尿病	无数据	—	690/845	0.81

两种治疗方案的随机分配比为 1∶1。
来源:Fleming 等(2008)。经 Clinical Trials 编辑 Colin Begg 许可转载。

例 5.5: cox-2 抑制剂与阿尔茨海默病的预防

ADAPT 试验是一项阿尔茨海默病高风险患者的安慰剂对照试验中,评估了萘普生和塞来昔布(一种 cox-2 抑制剂),以确定这两种非甾体抗炎药中的哪一种可以预防或延缓阿尔茨海默病的发生。在 ADAPT 试验的实施过程中,"塞来昔布预防腺瘤"(APC)试验报道了塞来昔布会增加心血管死亡事件、心肌梗死、脑卒中事件的发生率(Solomon 等,2005)。其他一些评价

cox-2 抑制剂的试验也报道了这方面的问题。ADAPT 试验的指导委员会确定这些外部数据足够令人担忧，因此除了 DMC 审查外，他们自己对 ADAPT 试验期中数据的审查也是有必要的。在审查这些数据之后，指导委员会做出了单方面的决定，停止 ADAPT 试验并报告他们对萘普生和塞来昔布的心血管安全性的担忧，这与 DMC 的观点相反（与 DMC 成员的个人交流）。尽管先前的随机试验没有涉及萘普生，而且 ADAPT 试验中萘普生组的心血管死亡事件、心肌梗死、脑卒中事件在数量上相对于安慰剂组只有少量的增加，但这方面的顾虑仍然被公开了。指导委员会发布的这些不可靠的期中数据导致了对萘普生安全性相当大的困惑。

总而言之，在 DMC 努力确保试验的完整性和可靠性方面，对期中结果保密是至关重要的。这种保密最大限度地降低了早期广泛传播有关疗效和安全性不可靠信息带来的风险，这些信息可能对研究者的招募、保持治疗方案的依从性，以及最终对试验结局指标的无偏倚和全面评估产生不利影响。这不仅包括在 DMC 监查下进行的研究，也包括同期进行的相关试验。

5.2 保密性的限度

在 DMC 监查的临床试验中，经常会出现一些与保密有关的实际问题。哪些期中结果能与 DMC 以外的人分享，与什么人分享？ DMC 如何从参与试验设计和实施而又保持盲态的人员的特殊见解中充分受益？除了 DMC 成员，谁应该参加 DMC 会议？谁应该准备非盲态的报告，并充当 DMC 和数据库之间的联络人？最后，是否存在适合于更广泛地公开期中数据的特殊情况？

5.2.1 期中分析报告

虽然对组间比较的期中结果保密极为重要，但在对试验的成功实施各负其责的多方之间定期交换非保密信息也很重要。这可以通过在每次 DMC 会议上准备两种类型的报告并分发和讨论来实现，其中一份包含可自由共享的关于试验实施质量的管理数据和汇总数据（"公开"报告），而另一份包含各治疗组相比较的有效性和安全性保密数据（"非公开"报告）。在第 6 章中，我们将讨论 DMC 会议的形式，即"公开"会议上分享"公开"报告，而"非公开"会议上分享"非公开"报告（译者注："非公开会议"也称为"闭门会议"，两者在本书中视为等同）。

公开报告是向所有出席 DMC 公开会议的人员提供的，通常应包括受试者招募、纳入和排除标准违背、基线特征、干预措施依从性以及随访信息的及时性和完整性方面的数据（见表 5.2）。公开报告中的信息应汇总各个治疗方案。公开报告不应直接或间接包含有关各干预分组有效性和安全性信息的内容。

有时，可向选定的负责监查治疗依从性的研究团队成员公开某项测量指标如生物标志物或某些安全性结局的期中证据。然而，只有当这些数据能够提供关于是否达到目标依从性水平的重要细节（见第 5.2.2 节），并且以前的试验已经明确了对该测量指标的干预效果时，才允许公开这种信息。在这种情况下，如果这些证据显示依从性低于预先规定的目标水平，则研究团队必须能够采取措施加强依从性。DMC 可选择有限的研究小组成员分享此类信息，但不将其纳入公开报告，因为公开报告可能会被更广泛地分享。

表 5.2 公开统计报告大纲的典型示例

- 一页研究设计大纲，最好带有提要
- 对公开报告中展示的图形和表格的统计解释
- DMC 监查计划和先前 DMC 会议公开报告数据的总结
- 重大方案变更
- 受试者筛选信息
- 按月度和中心整理的研究入组进度
- 纳入和排除标准的违背情况
- 基线特征（汇总各个治疗方案）
  - 人口统计资料
  - 实验室检查值和其他测量值
  - 既往治疗情况和其他类似信息
- 从随机化到开始治疗的天数（汇总各个治疗方案）
- 用药计划的依从性（汇总各个治疗方案）
- 按计划参加访视的情况（汇总各个治疗方案）
- 关键事件报告的延迟情况（汇总各个治疗方案）
- 受试者保留情况（汇总各个治疗方案）
- 受试者的治疗和研究状态（汇总各个治疗方案）

非公开报告仅供非公开会议的参会者使用，这个报告提供的所有数据要展示出治疗分组，而这些数据在公开报告中则仅有汇总的信息。此外，非公开报告要提供对主要和次要疗效终点的分析，以及对不良事件和症状严重性的分析。非公开报告还可以提供特别要关注的亚组结局的分析结果，以及针对主要分析模型中没有设定的变量进行调整后的分析。非公开报告还应提供相关实验室检测数值的分析（见表 5.3）。在有些研究中，报告会对特定的事件做更详细的介绍。如第 7 章所述，这些公开和非公开会议报告最好由独立于试验领导者的生物统计师来准备。

表 5.3 非公开统计报告大纲的典型示例

- 详细的统计评论，解释非公开报告展示的图形和表格的相关问题（按编码的治疗分组，且编码通过单独递送的方式发送给 DMC 成员）
- DMC 监查计划和以前提交给 DMC 会议的非公开报告数据的总结
- 重复公开报告信息，按治疗组提供更详细情况
- 主要和次要疗效终点分析
- 亚组分析和根据基线特征调整后的分析
- 不良事件和总的安全性数据分析
- 实验室检测数值分析，包括基本总结和纵向分析
- 停止用药

5.2.2 访问疗效和安全性结局的汇总数据

关于疗效和安全性结局的汇总数据必须保持的保密程度，即给出所有研究组事件总数的汇总数据，或在连续结局变量的情况下给出研究组汇总数据的平均结果，出现了争议。由于这些数据可能提供关于所比较治疗组的受益风险情况，所以在大多数情况下，这些数据不应该出现在公开报告中。假设有一项用于晚期癌症患者的试验性药物的临床试验，历史证据表明对照治疗方案的 2 年生存率应该在 15% 左右。当达到试验目标终点数的一半时，如果汇总数据估算的 2 年生存率为 25% 或 10%，则会给人一种强烈的印象，即试验药分别为有效或者无效。无论这种印象是否正确，由此研究者、申办方或患者所采

取的措施都可能会损害试验的完整性和可信性。

需要依据每个试验的具体情况来确定对汇总的有效性和安全性数据的适当访问级别。如果这些信息可以广泛地告知试验研究者和患者照护者如何提高试验实施的质量，而不提供所比较治疗组之间相对获益-风险状况的线索，那么将这些数据纳入公开报告是合适的。促红细胞生成素治疗充血性心力衰竭血液透析患者的试验就提供了一个例子（第2章中的例2.10）。众所周知，促红细胞生成素能显著影响一个生物学指标——血细胞比容水平。这项随机试验旨在确定该干预是否能在长期临床终点即患者生存上显示益处，并以达到标志物预期效果的方式滴定剂量。在这种情况下，生物标志物变化的数据提供了关于治疗方案依从性的重要信息，而没有提供任何关于疗效的细节，因此，可以将其放在公开报告中。美国国家过敏和传染病研究所（NIAID）资助的ESPRIT试验提供了类似的例子。该试验评估了IL-2减少艾滋病事件发生的能力，由以前确定的免疫效应即生物标志物CD4水平变化来代表（The INSIGHT-ESPRIT Study Group和SILCAAT Scientific Committee，2009）。关于CD4水平变化的数据可以在公开报告中提供，因为从这些信息中获得的认识仅限于对试验规定治疗方案依从性的质量上。第三个例子是一个安慰剂对照试验，对睾酮低于正常水平的老年男性进行睾酮治疗。在这项试验中，研究者可以用期中睾酮的分析来确定治疗的依从性是否足够，以及所用剂量是否足以将睾酮水平提高到方案规定的范围（Snyder等，2016）。

在单臂试验中，访问汇总数据与全面访问单臂的有效性和安全性数据是等价的。此类试验旨在提供某项干预获益-风险的肯定性或确证性评估，通常要在多中心进行，单臂研究所需的有效性和安全性数据保密程度与多组试验的要求相同。在此类单臂试验中应建立流程，以确保对新出现的数据的访问仅限于 DMC 和那些对保护研究受试者利益负有责任的人。如第 9 章所述，是否设立 DMC 不取决于试验是单臂的还是多组的，以及试验是开放标签的还是盲态的。（然而，我们注意到在少数中心进行的单臂试验中，结局数据对试验的研究者保密可能不切合实际）。

5.2.3 在"需要知道"时提供对期中数据的访问

除了 DMC 和独立统计师以外，只有当"需要知道"是为了保障受试者的利益时，才能允许有关人访问获益 - 风险的间接或直接证据。我们将在本节和第 5.2.4 节讨论几个值得注意的"需要知道"的情况。

试验的申办方必须及时向监管机构提供可疑且非预期的严重不良事件的案例报告。FDA 的一项新法规（US Food and Drug Administration，2012）规定，应该对这些报告进行非盲态审核，而且只有那些可能由治疗引起的事件才应进行此类快速报告。如果此类报告的数量很少，那么少数负有安全监查责任的申办方工作人员获取此类非盲态信息不太可能损害试验的完整性。当预计此类案例数量很大时，申办方最好指定医学监查员来承担这一责任。或者，申办方的代表可以在对治疗保持盲态的情况下审查这些事件，但要在假设受试者接受了试验药物的前提下做出因果关系判定；该判定可以发送给处于非盲态的统计师，而统计师只有在受试者真正接受了此项治疗的情况下才会提交报告。

尽管用公开报告的方式广泛发布综合的有效性和安全性数

据是不合适的，但可以将这些数据提供给选定的"需要知道"
这些信息的人，以便其在进行试验时履行伦理或科学上的责任。
例如，在有终点裁定委员会的研究中，由各中心提交裁定的终
点数量至少要让该委员会的成员知晓。如果研究主席和（或）
SC的某些成员负责审查裁定委员会的工作，他们也可能需要获
得这些信息。此外，在采用时间事件分析终点并且以固定的事
件数作为目标的临床试验中，如果事件发生率低于预期，则可
能需要增加样本量。这就需要向负责此项职责的人员提供有关
主要终点的综合数据。

　　在任何情况下，如果让某些人在"需要知道"的情况下获
得综合的有效性和安全性数据，那么这些人应对这类信息保密，
除非在试验实施过程中他们出于伦理或科学方面的职责而必须
公开这类信息。应制定标准操作规程（SOP）以确保仅在此基
础上提供访问权限，确定每个需要提供此类访问权限的人，并
在此原则下证明其特定访问权限的合理性。也许有必要让这些
人签署"保密协议"，表明他们承诺为此保密，以增强他们对保
密重要性的认识。在开放标签的试验中，研究人员对自己所在
试验中心的患者的信息是非盲态的，所以也应当考虑签署保密
协议，以确保他们知道此类信息要提供给试验的医学监查人员
或 DMC 成员，但不应与其他的研究人员、投资团体或者任何
可能联系他们想获取试验数据信息的人共享。

5.2.4　允许安全性数据更广泛揭盲的情况和流程

　　与有效性数据一样，一般来说，组间的安全性数据不应过
早地向申办方或其他非 DMC 成员公布。在试验的早期阶段，
有效性数据非常有限时，即使安全性数据可能相对更多一些，

但通常不可能根据早期安全性数据对获益 - 风险状况进行可靠的评估。公布这些数据会妨碍试验获取长期有效性和安全性数据的能力，而这些数据是可靠评估所研究的治疗方法真实获益 - 风险状况所必需的。

有时，DMC 可能会考虑在研究过程中允许更多的人访问安全性数据。恰当的做法是，尽早地提供那些严重且很可能与治疗有关的非预期不良事件的访问权限。这点尤其重要，因为释放出这些信息能用来指导做出改善研究治疗方案剂量 / 疗程或试验入选标准的决定，以便大幅度降低不良反应的发生风险。在这种情况下，DMC 将不得不在不释放信息对患者的潜在风险和释放信息对研究完整性的潜在风险之间进行权衡。下面一个例子说明了这种情况。

例 5.6：绝经后妇女激素替代疗法

心脏和雌激素 / 孕激素替代研究（HERS）试验评价了有心脏病史绝经后妇女使用的激素替代治疗（HRT）。死亡和心血管病发病作为主要和次要结局（Hulley 等，1998）。

在期中分析时，DMC 发现 HRT 患者深静脉血栓形成（DVT）有少量的但却存在名义统计学意义的增加。该 DMC 讨论了各种选择，包括：因 DVT 不良反应终止试验，继续试验但告知患者 DVT 风险，或继续试验但不发布安全信息。数以百万计的妇女目前正在使用 HRT，希望（至少部分）降低心血管病发病和死亡的风险，但目前尚不清楚这是否有效。如果有效，即便有相关的 DVT 风险，HRT 仍将会是一项有用的干预措施。在仔细考虑之后，DMC 建议 HERS 的 SC 发布一份简短的报告，针对研究的受试者和普通社区的 HRT 使用者，提醒他们接受

HRT 的女性会增加患 DVT 的风险。DMC 还建议那些参与研究的妇女，如果本身不能活动且因此增加患 DVT 的风险，则应停止研究治疗，直到她们能够再次活动。通过早期报告这些 DVT 结果，接受 HRT 的妇女能知道潜在的风险。HERS 试验持续显示 HRT 可能在早期增加 DVT 的风险，但随着时间的推移，这种风险逐渐降低。

在研究实施过程中，正在规划未来研究、考虑未来资源分配或产品开发步骤，或准备进行监管审查的发起人、研究者或监管机构的人员，可能认为需要查看初步的安全性和（或）有效性数据。DMC 应建立流程，就这类特殊要求进行评估或采取行动，对不断进展的研究信息提供有限度的访问权限。如果数据的发布不是对不同治疗有效性和安全性比较的揭盲结果，也不会阻碍试验成功完成，则应该批准此类请求。需要的信息类型包括按基线特征列出的主要终点事件发生率或不良事件发生率。当然，公开报告中常规包含的任何信息都可以发布。

5.2.5　在研试验监管审评期中数据揭盲的后果

在某些情况下，监管机构有权根据在研临床试验的期中数据做出上市批准的决定，在批准后该试验继续进行，以提供有关安全性和（或）有效性结果的更明确证据。对于需提供干预措施获益 - 风险状况必要信息的试验，这些情况构成了挑战（见 Fleming 等，2018）。

有一种情况是加速审批（AA）的监管流程。对于 AA 上市的决定，通常依据的是某干预对生物标志物或中间结局的效应"很可能预测临床获益"的可靠证据。因为制药企业需要最终证明患者的临床获益才能得到"完全批准"，所以常常出现的情形是，显示对生物标志物或中间结局有益证据的试验要继续证实（或不证实）预期的临床获益最终实现。然而，为了达到 AA 而早期公布关于生物标志物的安全性和有效性数据，可能会损害试验获取最终关注的长期临床终点的可靠数据的能力。如果治疗对生物标志物或中间结局的作用呈高度阳性，则可能很难完成试验，因为对照组中的许多人希望转换到试验组接受更有效的治疗。如果新的治疗方法事实上确有临床疗效，这些转换可能会稀释组间比较结果，并因此而不能可靠地确认疗效。如先前所述的索拉非尼一样，试验的最终结果可能无法提供关于试验治疗对主要关注的终点结局（通常是总体生存率）影响的确切信息。不幸的是，这是 AA 概念可能难以避免的两难境地，除非在不同但相关的临床环境中进行单独的确证性试验，或在试验药物未被批准使用的地方进行试验。当某些治疗确实能对临床上有说服力的终点产生重要的有益影响时，尽快为患有严重疾病的患者提供治疗的愿望是值得称道的。但是，其负面作用在于，这样做将有损于我们可靠地证实某些疗效的能力，并增加这样的风险，即某种对生物标志物有作用但对临床结局作用很小或根本没有作用的治疗会用于临床，并长期使用。某种情况下要考虑 AA 方式时，应该承认并解释其给科学的完整性所带来的风险。

在一项医疗器械研究中出现过一个相关的例子，该研究采用双心室起搏器或一种除颤装置，为患有充血性心力衰竭的患者提供心脏同步治疗。这是个三臂试验，对上述器械与最佳药物联合治疗与最佳药物单独治疗进行了比较，由于要植入假器械而采用非盲态设计（Bristow 等，2004）。该试验旨在评估长期临床结局，但与医疗器械监管框架一致，可根据早期、短期症状获益寻求监管批准。在试验进行的过程中，另一家制造商生产的类似装置获得了批准，并且几个月后，该试验中使用的装置也获得了监管部门的批准。这样的批准导致研究者失去兴趣，并有大量受试者撤出单用药物治疗组。更糟糕的是，受试者并不是简单地交换组别；他们撤回了知情同意书，使研究者可以不被定义为具有监管方面负面影响的 Ⅰ 类违背 [译者注：SC、申办方和 FDA 本来想通过认定研究者的行为为 Ⅰ 类违背来使其停止鼓励受试者退出试验或换组，但是这一策略没有成功，详见 Bristow 等（2016）发表的论文]。试验的 SC 最终不得不与所有这些交换组别的受试者重新联系并重新签署知情同意书，以便能够继续随访他们以获得结局数据。幸运的是，从临床结局上看到的长期获益相当明显，以至于用各种敏感性分析，包括在最坏的情况下，它们仍然有效（Bristow 等，2016）。

2 型糖尿病或肥胖症的 CV 安全性试验是前面曾描述过的一种情况。产品获批上市的根据是期中数据排除了心血管风险相对大幅度的增加，同时期望这些试验将继续提供有关心血管风险程度的更确切证据，并评估是否可以排除小幅度的增长。在 2014 年 8 月由 FDA 主办的公开听证会上，来自企业界、政府和学术界的与会者们同意，除了发布寻求获得上市批准所必需的信息外，申办方和监管机构应对这些期中数据保密，为的是保护完成 CV 安全性试验的能力，并获得关于干预安全性状况的更准确信息。在许多试验中，可采用的一种实际做法是制订一项数据访问计划，规定只有极少数的申办方代表可以访问期中数据，这些代表应能为监管机构准备要提交的报告，并同意不向申办方内部或外部的其他人透露数据。该计划将确认，访问期中数据的目的仅仅是提交监管文件，而不是支持其他的业务考虑，如融资或确定是否建造生产设施。因此，获得此类访问权的人员，即"非盲态团队"，应该是那些其本质上是担任内部角色的人员，如监管和科研人员，以及那些参与安全监督的人员，而不是那些本质上属于外部角色的人员，如公司领导、营销人员或与投资者有关系的人员。数据访问计划应规定培训"非盲态团队"的流程，培训内容包括如何保密，而且"应描述非盲态人员和盲态人员之间的防火墙，包括为确保保密性而准备的措施和技术，并应表明非盲态团队的每个成员应在被授予期中数据访问权限之前签署正式的保密协议"（Fleming，2014）。监管机构还应确保这些期中数据的保密性得到维持。

申办方和监管机构在 CV 安全性试验期中数据的保密上总体是成功的，但以下示例描述了申办方发布此类期中数据的情形，并说明了此类违反保密规定的情形所致的不良后果。

例 5.7: *LIGHT 试验——心血管病高风险肥胖患者使用药物 Contrave 的心血管安全性试验*

LIGHT 是一项安慰剂对照试验，旨在评估纳曲酮 - 安非他酮（商标为 Contrave™）对有心血管病危险因素的超重和肥胖受试者的心血管安全性（Nissen 等，2016）。主要终点是发生严重的不良心血管事件（MACE），具体而言包括心血管事件所致死亡、非致命性卒中和非致命性 MI。研究对象纳入近 9000 例，计划随访到 378 例报告事件，以有足够的把握度排除 1.4 的非劣效界值。根据设计，如果来自试验前 1/4 部分（即在期中分析时大约有 87 例事件）的数据排除了 2.0 的非劣效界值，FDA 将考虑上市批准，并且该试验将以盲态的方式继续，直至观察到计划的总共 378 例终点事件。

　　大约到试验第 18 个月，DMC 审查了试验第一个 1/4 的期中数据。如表 5.4 所示，有 94 个 MACE 事件，数据有利于 Contrave，明显地排除了 2.0 的界值。DMC 建议监管机构和申办方的"非盲态团队"获得这些数据的访问权，并根据试验数据访问计划中的要求，在保密的情况下继续试验。FDA 确实根据这些数据批准了上市，尽管担心"包括董事会在内 100 余人已经访问了非盲态的期中结果"。FDA 表示，申办方的这些行为"有可能损害 LIGHT 试验的完整性"（Sharfstein 和 Psaty，2016）。

表 5.4　LIGHT 试验评估纳曲酮 - 安非他酮（Contrave）对有心血管病危险因素的超重和肥胖受试者心血管安全性的期中结果

	CV D S MI	CV D	Non CV D	D	S	MI	D S MI
"第一个 1/4"：事件截至 2013 年 11 月 23 日							
Contrave	35	5	5	10	7	24	40
安慰剂	59	19	3	22	11	34	62
HR	**0.59**						**0.64**
"第二个 1/4"：2013 年 11 月 23 日至 2015 年 3 月 3 日之间的事件							
Contrave	55	12	21	33	15	31	74
安慰剂	43	15	14	29	10	23	57
HR	**≈ 1.29**						**≈ 1.29**
"研究结束"：2016 年 3 月 8 日 JAMA 报告的最终结果							
Contrave	119	26	39	65	31	69	156
安慰剂	124	42	29	71	23	71	151
HR	**0.95**						**1.02**

CV，心血管；S，卒中；MI，心肌梗死；D，死亡；Non CV D，非心血管事件所致死亡；HR，风险比。

在第一次期中分析的 16 个月后，DMC 用试验第一个 1/4 的数据和第二个 1/4 的数据进行了第二次期中分析。如表 5.4 所示，来自第二个 1/4 的证据与第一个 1/4 的有利证据非常不一致。累积数据仍然支持先前关于排除 2.0 界值的结论，但显然没有跨越预先设定的能确定优效或有害的监测界值。因此，DMC 建议继续试验，并保持期中数据的保密性。不幸的是，在同一天，作为向美国证券交易委员会（SEC）提交的一份专利报告的一部分，申办方公开了试验第一个 1/4 的数据，声称"……对［心血管］结局有正面的效果"。这份早期结果的报告存在严重的误导，因为在试验的这个时间点上综合的数据与来自试验第一个 1/4 的数据非常不一致，根本不清楚最终结论会是什么。这一信息的发布违反了先前的协议，也不是 SEC 法规的正式要求，致使 LIGHT 试验的 SC 建议终止试验；申办方表示同意（Nissen 等，2016）。

LIGHT 试验的最终报告包含了 243 个事件，占目标数的 64%（Nissen 等，2016）。在最终的数据集中，Contrave 与安慰剂相比的 HR 估计值为 0.95，远远高于公布给公众的 0.59（见表 5.4）。此外，Contrave 组中排除在主要终点之外的非心血管疾病死亡更为多见。加上脑卒中和心肌事件，所有死亡复合终点的估计 HR 为 1.02。

由于试验实施的不规范，1.4 的安全界值无法可靠地得到阐明。因此，FDA 和发表在 *JAMA* 上关于 LIGHT 试验的论文作者们认为，申办方需要进行一项新的具有充足把握度的 CV 安全试验。LIGHT 试验提供了又一个期中数据不稳定的例子，并说明了公众被误导的严重性以及违反保密规定可能损害试验的完整性。

5.2.6　更大范围揭盲的一些示例

确保只能由 DMC 访问有效性和安全性期中数据的相关政策和流程应始终如一地得到贯彻。例外情况应该很少见，如果出现，要有明确的理由来说明：如何以可靠回答试验设计待解决问题的方式，通过允许一些谨慎确定的和有限度的揭盲，来充分保持甚至强化完成试验的能力。

我们从两个示例开始，其中一个例子是允许向公众有限地发布关于疗效的期中结果，另一个例子则不然。然后将介绍另外两个将保密信息分享给在设计上有相关性的同期试验的示例，其中一个例子是期中结果仅在 DMC 中共享，另一个例子是某些期中结果与公众共享。

例 5.8: 预防有症状的巨细胞病毒病

CPCRA 进行了一项安慰剂对照试验（CPCRA 023），评估口服更昔洛韦对预防 HIV 感染患者症状性巨细胞病毒（CMV）视网膜病和胃肠道黏膜病的作用（Brosgart 等，1998）。试验于 1993 年 4 月开始。在该试验中点时，即 1994 年 7 月，一项名为 Syntex 1654 的相关试验报告了数据（Spector 等，1996）。后者的分析显示，CMV 疾病的发病率降低了 55%，并且死亡率几乎呈显著性降低（见表 5.5）。

在广泛讨论之后，CPCRA 023 试验的 DMC 得出结论，尽管有这些阳性的数据，但继续进行 CPCRA 研究非常重要。这一结论有两个主要的理由。首先，如表 5.5 所示，现有的 CPCRA 023 试验结果提示，口服更昔洛韦对预防症状性 CMV 疾病的作用很小，死亡趋势的方向实际上是错误的（Fleming 等，2002）。

其次，由于 Syntex 试验需要眼科医生每 2 个月进行一次眼底筛检，该试验对照组的 CMV 事件发生率是 CPCRA 023 试验对照组的两倍。CPCRA 023 试验的 DMC 担心，在 Syntex 试验中，更昔洛韦可能只会减少无症状 CMV 病例的发生。在 CPCRA 023 试验中没有发现这样的病例，因为这些病例被认为只具有有限的临床意义。

表 5.5　CPCRA 023：口服更昔洛韦预防巨细胞病毒病

1994 年 7 月	CPCRA 023		Syntex 1654	
	更昔洛韦	安慰剂	更昔洛韦	安慰剂
样本量	646	327	486	239
CMV 疾病	40	23	76	72
（RR/P）[a]	(0.87/0.60)		(0.45/0.0001)	
死亡	58	23	109	68
（RR/P）[a]	(1.27/0.34)		(0.71/0.052)	

[a] 相对危险度（RR）估计值和来自 Cox 比例风险回归模型的 P 值。
来源：Fleming 等（2008）。经 *Clinical Trials* 编辑 Colin Begg 许可转载。

Syntex 结果公布于众，宣告更昔洛韦具有肯定的获益，并且大力倡导在 HIV/AIDS 患者群体广泛和早期使用这项有希望的干预措施，这使 DMC 认识到在试验剩余的 12 个月内继续保持对研究治疗方案的依从性将会很困难。为了恢复 HIV/AIDS 患者群体的心理平衡，CPCRA 023 试验的 DMC 建议立即有限地披露最新的关键结果。1994 年 8 月，一封信函向研究的患者、他们的医生和机构伦理委员会发出，总结了 Syntex 的研究结果，并指出 CPCRA 023 试验的结果的确"不支持 Syntex 研究发现的结论"。信函还指出，"目前，来自 CPCRA CMV 研究的数据并没有显示服用安慰剂的患者 CMV 疾病的发生数量超过口服更昔洛韦的患者"，而且"目前，CPCRA CMV 研究的数据并没有显示口服更昔洛韦的患者比服用安慰剂的患者生存时间更长"。在收到信函之后，只有少数患者选择了立即接受开放标签的口服更昔洛韦。

试验成功完成。1995 年 7 月获得了 CPCRA 023 试验的最终结果，见表 5.6。不良的死亡趋势消失，但仍然没有证据表明治疗能减少有临床意义的症状性 CMV 疾病的发生。

这项试验表明，虽然在另一项同期试验报告了显著的结果时，提前终止某项给定试验可能没什么不妥，但如果仔细考虑了给定试验中已有的结果以及两项研究之间设计的差异，则继续进行试验也是合理的。该试验还表明，在这种情况下有限披露关键结果数据可能是合理的，因为这可以恢复临床方面的心理平衡，反过来也增加了获取所需信息的机会，从而进一步了解有希望的干预措施的风险获益状况。不过，应该认识到这种情况极为罕见。

表 5.6 CPCRA 023 试验期中和最终结果

	1994 年 7 月		1995 年 7 月	
	更昔洛韦	安慰剂	更昔洛韦	安慰剂
样本量	646	327	662	332
CMV 疾病	40	23	101	55
(RR/P)[a]	(0.87/0.60)		(0.92/0.60)	
死亡	58	23	222	132
(RR/P)[a]	(1.27/0.34)		(0.83/0.09)	

[a] 相对危险度（RR）估计值和来自 Cox 比例风险回归模型的 P 值。
来源：Fleming 等（2008）。经 *Clinical Trials* 编辑 Colin Begg 许可转载。

下一个例子展示了，在相对较早的试验发布阳性数据后，DMC 判断没有必要发布伴随试验的期中数据以恢复心理平衡。

例 5.9：评价 β 干扰素对继发性进展性多发性硬化的治疗

在一对 Ⅲ 期临床试验中，评价了 β 干扰素对继发性进展性多发性硬化患者功能状态的影响。"EU 试验"于 1994—1998 年在欧洲进行，而 1996—2000 年在北美进行了"NA 试验"。两个试验的设计非常相似，每个试验都评估 β 干扰素对疾病进展的作用，主要终点基于扩展的残疾状态量表（EDSS）。1998 年，EU 试验公布了强有力的证据，表明 β 干扰素治疗可使 EDSS 进展率降低 36%（European Study Group，1998）。当时 NA 试验的期中数据并不支持 EU 试验的这些结果，因此 NA 试验的 DMC 建议继续进行试验。

尽管 EU 试验的公开报告结果非常确定，但 NA 试验的 DMC 认为，如果 NA 试验能够成功完成，他们的试验将会为 β 干扰素的作用提供更多的重要信息，会超出 EU 试验作者所报告的信息。NA 试验的 DMC 决定，应向试验的研究者发送一封信函表明这一判断，而不是为了"恢复心理平衡"去公布当时的任何数据。

NA 试验成功按时完成，支持了 DMC 不必公布试验任何期中数据的判断。在 2000 年 NA 试验完成时，该试验也提供了强有力的证据，不支持 β 干扰素取得有临床意义的疗效（The North American Study Group，2004）。表 5.7 显示了 NA 试验的期中和最终结果以及欧盟试验的最终结果。

表 5.7 来自欧洲（EU）试验的最终数据，以及来自北美（NA）试验的期中和最终数据，这些试验基于扩展的残疾状态量表（EDSS），评估了 Betaseron 和安慰剂对继发性进展性多发性硬化（MS）患者进展的影响

Betaseron 应用于继发性进行性 MS 患者					
Berlex 北美（NA）试验：1996 年 2 月至 2000 年 2 月 EDSS 确诊进展的数量和百分比					
	1998 年 10 月 EU 试验		1998 年 10 月 NA 试验		2000 年 2 月 NA 试验	
	Betaseron	安慰剂	Betaseron	安慰剂	Betaseron	安慰剂
患者数	360	358	631	308	631	308
EDSS 进展						
数量	148	178	119	57	227	106
百分比	38.9	49.7	18.9	18.5	36.0	34.4
	OR = 0.64, 2P = 0.005		OR = 1.03, 2P = 0.90		OR = 1.07, 2P = 0.64	

来源：Fleming 等（2008）。经 Clinical Trials 编辑 Colin Begg 许可转载。
译者注：Betaseron 即重组干扰素 β-1b。

CPCRA 023 试验和 β 干扰素 NA 试验说明了当另一项伴随试验报告有利结果时，独立的确证性试验的重要性以及对期中数据保密的合理性。就这两个试验来讲，它们的期中数据与相关研究所公布的非常有利的结果并不一致。这两项研究均成功完成，其结果具有重大的科学和监管影响，并且对临床医生具有重要意义。尽管较早的试验已经提供了相当多的有益证据，但这两个试验的数据具有说服力，FDA 没有批准更昔洛韦和 β 干扰素用于这些临床疾病。

下一个例子展示了监查同期相关试验的两个 DMC 之间

对保密信息的共享。虽然常规上不提倡这种分享（Dixon 和 Lagakos，2000），但在某些特定情况下，这样做可以大大提高 DMC 保护试验受试者利益和保证试验完整性的能力（Armitage，1999）。

例 5.10: CPCRA 007——HIV/AIDS 患者抗逆转录病毒的联合疗法

CPCRA 007 试验于 1992 年的年中开始，目的是确定与单用齐多夫定（AZT）相比，AZT 加用地丹诺辛或扎西他滨是否能改善生存期以及延长没有出现症状性 AIDS 事件的时间（Saravolatz 等，1996）。

因为 ddI 和 ddC 是以不同的形式给药的，以双盲的方式进行试验将需要使用多种安慰剂。研究组织者希望避免将 ddC 的安慰剂给随机接受 ddI 治疗的患者，避免 ddI 的安慰剂给随机接受 ddC 治疗的患者，以及避免给对照组一个以上的安慰剂。为了使安慰剂的每日服用量明显减少，最终的试验设计采用了两级随机分组（图 5.1）。第一级是对 ddI 组和 ddC 组进行非盲态的随机分组，然后进行二级随机分组，其中 ddI 组 2/3 的受试者接受 ddI 药物，ddI 组其余 1/3 的受试者接受安慰剂。同样，在 ddC 组，2/3 的受试者被随机分配到 ddC 药物组，1/3 的受试者被随机分配到 ddC 安慰剂组。在本研究设计中，400 名患者接受 ddI+AZT 治疗，400 名患者接受 ddC+AZT 治疗。这些患者都没有服用安慰剂。对照组 400 名接受 AZT 的患者，50% 接受 ddI 安慰剂，50% 接受 ddC 安慰剂。

1993 年 8 月，恰好是试验的中点前，DMC 评估了表 5.8 所示的结果。四个研究组中，一组（A 组）死亡或进展为症状性

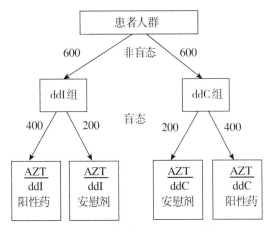

图 5.1　CPCRA 007 试验的研究设计。ddI，去羟肌苷；ddC，扎西他滨；AZT，齐多夫定。来源：Fleming（1999）。经 Harcourt，Inc. 许可转载

表 5.8　CPCRA 007 试验期中和最终结果

	治疗方案		P 值
	A	B	
1993 年 8 月			
样本量	151	151	
进展 / 死亡	33	16	0.017
死亡	8	2	0.11
所有事件	54	24	
1993 年 11 月			
样本量	172	168	
进展 / 死亡	42	28	0.033
死亡	17	2	< 0.001
所有事件	73	37	
1995 年 5 月			
样本量	188	187	
进展 / 死亡	100	95	
死亡	75	66	
所有事件	210	202	

来源：Fleming（1999）。经 Harcourt，Inc. 许可转载。

AIDS 事件的患者是另一组（B 组）的两倍（33 vs. 16）。此差异的名义 P 值为 0.017。研究继续进行，因为差异值得关注，但还不能令人信服。在 1993 年 11 月接下来的一次评估中，A 组仍然显示过多的进展或死亡终点事件，那时生存数据已经成熟，A 组和 B 组共有 19 例死亡，其中 17 例在 A 组，总死亡率比 B 组高 8 倍；差异在小于名义上的 0.001 水平上是有显著意义的。此外，当和死亡一起计算重复出现的症状性 AIDS 事件时，A 组事件是 B 组的两倍（73 vs. 37）。

因为这些数据强烈提示 A 组在治疗上劣于 B 组，所以尤其让人注意的是 A 组实际上就是 ddI 安慰剂组，而 B 组就是 ddC 安慰剂组。在这一时间节点上的期中分析中，与合并的对照组（70/340）相比，ddI 治疗组（55/337）和 ddC 治疗组（62/344）进展或者死亡率仅略有下降；而与合并的对照组（19/340）相比，ddI 治疗组（18/337）和 ddC 治疗组（18/344），死亡率相同。因此，虽然有证据表明联合化疗与 AZT 单独治疗的疗效差别不大，但两个安慰剂组的疗效却差异显著。对这种差异的认识促使研究者对试验中使用的安慰剂配方进行了仔细的检查。结果发现 ddI 的安慰剂中含有 ddI 制剂中的缓冲剂，它能改变胃内 pH 并减少药物在胃中的失活。这使监督这项试验的 DMC 质疑，安慰剂配方中的这种成分是否真的没有活性，或者可能有药物-药物相互作用或其他非预期作用。

DMC 面临一个两难困境。终止 ddI 安慰剂组的强烈动机在于，其意识到使用一种可能产生严重不良反应的安慰剂是不可容忍的，因为安慰剂无法提供现实所希望的获益。另一方面，如果没有正当理由，因为一种假设的有害作用而终止 ddI 安慰剂组将严重影响对试验的解释，并使试验的盲态复杂化，也将对同期进行的、采用相同 ddI 安慰剂配方的其他重要试验的解释产生严重影响。

幸运的是，一项名为 Delta（Delta Coordinating Committee，1996）的设计相同的试验在欧洲同时进行。CPCRA 007 试验和 Delta 试验的 DMC 同意共享他们的关键结果数据，并同意将对这些信息严格保密。Delta 试验中的两个安慰剂组之间并无差异，这使 007 试验的 DMC 感到放心，建议继续这项研究并持续监查。

表 5.8 显示了 1995 年 5 月获得的 CPCRA 007 试验的最终结果。ddI 安慰剂组的过多事件显著减少，尽管死亡率仍有轻微的非显著性增加。

这一经验清楚地说明，监查同期进行的相关试验的两个 DMC 共享保密信息，具有可以实现的潜在益处。尽管在随后的分析中，ddI 安慰剂组过多的死亡人数有所减少，但这项研究也证明了确保加入安慰剂既不会给对照组患者带来明显不便，也不会造成潜在伤害的重要性，因为不会期望安慰剂能带来获益。

下一个例子说明了这样一种情况，即：监查两个同期进行的、评估相同治疗方案的试验的不同 DMC，大家共同同意，在最近完成治疗方案评估的某一项试验给出重要的安全性信号时，允许对公众发布某些期中数据以恢复平衡。当安全性的顾虑来源于外部时，及时向试验的 DMC 提供这些证据是很重要的。如果 DMC 发现一个类似但并非极端的信号，它可能会采取行动；如果没有此类信号，它很可能会建议继续试验（但可能会比原先的计划提前安排一次跟进会议）。在这些情况下，如下文讲述一个例子，DMC 可能面临一个具有挑战性的问题，即是否允许发布一些信息以提高完成试验的能力。

例 5.11：SEAS、IMPROVE-IT 和 SHARP 试验——辛伐他汀和依折麦布的安全性

几项评估降胆固醇药物（辛伐他汀和依折麦布）的试验在实施时间上有重叠（DeMets 和 Ellenberg，2016）。首先完成的试验是"辛伐他汀和依折麦布治疗主动脉瓣狭窄"（SEAS）试验，报告的证据显示，接受试验药物依折麦布治疗的主动脉瓣狭窄患者其癌症发病率和癌症相关死亡风险增加（Rossebo 等，2008）。虽然在以前的试验中没有观察到依折麦布的这种安全性信号，但这些结果被媒体广泛报道，引起了人们对这种潜在的临床重要风险的极大关注。

在报告 SEAS 试验结果之时，尚在进行另外两个研究依折麦布的试验，即 IMPROVE-IT（IMProved Reduction of Outcomes：Vytorin Efficacy International Trial，更好地减少结局：Vytorin 疗效国际试验）和 SHARP（Study of Heart and Renal Protection，心脏和肾保护研究）试验。考虑到人们对 SEAS 引起的癌症风险的担忧，两个正在进行的试验的 SC 和 DMC 与 SEA 试验的 SC 和 DMC 合作，同意将 IMPROVE-IT 和 SHARP 试验的期中癌症数据纳入 meta 分析，以检验 SEAS 试验产生的关于依折麦布增加癌症风险的假设。

这项 meta 分析提供了及时的重要见解，这对 IMPROVE-IT 和 SHARP 试验的 DMC 发挥其维护试验受试者利益的作用非常重要。结果表明，与 SEAS 试验相比，依折麦布与癌症死亡率增加的相关性更小，并且没有增加癌症的发病率。这些数据让 DMC 解除了疑虑，放心地建议这些试验继续进行。DMC 面临的更复杂的困境在于是否公开发布这些信息，以恢复人们对依

折麦布在疗效和风险看法方面的平衡。这些试验的 SC 和 DMC 认识到，媒体对这些潜在癌症风险的广泛报道可能会产生外部压力，迫使正在进行的试验公布全部期中结果，并可能要求终止这些试验，所以他们同意向公众公布 meta 分析结果（Peto 等，2008）。结果的公布缓解了人们对潜在癌症风险的担忧，正在进行的试验得以继续完成（Baigent 等，2011；Cannon 等，2015）。

对于这次公布期中数据是否适当存在争议。如本章所述，期中数据的发布对试验的完整性构成重大风险。此外，如果不能广泛获取这些安全性事件同行评议的总结，就不可能根据安全性试验的适当业务标准来评估这些证据的可靠性（Fleming，2008）。如果没有期中癌症数据的报告，这些试验是否仍然能够成功完成还不得而知。本章中的例 5.9 说明了成功完成试验的一种情况，在这种情况下，DMC 仅仅建议继续试验而不做修改的明确声明意味着，他们对同期实施的其他试验中关于试验性治疗方案获益 - 风险状况公开可得的有力证据进行了细致评估。就依折麦布的试验情况而言，DMC 判断，由于公众对源于 SEAS 的有关癌症风险信号的顾虑，正在进行的试验的风险太大，因此有必要采取不同寻常的步骤来报告正在进行的试验的有限数据。

5.2.7 指导委员会和保密

许多临床试验都会设立一个指导委员会（SC），该 SC 通常是一个多学科的小团体，由具有科学、医学和临床试验管理经验的人组成，共同设计、实施和评估临床试验。SC 通常包括申办方和主要研究者的代表，可能会补充其他具有特定专业知识和（或）解决试验方面问题有经验的临床科学家。如第 3 章和第 7 章所述，SC 应与 DMC 共同承担维护参研患者的利益和试验实施的责任。

为了使 DMC 能够从 SC 的经验和专业知识中获益，SC 的成员最好出席 DMC 的公开会议或通过电话连线公开会议。他们还可以访问公开报告中的全部数据。不过，SC 不应接触到非公开报告中主要或次要终点的有效性或安全性数据，除非 DMC 已建议提前终止试验。

在 DMC 给出提前终止试验的建议后，SC 将能接触非盲态的期中分析，以便他们在知情的情况下对是否应停止试验做出判断。当试验要阐明的问题对监管有影响时，SC 中申办方的代表通常会联系监管机构，以确保所有与监管相关的问题都得到考虑。在可能性极小的情况下，SC 会拒绝 DMC 终止试验的建议，此时为了便于试验继续，SC 必须对其收到的除公开报告以外的所有信息保密，直至试验完成或做出提前终止的决定。特别是在涉及试验的数据上，SC 的申办方代表和申办方其他员工之间必须有一道明确的"防火墙"。如果 SC 决定继续试验，除了对此类信息保密外，还应对随后的非公开报告信息保持盲态。由于试验继续进行存在保密的问题，有些试验的做法是，当 DMC 建议提前终止试验时，最初只有 SC 主席和申办方代表知晓。这种做法能做到保密，但其代价是在是否接受 DMC 建议方面会视野更狭窄。

SC 可以将公开报告中的信息传达给申办方的高级管理层和其他相关方。在 SC 已决定同意 DMC 建议的情况下，SC 还可以将 DMC 建议的研究实施变更或试验提前终止通知试验的申办方。SC 应该对审议 DMC 所提出的重要建议的会议准备会议纪要。这些会议纪要的内容及其分发方式将在第 6 章中讨论。

5.2.8 对保密的间接挑战

参与患者医疗和（或）医学政策制定的 DMC 成员可能偶尔会面临期中结果保密方面不同寻常的挑战。一位同事描述了这样一种情况：他任职于一项试验的 DMC，试验出现的结果提示治疗心绞痛的常规疗法可能不太理想。当时，他是一家常规使用这种疗法的医院的科室主任。他意识到，他所在科室临床实践中的任何改变无疑（而且是正确的）会被解释为对当时期中研究结果的一种暗示（Julian，个人通信，2000）。

类似的问题与个人的医疗保健有关。某项试验新出现的结果可能会暗示 DMC 成员，他（她）的用药方案可能不是最佳的。如果可能疗效更好的治疗方案不是目前的标准做法，在不透露保密信息的情况下，与私人医生讨论改变疗法可能很困难，特别是如果此医生知道患者在该项正进行的试验 DMC 中担任的角色。这个问题可能会影响 DMC 中的非医生和医生成员。

这类问题凸显了患者医疗保健与临床研究之间不可避免的紧张关系。临床试验旨在明确、可靠地回答特定问题，但执业医师将利用他们掌握的所有信息（有些信息比其他信息更可靠）来决定对个体患者的治疗。因此，此类困境无法避免，但有助于未来的 DMC 成员理解这些困境。

5.3　DMC 审查非盲态数据的必要性

期中有效性和安全性数据对试验受试者、他们的照护者和研究申办方设盲的重要性业已证明。一些人有不同意见，认为盲态应该扩展到 DMC 成员，从而更有助于保障研究的完整性。然而，不让 DMC 访问干预组完全揭盲的有效性和安全性数据，无论在科学上还是在伦理上都是有问题的。

为了支持使用治疗代码而不是实际治疗来给 DMC 提供数据，人们提出了几个不同的论点：第一，如果这些信息落入"不当之人"的手中，则交给 DMC 的盲态报告将降低"泄露"的风险；第二，由 DMC 泄露的风险将降低；第三，限制 DMC 访问完全非盲态数据将降低该团体对早期和潜在的误导性结果（即"不真实"的结果）过度反应的风险。

第一点是最容易反驳的。在会议之前发送给 DMC 的报告，以及在会议上提交的报告，当然可以使用处理代码（例如 A 与 B）打印，以防止报告的无意错误传递或错误放置。解码信息可以另外提供给 DMC 成员。这种方法还有一个额外的好处，那就是允许那些希望首先以编码的方式查看数据的 DMC 成员，在自己揭盲之前有机会这样做。

第二点是有道理的，但合理性很弱。当然，能够获得非盲态期中数据的个人越少，发生"泄露"的可能性就越小。尽管 DMC 成员从未泄露过期中分析结果似乎不可能，但根据我们的共同经历，并没有看到在我们参与的试验的 DMC 成员中有任何此类的泄露行为。

第三点确实是一些人认为 DMC 不应访问完全非盲态期中结果的核心原因（Pocock 和 Furberg，2001）。在这里，我们强烈反对。首先，除非安全性数据与有效性数据的编码不同，否则盲法通常无法完成，因为经常可以通过不良事件的类型、发生频率和严重程度来确定治疗方法。如果安全性数据和有效性数据是独立编码的（例如，在报告疗效结局时使用 X 和 Y 作为治疗代码，在报告安全性结局时使用 A 和 B 作为治疗代码），DMC 将无法进行获益 - 风险评估，这在很大程度上削弱了其工作能力。其次，为了充分保护受试者，有些人必须了解治疗编码。专门由知识渊博、尽可能避免利益冲突的人员组成的 DMC 似乎是可以向其提供这一信息的最佳对象。由于 DMC 最重要的责任是保护研究参与者的利益，因此 DMC 需要充分知情，以便尽早发现"真实"的东西。Meinert（1998）指出：

> 盲态下监查让监查者无法获得关键信息，而这些信息正是他们尽职工作所需要的，并且不称职的监查会给研究对象带来风险。

他接着说：

> 随着随机治疗试验的进行，有人必须了解结果的性质和倾向。如果为了确保客观性，研究者无法承担这一角色，那么应当由充分知情的监查委员会来承担，此委员会应按照伦理原则行事，并能让机构伦理委员会满意。

对某项具有一系列神经系统终点的临床试验的初步监查就说明了这些问题。在试验的 DMC 对结局数据的第一次期中评估中，数据分析中心统计师提供了报告，其中试验的两个治疗组的安全性和疗效结果被编码为 A/B，用该编码替换随机排列的各种不同的神经系统结局测量值。因此，DMC 无法评估结局之间可能存在的关系，也无法进行获益 - 风险评估。DMC 坚持要求收到揭盲的报告。这对于及时发现与治疗相关的神经系统不良反应是必需的，即需要对数据中复杂的模式进行整合，才能充分理解这些不良反应。编码的报告不允许评估不同信息来源的证据强度和一致性，也无法比较"严重不良事件"监管报告系统和基于病例报告表的不良事件编码系统的数据。评估数据质量和完整性的能力也降低了。

心律失常抑制试验（CAST）进一步说明了让 DMC 保持盲态引起的顾虑（Echt 等，1991）。CAST 的期中分析结果以盲态提交给 DMC，干预组和安慰剂组使用 X/Y 编码。在 DMC 接受期中分析报告的第一次会议上，已经开始出现一种趋势，两组分别有 19 人与 3 人猝死。由于 DMC 处于盲态，不知道这一趋势实际上有利于安慰剂。因此，DMC 没有做出任何安排来改变先前制定的计划，而是要等待 6 个月后对数据进行下次评估。幸运的是，统计中心的确发现了死亡呈快速上升趋势。DMC 随后通过电话会议被告知治疗分配情况。很快安排了一次例行会议，使 DMC 能够在充分了解治疗分配的情况下评估整个数据集。正如 DMC 在那次会议上所建议的那样，试验很快被终止了，但不是在猝死人数达到 33 比 9 之前（安慰剂组死亡较少），而是在总的死亡率已达到 56 比 22（也有利于安慰剂）的时候。目前尚不清楚在对期中分析结果进行第一次评估时，让 CAST 试验的 DMC 保持盲态是否获得了有用的信息。同时，显而易见的是，这种盲态延迟了 DMC 通过深思熟虑对这一迅速出现的趋势做出反应的时间，而且有可能推迟做出反应，并导致将相当大的责任完全放在统计中心统计师的判断上。

DMC 进行非盲态评估的另一种好处与识别研究实施中的错误有关。在一项我们中的某位作为 DMC 成员的试验中，大多数 DMC 成员希望通过治疗组编码来审查数据，因此这种方法得以采用；向 DMC 报告的统计师也对实际治疗处于盲态。这项试验将受试者随机分为 4 组：安慰剂组和 3 个试验药物不同的剂量组。这项研究设计要求，最低剂量试验药物组的患者数量仅为其他组的一半。因此，在期中评估时，DMC 可以识别低剂量组，但不能识别其他组。在疗效和安全性方面组间均无明显差异，试验完成时结果均为阴性。当数据完全揭盲时，发现招募少的组实际上是中等剂量组，而不是最低剂量组。如果数据当初完全不对 DMC 设盲，那么在第一次审查时就会发现这个错误，且有可能纠正它。在本案例中，由于该药物无效，因此该错误没有产生不良后果。但在不同的情况下，这种错误可能会大大损害试验结果所具有的价值。

尽管保持期中有效性和安全性数据的盲态对保障试验完整性至关重要，但对 DMC 本身设盲并不恰当。DMC 的主要职责是保障研究受试者的利益。履行这一职责需要在伦理上保证以下条件，即 DMC 必须及时获得所有相关治疗结局的非盲态数据，以便最早发现证据，确立研究的治疗方案是否有较差的获益 - 风险比。

5.4　结论：关于保密性的共识

就期中数据保密的重要性来讲，已经达成大量和广泛的共识。一项评价在标准阿司匹林治疗基础上加用华法林治疗周围动脉疾病的疗效和安全性的试验，为这项共识提供了有意义的佐证。当试验的 SC 要求追加资助以成功完成试验时，试验的申办方加拿大卫生研究院表示，它需要当前有效性数据的间接信息，以便回应对资助的申请。给定最新的期中数据，假设试验有把握检出的效应事实上就是真实效应，则该信息就是一种"条件把握度"估计，表明试验可能会产生阳性结果的概率。

该试验的 DMC 反对公布这一计算结果，因为这会不适当地使申办方对期中结果揭盲。DMC 的观点得到了试验 SC 和主要研究者的支持。为了确定科学界对这一问题的集体看法，主要研究者和 SC 主席致信在临床试验监查方面有丰富经验的临床试验人员，提的问题是："在一个大型随机临床试验中，其独立的 DMC 由信誉良好的临床试验人员和生物统计人员组成，他们细心地监查该试验，你认为譬如像条件把握度这样的期中数据，当申办方索要时应该提供吗？"20 多名受访者一致回答"不"（Anand 等，2011）。

尽管对于这个观点偶尔会有不同的意见出现（Lilford 等 2001；Wells 等，2000），但保密原则已被广泛接受，正如 DAMOCLES 文件所确认的那样。该文件广泛概述了由英国卫生技术评估项目（Grant 等，2005）委托的数据监查过程。它指出：

> 大家几乎一致认为，期中数据和 DMC 的审议应绝对保密。会议结束时，DMC 将向指导委员会提出建议，但 DMC 不会和指导委员会或其他任何人讨论实际数据。失信行为将受到极其严重的处理。

NIH 数据和安全监查政策（National Institutes of Health，1998）指出：

> 在试验的所有阶段都必须保密，包括监查和准备期中报告、评估和回应监查建议……在出现严重不良事件或在 DSMB 认为适当的情况下，可以例外。

世界卫生组织（WHO）关于建立和运作数据和安全监查委员会（DSMB）的操作指南（World Health Organization，2007）

指出：

> DSMB 应确保保密性和适当的沟通，以增强研究的完整性和可靠性。建议将每个 DSMB 会议分成两个会议：公开会议和非公开会议。这将使 DSMB 能够与承担研究责任的团体和个人互动，同时确保委员会建议的独立性和完整性。

欧洲医药管理局（EMEA）关于 DMC 的指南（European Medicine Agency，2007）指出：

> DMC 所有活动的一个关键点是确保正在进行的试验的完整性和可靠性。因此，制定适当的政策以确保研究的完整性，是 DMC 和申办方范围内的责任。例如，必须制定政策以避免在揭盲前发布期中研究结果。

FDA 关于建立和运行临床试验 DMC 的指南（US Food and Drug Administration，2006）指出：

> 对于那些实施或资助临床试验的人来说，没有必要去知道临床试验非盲态的期中组间比较结果……因此，除 DMC 成员外，任何人一般都不应获知期中数据和期中分析的结果。申办方应制定流程以确保期中数据的机密。

新西兰政府卫生研究委员会资助的所有 2b 和 3 期临床试验（Fleming 等，2008）中，负责对其监查的 DMC 指出：

> 除非 DMC 判定期中数据确实回答了本次试验旨在解决的主要问题，否则应该认识到此类数据不可靠。发布不可靠的期中数据有导致不适当预判的重大风险，并威胁试

验实现其目标的能力。这些风险也存在于期中数据提供的是短期结局的完整结果，如生物标志物结果，但试验旨在评估干预对长期安全性结果和临床终点的作用，尤其是当长期结局对干预的总体获益-风险情况至关重要时。共识性文件……以及许多涉及临床试验监查的科学文章反映了对以下观点科学上的和公众的认可，即对 2b 和 3 期试验期中数据有必要进行保密，特别是那些要评估的干预可能会对严重疾病或死亡风险产生影响的研究。只有 DMC 和提交报告的统计小组可以获得非盲态的期中有效性和安全性数据。确保这一点对于 DMC 履行其职责，即维护患者利益和保证临床试验的完整性和可靠性至关重要。

参考文献

Abrams, D., Goldman, A., Launer, C. et al. (1994). A comparative trial of didanosine or zalcitabine after treatment with zidovudine in patients with human immunodeficiency virus infection. *New England Journal of Medicine* 330: 657–662.

ADAPT Research Group (2006). Cardiovascular and cerebrovascular events in the randomized controlled Alzheimer's disease anti-inflammatory prevention trial (ADAPT). *PLoS Clinical Trials* 1 (7): e33.

Anand, S.S., Wittes, J., and Yusuf on behalf of the WAVE Steering Committee (2011). What information should a sponsor of a randomized trial receive during its conduct? *Clinical Trials* 8: 716–719.

Armitage, P. on behalf of the Delta Data and Safety Monitoring Committee (1999). Data and safety monitoring in the delta trial. *Controlled Clinical Trials* 20: 229–241.

Baigent, C., Landry, M.J., Reith, C. et al. (2011). The effects of lowering LDL cholesterol with simvastatin plus ezetimibe in patients with chronic disease (study of heart and renal protection): a randomized placebo controlled trial. *Lancet* 377: 2181–2192.

Booth, C.M., Le Maitre, A., Ding, K. et al. (2009). Presentation of nonfinal results of randomized controlled trials at major oncology meetings. *Journal of Clinical Oncology* 27: 3938–3944.

Bristow, M.R., Saxon, L.A., Boehmer, J. et al. (2004). Cardiac-resynchronization therapy with or without an implantable defibrillator in advanced chronic heart failure. *New England Journal of Medicine* 350: 2140–2150.

Bristow, M.R., Saxon, L.A., Feldman, A.M. et al. (2016). Lessons learned and insights gained in the design, analysis and outcomes of the COMPANION trial. *JACC Heart Fail* 4: 521–535.

Brosgart, C.L., Louis, T.A., Hillman, D.W. et al. (1998). A randomized, placebo-controlled trial of the safety and efficacy of oral ganciclovir for prophylaxis of cytomegalovirus disease in HIV-infected individuals. Terry Beirn Community Programs for Clinical Research on AIDS. *AIDS* 12 (3): 269–277.

Cannon, C., Blazing, M., Guigliano, R. et al. (2015). Ezetimibe added to statin therapy after acute coronary syndrome. *New England Journal of Medicine* 372: 2387–2397.

Delta Coordinating Committee (1996). Delta: a randomized double-blind controlled trial comparing combinations of zidovudine plus didanosine or zalcitabine with zidovudine alone in HIV-infected individuals. *Lancet* 348: 283–291.

DeMets, D.L. and Ellenberg, S.S. (2016). Data monitoring committees: expect the unexpected. *New England Journal of Medicine* 375: 1365–1371.

DeMets, D.L., Fleming, T.R., Whitley, R.J. et al. (1995). The data and safety monitoring board and acquired immune deficiency syndrome (AIDS) clinical trials. *Controlled Clinical Trials* 16: 408–421.

Dixon, D.O. and Lagakos, S.W. (2000). Should data and safety monitoring boards share confidential interim data? *Controlled Clinical Trials* 21 (1): 1–6.

Echt, D.S., Liebson, P.R., Mitchell, L.B. et al. (1991). Mortality and morbidity in patients receiving encainide, flecainide, or placebo. The cardiac arrhythmia suppression trial. *New England Journal of Medicine* 324: 781–788.

Escudier, B., Eisen, T., Stadler, W.M. et al., for the TARGET Study Group (2007). Sorafenib in advanced clear-cell renal cell carcinoma. *New England Journal of Medicine* 356: 125–134.

European Medicines Agency (2007). Committee for Medicinal Products for Human Use (February 19, 2007) Guideline on Data Monitoring Committees. Available at: www.emea.eu.int/pdfs/human/

ewp/587203en.pdf.

European Study Group on Interferon β-1b in Secondary Progressive MS (1998). Placebo-controlled multicenter randomized trial of interferon β-1b in treatment of secondary progressive multiple sclerosis. *Lancet* 352: 1491–1497.

Fleming, T.R. (1999). Issues in the design of clinical trials: Insights from the Herceptin experience. *Seminars in Oncology* 26 (Suppl. 12): 102–107.

Fleming, T.R. (2008). Identifying and addressing safety signals in clinical trials. *New England Journal of Medicine* 359 (13): 1400–1402.

Fleming, T.R. (2014). Protecting the confidentiality of interim data: addressing current challenges. *Clinical Trials* 12 (1): 5–11.

Fleming, T.R. and DeMets, D.L. (1993). Monitoring of clinical trials: issues and recommendations. *Controlled Clinical Trials* 14: 183–197.

Fleming, T.R., Ellenberg, S.S., and DeMets, D.L. (2002). Monitoring clinical trials: issues and controversies regarding confidentiality. *Statistics in Medicine* 21: 2843–2851.

Fleming, T.R., Ellenberg, S.S., and DeMets, D.L. (2018). Data monitoring issues: current issues. *Clinical Trials* 15: 321–328.

Fleming, T.R., Sharples, K., McCall, J. et al. (2008). Maintaining confidentiality of interim data to enhance trial integrity and credibility. *Clinical Trials* 5: 157–167.

Grant, A.M., Altman, D.G., Babiker, A.B. et al., Damocles Study Group (2005). Issues in data monitoring and interim analyses of trials. *Health Technology Assessment (Winchester, England)* 9 (7): 23–24.

Green, S.J., Fleming, T.R., and O'Fallon, J.R. (1987). Policies for study monitoring and interim reporting of results. *Journal of Clinical Oncology* 5: 1477–1484.

Hulley, S., Grady, D., Bush, T. et al. Randomized trial of estrogen plus progestin for secondary prevention of coronary heart disease in postmenopausal women. Heart and Estrogen/progestin Replacement Study (HERS) Research Group. *JAMA* 280: 605–13.

Julius, S., Kjeldsen, S.E., Weber, M. et al., the VALUE Trial Group (2004). Outcomes in hypertensive patients at high cardiovascular risk treated with regimens based on valsartan or amlodipine: the VALUE randomised trial. *Lancet* 363: 2022–2031.

Korn, E.L., Hunsberger, S., Freidlin, B. et al. (2005). Preliminary data release for randomized clinical trials of noninferiority: a new proposal. *Journal of Clinical Oncology* 23: 5831–5836.

Lilford, R.J., Braunholtz, D., Edwards, S. et al. (2001). Monitoring clinical trials: interim data should be publicly available. *British Medical Journal* 323: 441–442.

Marx, J.L. (1989). Drug availability is an issue for cancer patients, too. *Science* 245: 346–347.

Medical Research Council Working Party (1984). The evaluation of low-dose preoperative X-ray therapy in the management of operable rectal cancer: results of a randomly controlled trial. *British Journal of Surgery*. 71: 21–25.

Meinert, C.L. (1998). Masked monitoring in clinical trials – blind stupidity? *New England Journal of Medicine* 338 (19): 1381–1382.

Moertel, C.G., Fleming, T.R., Macdonald, J.S. et al. (1990). Levamisole and fluorouracil for adjuvant therapy of resected colon carcinoma. *New England Journal of Medicine* 322: 352–358.

National Institutes of Health (1998). Policy for Data and Safety Monitoring. Available at: http://grants.nih.gov/grants/guide/notice-files/not98-084.html (accessed 2 August 2017).

Nissen, S.E., Wolski, K.E., Prcela, L. et al. (2016). Effect of naltrexone-bupropion on major adverse cardiovascular events in overweight and obese patients with cardiovascular risk factors: a randomized clinical trial. *Journal of the American Medical Association* 315: 990–1004.

Peto, R., Emberson, J., Landry, M. et al. (2008). Analysis of cancer data from three ezetimibe trials. *New England Journal of Medicine* 359: 1357–1366.

Pocock, S. and Furberg, C.D. (2001). Procedures of data and safety monitoring committees. *American Heart Journal* 141: 289–294.

Rider, W.D., Palmer, J.A., Mahoney, L.J., and Robertson, C.T. (1977). Preoperative irradiation in operable cancer of the rectum: report of the Toronto trial. *Canadian Journal of Surgery* 20: 335–338.

Rossebo, A., Pedersen, T., Boman, K. et al. (2008). Intensive lipid lowering with simvastatin and ezetimibe in patients with aortic stenosis. *New England Journal of Medicine* 359: 1343–1356.

Saravolatz, L.D., Winslow, D.L., Collins, G. et al. (1996). Zidovudine alone or in combination with didanosine or zalcitabine in HIV-infected patients with the acquired immunodeficiency syndrome or fewer than 200 CD4 cells per cubic millimeter. *New England Journal of Medicine* 335: 1099–1106.

Sharfstein, J.M. and Psaty, B.M. (2016). Evaluation of the cardiovascular risk of naltrexone-bupropion: a study interrupted. *JAMA* 315: 984–986.

Snyder, P.J., Bhasin, S., Cunningham, G.R. et al. (2016). Effects of testosterone treatment in older men. *New England Journal of Medicine* 374: 611–624.

Solomon, S.D., McMurray, J.J., Pfeffer, M.A. et al. (2005). Adenoma prevention with celecoxib (APC) study investigators. Cardiovascular risk associated with celecoxib in a clinical trial for colorectal adenomaprevention. *New England Journal of Medicine* 352: 1071–1080.

Spector, S.A., McKinley, G.F., Lalezari, J.P. et al. (1996). Oral ganciclovir for the prevention of cytomegalovirus disease in persons with AIDS. *New England Journal of Medicine* 334 (23): 1491–1497.

The INSIGHT–ESPRIT Study Group and SILCAAT Scientific Committee (2009). Interleukin-2 therapy in patients with HIV infection. *New England Journal of Medicine* 361: 1548–1559.

The North American Study Group on Interferon β-1b in Secondary Progressive MS (2004). Interferon beta-1b in secondary progressive MS. *Neurology* 63: 1788–1795.

US Food and Drug Administration. (2006) Guidance for clinical trial sponsors: On the establishment andoperation of clinical trial data monitoring committees. Available at: http://www.fda.gov/OHRMS/DOCKETS/98fr/o1d-0489-gdl0003.pdf

US Food and Drug Administration (2012). *Guidance for Industry and Investigators: Safety Reporting Requirements for INDs and BA/BE Studies.* Available at: http://www.fda.gov/downloads/Drugs/.../Guidances/UCM227351.pdf

Wells, R.J., Gartside, P.S., and McHenry, C.L. (2000). Ethical issues arising when interim data in clinical trials is restricted to independent data monitoring committees. *IRB* 22: 7–11.

World Health Organisation (2007). Operational Guidelines for the Establishment and Functioning of Data and Safety Monitoring Boards. Available at: http://apps.who.int/iris/bitstream/10665/69171/1/TDR_GEN_Guidelines_05.1_eng.pdf

6

数据监查委员会会议

要 点

- 应制定 DMC 的标准化操作规程（SOP）。

- 在试验早期，DMC 审查将更多地关注试验的安全性、实施质量和完整性，而不是正式的疗效分析。

- 提交给 DMC 的期中数据报告应尽可能准确和更新至最新版。

- DMC 会议通常包括公开会议和非公开会议，允许试验负责人出席公开会议，而比较性期中数据的展现和讨论只在非公开会议上进行。

- 所有 DMC 会议都应留有会议纪要。

6.1 背景

DMC 为维护试验受试者利益和保持试验完整性所开展的工作主要在其会议期间进行。这些工作包括审查试验的科学设计和拟定的操作规程，监查试验执行过程中有关安全性和质量的早期数据，以及随着研究的推进而不断对疗效和不良反应进行深入审查。此类会议不仅使 DMC 在审查事先提供的研究报告后能够相互讨论其中的任何相关问题或疑虑，还可以使 DMC 与研究者和申办方进行互动。

如第 2 章所述，为确保 DMC 会议以高效和有效的方式进行，在临床试验计划阶段制定的 DMC 章程中应描述标准化操作规程（SOP）。SOP 需对以下内容进行规定：

- DMC 各类会议的具体目标和时间安排；
- 准备给 DMC 提交报告时应遵循的程序；
- DMC 会议的组织和形式，包括任何计划与研究者、申办方进行互动的程序；
- 会议纪要的编制和分发。

本章将介绍这些 SOP 中的重要内容。

6.2 会议的具体目标和时间安排

DMC 会议的具体目标在试验计划和实施过程中不断更改。虽然 DMC 履行职责的时间段主要是在试验实施期间，但也有可能从启动受试者招募前开始，并延伸到试验终止后。

6.2.1 组建会议

如有可能，DMC 的第一次会议应在研究开始前召开。这应该是一次组建会议，会上可以讨论方案、制订计划和程序，DMC 成员之间以及与组织研究的主要成员相互了解。 DMC 组建会议的典型议程包括：

1. DMC 成员以及来自指导委员会和（或）研究者和研究

申办方的代表相互介绍。

2．讨论当前版本的研究方案，并就伦理的、科学的或实际的问题提出任何意见或建议。

3．对描述 DMC 角色和职能的章程进行讨论和必要的修改。

4．针对接下来 DMC 会议上用于呈现试验结果的报告，形成对报告格式和内容的建议。

第 1 项议程无需解释。设置第 2 项议程的理由已在第 2 章讨论。简而言之，DMC 成员必须支持试验设计的伦理性和科学性，才能够履行其首要职责，即维护试验受试者利益和保持试验的完整性、可信性。因此，他们应该有机会在研究启动前审查研究方案，并提出可能导致方案修改的任何问题。

关于第 3 项议程，尽管通常由试验申办方和试验负责人起草描述 DMC 角色和职能的 DMC 章程初稿，但在起草初稿时，咨询 DMC 主席和 DMC 统计师会大有裨益。在组建会议期间，应认真讨论章程并在必要时加以修订，此后，DMC 对章程定稿也负有主要责任。章程的最终版本必须被 DMC 和申办方双方接受。如第 2 章所述，DMC 章程应规定 DMC 的主要职责、组成、会议时间和目的、与试验申办方和（或）指导委员会的互动性质（如果没有单独的指导委员会章程），以及将要实施的统计监查准则、利益冲突考虑和 DMC 公开及非公开报告的内容概要（见第 5 章）。附录 A 提供了 DMC 章程的示例。

除章程外，研究团队可能还会制定一份文件，用于概述试验的业务标准。业务标准文件列出了对质量指标的绩效预期，例如招募目标、数据报告的及时性和对数据中心编辑质询的响应、方案依从性、受试者保持率和其他与试验执行质量有关的问题（Fleming 2008，2011）。此份文件可以写明针对每一项指标所预先规定的试验执行策略以便实现这些标准，以及在新产生的数据表明某项指标未达到最低可接受水平时所采取的行动。制定一份业务标准文件将要求执行委员会提前考虑在未达到最低标准的情况下，保障试验高质量执行的方法以及可能采取的补救行动，而不是等到紧急情况或危机出现。虽然并非所有问题都可以预料，但很遗憾，上面提到的一些问题都太普遍了。

业务标准文件对试验负责人非常有帮助，特别是在复杂的多中心试验中，还可以为 DMC 监查试验执行的可接受性提供有价值的帮助。附录 B 提供了业务标准文件的模板。

组建会议还应讨论公开和非公开报告的格式和内容（第 4 项议程）。如第 5.2.1 节所述，公开报告通常包括按不同治疗方案汇总的基线特征以及与研究执行质量有关的数据，如招募进度、入组标准违背情况、试验依从性以及随访及时性和完整性（见表 5.2）。如下文第 6.4.2 节所述，公开报告将提供给出席 DMC 公开会议的所有参会人员，并可与研究者共享部分或全部报告（但通常不被视为完全信息公开）。相比之下，非公开报告向 DMC 提供的是机密信息，包括在公开报告中仅以汇总形式呈现的数据将按照干预组别显示。非公开报告还将包括对主要和次要疗效终点的分析、亚组分析和根据基线特征调整后的分析，对不良事件、症状严重程度和其他相关安全性数据的详细分析，以及对实验室检测结果的分析（见表 5.3）。

在组建会议的筹备阶段，初级试验统计师会同将要编写并向 DMC 提交非公开报告的统计师（"独立统计师"），为打算在后续公开和非公开报告中出现的每个表格和图形生成示例页，这可能会很有益处。DMC 可以通过审查这些报告模板（若填充人工数据，则可能更容易评估），对即将审查的报告提出内容和格式上的建议。例如，除了更详细的特定不良事件表外，DMC 可能还希望看到按身体系统从更高的层级汇总不良事件。为了便于审查，还可以提出对特定格式的偏好（例如，报告使用连续分页，而不是按表格分页；按治疗组列出的数据表中，所有治疗组的结果都在同一页上显示；用图形方式描述部分信息，用以替代或者补充表格形式）。虽然无论在最初的考虑上付出多少努力，在试验过程中都可能需要对分析进行修改和补充，但是事先详细计划可以最大限度地减少重大变更的需要，并改善 DMC 的工作效率和效果。前一章表 5.2 和表 5.3 的报告内容概要适合大多数试验的公开和非公开报告。

6.2.2　早期安全性与试验完整性审查

一旦启动招募和实施方案规定的干预措施，必须定期监查安全性结局。非预期的以及疑似与治疗有关的严重不良事件（SAEs）立即向申办方报告，或者由申办方或其代表（如试验的医学监查员或数据中心）立即向监管部门报告，并且根据美国现行监管指南，尽管此类报告是非盲态的，但只有 DMC 可以获取各干预组汇总的全部累积不良事件数据。

若存在不良事件频发的巨大风险，DMC 主席或指定的 DMC 临床成员可以相对频繁地（每月或每周）获取 SAE 数据。独立评估这些个案报告和（或）频繁更新汇总表，有时可能是对申办方医疗监查工作的重要补充；但是，在大多数情况下，DMC 的作用是评估安全性数据反映的趋势，而不应包括实时评估个别报告。

通常情况下，在疗效终点的实质性结果出现之前，不良事件的发生更为明显，因此，在第一次正式的疗效期中分析之前，都会召开一次或多次 DMC 会议进行早期安全性审查。整个 DMC 将参与这些定期安排的安全性审查，以充分确保及早发现对研究受试者不可接受的风险。如果出现重要的不良事件，DMC 可以建议修改试验实施方案，以减轻同类风险，例如调整干预剂量、干预安排或监查的频率和强度，或修改试验风险人群入组标准。DMC 也可建议向机构审查委员会、研究者、监管机构、护理人员或研究受试者发送通知。还可以建议在彻底评估所关注事件前暂时停止招募，或在最严重的情况下终止试验。

当出现实质性安全问题时，DMC 通常很难就合理行动方案提出建议。在治疗或预防措施是针对发病率和死亡率高的疾病时尤其如此，因为如果有新的证据表明风险增加的组别可能更加有效，那么临床重要不良事件的发生率增加也是可以接受的。因此，在每次这样的早期安全性审查会议上，都应向 DMC 提供可用的有效性和安全性数据，因为针对新出现的安全风险提出相应建议时，获益 - 风险评估将是重要的考虑因素。

让 DMC 在早期安全性审查时获得疗效数据的动机不是基于有说服力的获益证据提前终止试验，而是在早期出现安全问题的情况下进行获益 - 风险评估，但试验申办方或组织者通常不能完全理解这一动机。尽管如此，由于在任何一次疗效期中审查中都不能完全排除因有效而建议提前终止试验的可能性，因此调整统计监查计划应当审慎，避免因对有效性数据的额外"察看"导致假阳性错误率明显增加。幸运的是，这个问题很容易解决，当只有一小部分疗效终点可用时，可以设置一组非常保守的成组序贯监查边界值。通常所要求的对 α 进行调整在这里的确不重要，即使在进行几次涉及有效性和安全性数据的早期安全性与试验完整性审查时也是如此。例如，统计监查计划可以规定：在计划的正式疗效期中分析之外，进行未计划的期中审查时，只有当显著性水平为 P 值小于 0.0001 或更极端的 0.000 01 时，方可因干预有效而提前终止试验。DMC 成员可能会发现一些中办方不愿意提供疗效信息，但根据我们的经验，向申办方解释单靠安全性数据往往不足以进行最佳决策，这样做通常足以说服后者提供数据。

DMC 对试验实施质量的早期数据进行考量也很重要（Fleming，1993，2008，2011；US Food and Drug Administration，2006）。诸如病例入组率、入组标准符合率、干预组间协变量的平衡性、干预实施方案的依从性、主要疗效终点事件发生率、结局指标随访的完整性和及时性等因素都可能会影响试验对所关心问题提供可靠答案的能力。上文提到的"业务标准文件"在指导此类监查和确定适当的举措方面非常有帮助。由于不足之处通常可以在试验早期发现并得到最有效的解决，因此应将此类监查作为每次早期安全性与试验完整性审查的常规部分。

在这些早期会议期间，DMC 可能认为有必要针对正式疗效期中审查的公开和非公开报告的内容和格式做进一步修改。这项改进工作有时可以（至少部分是这样）在公开会议上进行，以便试验负责人对将要进行的分析类型提出意见。在这种情况下必须当心，要对有关信息以保密的方式生成所需的图形与表格。例如，在非公开会议上提供按组别显示招募状态、依从性、保持率和数据质量等信息的表格和图形，而在公开会议上提供的却是各组合并的数据；这些表格看起来很相似，因此需要特别小心，以免错误地将显示各处理组数据的表格放入公开报告中。

6.2.3 正式的期中疗效分析

在审查和评估正式的期中疗效分析的 DMC 会议上，委员会应从公开和非公开报告中获得有关被评估治疗方案的相对安全性和有效性的全面信息，以及试验实施质量方面的信息。报告所提供信息的及时性、完整性和准确性应符合第 6.3 节中规定的标准。如第 6.4 节所述，在这些会议上，DMC 还可以通过与出席公开会议的试验领导层成员互动而获得有用观点。

在审查正式的期中疗效和安全性分析报告时，DMC 将权衡获益和风险的证据，以确定这些证据是否保持适当的平衡，从而在伦理和科学上确定继续进行试验的合理性。在大多数情况下，继续试验是合理的。然而，即使在这种情况下，也可以建议对研究方案或试验流程进行修改，以便提高试验受试者的安全性或改善研究实施质量。关于修改的建议可以扩展到监督流程本身；例如，DMC 可以根据早期分析中观察到的数据模式，建议改变今后对有效性和安全性数据进行正式分析的时间。DMC 也可以向试验负责人提出希望进行的修改，通常以方案修改稿的形式提呈，以征求他们的意见和（或）获得批准。在这方面需要谨慎；任何因为知道了期中信息而做出的方案修改都应向 DMC 传达，但不得征求其意见或请求批准。

每次完成正式的期中疗效分析后，DMC 可就以下方面提出建议：

- 继续或终止试验。
- 修改研究方案和（或）监督程序，以提高受试者的安全性。
- 修改受试者招募或管理流程或者数据采集流程，以加强试验的质量和完整性。

- 修改向受试者提供的知情同意书或其他信息。

6.2.4 试验结束情况汇报

如第 2 章所述，一旦随访和数据库最终更改完成，试验负责人就可获得对非盲态数据的访问权。当他们进行最终分析并准备发表论文时，申办方和（或）研究主席可能会发现，在整个试验执行过程中，征求 DMC 对有效性和安全性数据进行非盲态审查后获得的见解是有价值的；DMC 成员会经常收到研究论文的草稿副本以征求意见和建议。在描述主要研究结果的论文中向 DMC 致谢是很常见的。然而，在提供试验主要结果的论文中，将 DMC 的成员列为共同作者是不合适的。在某些情况下，监查过程本身就可能具有足够的方法学意义，可在论文中加以论述；公开发表描述 DMC 审议内容和相关过程的论文是有用的。这类论文一般由 DMC 成员撰写，就像研究产生的其他论文一样，应在提交发表之前交由研究申办方和领导层进行审查。

6.3 会议报告的编写

在审查数据的所有会议上，向 DMC 提供的安全性和疗效信息必须尽可能准确、完整和及时。否则，DMC 对继续试验或修改试验实施做出明智判断的能力将受到损害。

例 6.1：ACTG 019：齐多夫定（AZT）单药治疗无症状 HIV 感染者

AIDS 临床试验小组（ACTG）于 1987 年 8 月启动试验 019，

以评估齐多夫定（AZT）是否会减缓无症状 HIV 感染者的疾病进展（Volberding 等，1990）。1989 年 8 月，DMC 审查了随机化后平均随访 12 个月的 1338 名患者数据。

表 6.1 总结了这些患者的期中结果。1989 年 8 月 2 日在 DMC 会议上所呈现数据的截止日期是 3 个月前的 1989 年 5 月 10 日。期中结果显示，与安慰剂相比，低剂量和中剂量 AZT 组均表现有利的趋势。低剂量方案的结果符合 O'Brien-Fleming 早期终止安慰剂使用的成组序贯准则。此外，在 DMC 的公开会议上，研究人员报告，由于越来越多的安慰剂组患者选择主动治疗，即使没有确切的数据，他们仍对试验继续评估长期疗效的价值表示严重怀疑。此外，先前的安慰剂对照试验显示，对于晚期患者，AZT 在延缓疾病进展和死亡方面有显著获益。

表 6.1　ACTG 019 临床试验：1989 年 8 月 2 日分析（1989 年 5 月 10 日冻结数据）和 1989 年 8 月 16 日更新分析[*]

	治疗组	进展数	进展率[a]	与安慰剂组比较的 P 值
1989 年 8 月 2 日	安慰剂（428）	31	7.5	
	500 mg（453）	8	2.1	0.0008
	1500 mg（457）	12	3.4	0.015
1989 年 8 月 16 日	安慰剂（428）	38	7.6	
	500 mg（453）	17	3.6	0.0030
	1500 mg（457）	19	4.2	0.05

[a] 每 100 人年随访的进展情况。
来源：Fleming（1992）。
[*] 译者注：原文为 1992 年 8 月 16 日，译文中更正。

DMC 提出两个问题。首先，数据不够及时，5 月至 8 月之间发生的事件可能会实质性地改变处理效应结果。其次，由于研究团队并未核实所有报告的结局事件，数据可能并不完全准确。因此，在这两个问题得到澄清之前，DMC 推迟就继续或终止试验提出建议。要求方案实施团队更新主要结局指标的报告（至 8 月 1 日），并核实所有事件均满足方案的定义。

这项任务在两周内完成，其后不久举行了一次全体 DMC 成员的电话会议。更新随访后发现，记录中发生有症状的 AIDS 事件的患者增加了近 50%。低剂量组和安慰剂组之间在结局事件发生率方面的差异仍然符合终止试验的监查边界标准（表 6.1，$P < 0.005$），但根据 Kaplan-Meier 时间事件曲线估算，更新的信息确实改变了对处理效应的解释（见图 6.1）。对于安慰剂与低剂量 AZT 的比较，8 月 2 日的曲线（图 6.1a）表明随着时间的推移，风险比（HR）持续降低，提示 AZT 在远期生存率方面有非常显著的优势。相比之下，8 月 16 日的曲线（见图 6.1b）显示安慰剂曲线向后移 6 个月基本上可与 AZT 曲线重合。因此，尽管 DMC 确实建议终止试验中的安慰剂组，但也向研究者报告，数据更支持 AZT 可轻度至中度延迟疾病进展，而非有持续的远期获益。

6.3.1 报告中数据的及时性

ACTG 019 的经验表明，有必要制定程序，从而最大限度地提高向 DMC 提交数据的及时性、准确性和完整性。我们现在讨论这些程序的重要内容。所建议的时间表适用于从启动受试者招募到研究结束大约 18 个月到 4 年的试验。更严格和更宽松的时间表可能分别适用于周期很短和很长的试验。

准备报告的数据中心确定用于生成 DMC 报告的数据库将

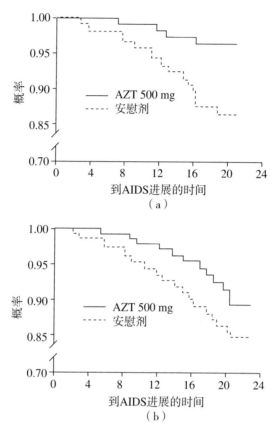

图 6.1 未进展为 AIDS 事件或死亡的 Kaplan-Meier 概率估计，分别在（a）1989 年 8 月 2 日和（b）1989 年 8 月 16 日 DMC 会议上展示
来源：Fleming（1992）。

被锁定的日期。根据预计的报告复杂性和 DMC 审查所需的时间，这一日期通常在 DMC 会议日期前大约 2 ~ 4 周。数据中心将提醒各分中心注意此"数据锁定"（或"数据冻结"）的日期，并尝试确保在该日期之前能获得所有受试者完整的随访信息。

为便于数据收集，一些数据中心会确立两个时间间隔。在"数据锁定日"获取此前已经发生的全部重要疗效和安全性事件并录入实际的数据库中通常是不可能的。因此，可以在 DMC

会议前大约 6 ～ 9 周设置"临床截止日"，目标是在"临床截止日"之前发生的几乎所有重要的疗效和安全性事件都将在"数据锁定日"之前录入数据库。参与数据收集的人员应计划各所在分中心访视和提交信息的方式，以确保实现该目标。然后，在"临床截止日"和"数据锁定日"之间，各分中心和数据管理中心应共同确认哪些患者的关键性数据还不是最新的，以进一步改善数据的及时性、完整性和准确性，使其能够反映至"临床截止日"发生的试验结局事件。最后，在"数据锁定日"锁定已更新的统计数据库。然后生成统计分析文件，并将其提供给负责执行分析、生成公开和非公开报告的统计师。

安全性事件的最新报告尤为重要。虽然公开和非公开报告中提供的大部分信息来源于病例报告表（CRF），但在某些试验中，有关 SAE 的最新信息可以从药物警戒数据库（企业试验中常见）或数据中心保存的日志（在政府资助的试验中更常见）中获取。如果该数据库中的所有 SAE 均有 MedDRA 编码，则这些 SAE 可按治疗组和系统器官类别（SOC）的首选术语（PT）制成表格。因此，DMC 的非公开报告有可能包含一个"数据锁定日"前最新的 SAE 表。此外，希望能够获取会议前几天更新的 SAE 数据，以补充先前编制的表中的数据。

公开和非公开报告应至少在 DMC 会议召开前 5 天交给 DMC 成员。在某些情况下，特别是当同一 DMC 审查多项试验时，DMC 成员可能需要更多的时间审查 DMC 报告，但要考虑一个重要的平衡问题。虽然必须确保 DMC 成员有足够的时间审查这些报告，但报告的审查时间越长，其及时性和完整性就越受影响。DMC 成员有责任在 DMC 会议前几天留出足够的时间审查这些报告。在会议前一天晚上或在飞机上阅读报告并不总能为深入审查数据报告提供足够的时间，也肯定不足以使DMC成员获得其可能要求的对问题的任何澄清。

Kaplan-Meier 图是一种实用的以图形呈现数据及时性的方法，它利用"数据锁定日"可用的数据，显示每个患者在最后联系日期和"临床截止日"之间的延迟分布。例如，如果 90% 的患者的最后联系日期介于"临床截止日"和"数据锁定日"之间，则 Kaplan-Meier 曲线将在零时间点下降至 0.1，曲线的右尾将为"临床截止日"不是最新的 10% 患者的延迟程度提供重要见解。由于及时性通常与患者是否已停止接受随机分配的治疗方案有关，可以分别针对全部患者和随机分组后的患者绘制 Kaplan-Meier 图。这些各组别汇总的曲线可以在公开报告中呈现，而非公开报告可以包含按治疗组呈现的数据曲线，以提示数据的及时性是否存在组间差异。

如前文所述，在某些情况下，特别是当一个 DMC 同时监查某个网络中的多个试验时，从"数据锁定日"到向 DMC 分发期中报告以及从报告分发到 DMC 会议可能都需要更长的时间。数据中心准备报告的时间可能比处理单个试验所需的时间要长，而 DMC 审查多个试验报告的时间可能比审查单个试验报告所需的时间要长。

6.3.2 包含未经裁定的数据

我们已经讨论了在"数据锁定日"之前通过设置"临床截止日"实现最大程度随访的方法。此外，有人可能希望了解如何将"临床截止日"和"数据锁定日"之间报告的关于试验主要终点或其他重要指标的任何信息都纳入 DMC 报告，特别是在试验观察期趋于结束时。例如，某些终点事件可能在"数据锁定日"前刚刚报告过，但那时还没有裁定。在大多数试验中，统计中心的标准做法是不管事件裁定状态如何，都将"数据锁定日"时所有可用数据纳入 DMC 报告中。有 3 种可供分析的事件集：①所有研究者报告的主要或次要事件；②仅已裁定事件；③所有已裁定并接受的事件加上尚未裁定的事件（基本上是①且排除已裁定不予接受的事件），这一事件集有时被称为"最佳可用"或"未驳回"的事件集。一些研究者强力主张将所有可用的主要终点（即"最佳可用"事件）纳入期中分析，即使并非所有终点都得到充分裁定（Pocock 和 Furberg，2001；Wittes，2000）。当然，在对那些已完成裁定的终点事件进行分析的基础上，对所有研究者报告的事件、"最佳可用"或"未驳回"的事件（目前按裁定状态分开）均进行分析，毋庸置疑是信息量最大的。

6.4　会议形式

DMC 会议召开时应确保委员会成员：

- 完全理解公开和非公开报告中提供的信息。
- 可从研究者和申办方代表提供的信息中获益。
- 能够明确仍未得到充分解决的问题，并制定获得必要补充信息的策略。
- 可以就继续试验是否合适的问题达成共识，并向试验负责人提出建议，以解决出现的任何安全性问题，提高试验设计和实施的质量。

可能以多种方法组织会议。有一种广泛被使用的会议组织形式既能实现上述 DMC 会议的目标，又能使 DMC 保持研究结果的保密性。这种形式包括几次连续举行的会议：DMC 将在"非公开会议"中审议非盲态的组间比较数据，出席人员仅限于 DMC 成员和非盲态的独立统计师；而在"公开会议"上，仅限于和研究负责人讨论不按干预组别呈现的数据和试验实施质量信息（DeMets 等，1995）。报告将按会议的类型分别撰写（即公开报告和非公开报告）。

一种通用的会议结构是从非公开会议开始，在非公开会议上，DMC 成员可以提出问题，以便在随后的公开会议上向研究团队提问，也便于为此后再次召开的非公开会议澄清一些问题。另一种常见的方法是从公开会议开始，研究负责人描述研究进展并提出他们希望 DMC 考量的任何问题。我们认为，以非公开会议开始的结构更为可取，这种结构可以使公开会议更有效和更全面地进行，并增加由 DMC 适当主持会议的可能性，下面将更详细地描述这一结构。不过，这两种方法都可以使会议有效运行。

出于保密考虑，且为了避免妨碍坦率的讨论，DMC 的讨论过程决不应采用电子设备录音。

6.4.1 首先进行的非公开会议

DMC 成员应在会前仔细审查公开和非公开报告。这些报告将提供有关招募、入组方案违背情况和基线特征的信息，以及关于治疗依从性和随访完整性的数据（在公开报告中汇总呈现，在非公开报告中按干预组列出）；在非公开报告中，将提供有关主要和次要终点的非盲态比较分析、不良事件和症状严重性分析以及实验室检测结果的信息。在最初的非公开会议期间，

DMC 将对这些信息展开讨论，目的是总体了解研究现状，并拟定将在公开会议期间与研究团队讨论的问题。

本次非公开会议通常只应由 DMC 成员和"独立统计师"参加。这名统计师可以在委员会和数据库之间建立重要联系，能够回答有关如何解读报告的问题（第 7 章讨论了该统计师独立于申办方和试验负责人的优势。）。

在某些情况下（特别是当一个 DMC 在会议上审查多个试验时），在向委员会成员分发报告时，DMC 主席可为公开和非公开报告（或报告的特定部分）任命一名临床主要审查者和一名统计主要审查者（如果 DMC 成员有 1 名以上的统计师）。这些人可以有效地引领委员会讨论最重要的结果。在委员会全体成员有机会仔细讨论重要的、担心的或不确定的问题之后，DMC 可以制定一份问题清单，与将出席公开会议的申办方和研究者代表进行讨论。DMC 还可以制定一份清单，列出他们希望独立统计师在下次会议（或更早时候）进行的所有额外分析。

6.4.2　公开会议

公开会议是一场讨论会，以便对试验顺利实施负有共同责任的各方进行信息交流。因此，参会者除了 DMC 成员和独立统计师，还包括试验主要研究者和申办方代表。

可要求制定研究方案的主席、其他研究者或申办方代表对研究进展进行简要总结，包括招募、数据质量和公开报告中提出的其他问题，而申办方和研究者代表将有机会在 DMC 会议前审查公开报告。制定研究方案的主席应有机会提出 DMC 应关注的问题，并就解决这些问题的举措征求 DMC 的意见或支持。申办方和其他非 DMC 与会者也有机会对公开会议报告发表意见或提出请 DMC 注意的具体问题。例如，在某些情况下，申办方可能希望与 DMC 分享一项或多项正在进行或最近完成的与当前试验相关的研究的数据。

　　在公开会议上，DMC 有机会就首先进行的非公开会议期间发现的问题询问申办方和研究负责人。这些问询往往涉及对试验设计或实施的修改，DMC 可能会在最终建议中提出。例如，可能需要：

- 提高对治疗方案的依从性。
- 避免单个中心纳入过多病例。
- 提高数据采集的质量和（或）及时性。
- 明确某些数据元素缺失数、受试者失访数或知情同意撤回率较高的原因。
- 通过修改给药计划或剂量调整算法，或通过增加入组限制条件，避免具有已知高安全风险相关基线特征的受试者暴露，降低安全风险。

　　召开公开会议时，应对非公开报告中提供的所有信息充分保密，包括有效性和安全性数据分析的结果。DMC 成员应注意避免通过提问、发表评论，甚至展示"肢体语言"来传递可能暗示期中数据中出现了某些状况的信息。这可能在任何公开会议讨论中都是具有挑战性的，而且是一种风险，特别是当一个或多个 DMC 成员以前没有 DMC 工作经验时。然而，如果能适当地关注交流过程，那么与从中获得的观点和所能解决的问题相比，这种冒险是值得的。一种最大限度地降低违反保密规定风险的方式是指定一个或两个有经验的 DMC 成员引导提问过程。

有时，DMC 可能希望在公开会议上了解申办方和研究者对试验治疗方案相对获益 - 风险情况的看法，此类信息是 DMC 在非公开报告中已经看到的，但对申办方和研究人员保持盲态。在不对这些人揭盲的情况下很难获得这些看法，但有时可以通过精心设计的问题获得有用信息。

在第 2 章中讨论过的 ACTG 981 试验（Powderly 等 1995），即评估氟康唑预防艾滋病患者严重真菌感染的试验，提供了一个范例。虽然期中分析显示氟康唑在预防感染方面极为有效，但接受氟康唑治疗的患者死亡率却意外地大幅上升。在公开会议期间，DMC 向研究者提供了一系列与氟康唑对死亡、严重真菌感染和其他终点的影响有关的情况，并请他们就如何看待每种情况下的获益风险发表意见。尽管研究者肯定知道正处在做决策的过程中，但 DMC 认为这能够在不对研究者揭盲现有数据的情况下获得他们的观点。在试验完成后从研究者那里得到的反馈表明，DMC 的这些问题并没有使他们获悉期中对比结果。

如第 5.2.3 节所述，担任类似"医学监查员"角色的申办方人员可能会在某些情况下持续获取一些非盲态的安全性数据。这种数据获取是在"需要知道"的基础上进行的，以便他们能够在试验实施时履行其伦理或科学责任。为了使 DMC 能够更充分地了解这些人员通过获取非盲态安全性数据所获得的观点，可在公开会议结束时召开"常务公开会议"，参与者仅包括 DMC、独立统计师和部分处于非盲态的申办方人员。常务公开会议的与会者与非公开会议的与会者一样，应对所讨论问题保密。

6.4.3 最后进行的非公开会议

最后进行的非公开会议只包括 DMC 成员和独立统计师。

（有时，只有 DMC 成员出席的"常务非公开会议"是首选，也可以增加。）在最后进行的非公开会议上，DMC 应就建议清单达成共识，包括关于是否应继续试验的建议。对于每一条重要建议，DMC 不应简单地以多数票通过，而应寻求并达成共识，这个方式是非常可取的，而且应该总是可以实现的。

6.4.4 公开和非公开会议的各种召开形式

前文已经提到，对于 DMC 会议中公开和非公开会议的排序曾采用过不同的方式。刚刚所说的"非公开会议—公开会议—最终非公开会议"的排序方式，在申办方和（或）研究者参与公开会议之前，允许 DMC 独立形成对数据的初始观点，并为公开会议做好最佳准备，就公开会议中需要提请申办方和研究者解答的最重要的问题达成共识。这一方式也增加了由 DMC 及其主席而不是试验负责人或申办方引领会议讨论的可能性。当整个 DMC 会议只有半天或更短的时间时，这种方式也特别合适，因为研究者和申办方代表只有有限的时间，这种安排可以保证他们高效参会。

在会议可用时间较长且申办方和研究者在整个时间段内都有空的情况下，也采用过这种方式的一个更复杂版本。具体的变化是在会议开始和结束时增加了简短的公开会议。最初简短的公开会议允许申办方和研究者提供一些关于试验状况的初步观点，并可能向 DMC 提供问题列表。在最后一次公开会议上，申办方和研究者可以收到 DMC 的现场口头建议，而不仅仅是之后书面形式的建议。在某些情况下，由于管理要求，不举行最后一次公开会议，DMC 的建议直接提交给申办方高层领导（无论是企业还是政府），且该建议在得到认可前不应与研究团队共享。

另一种常见的形式只包括两次会议：DMC 最初可以在公开会议上与申办方和其他人会晤，然后回到非公开会议审查比较性数据。虽然这种方式很简单而且经常实施，但它不允许 DMC 在一开始有自己的时间来讨论期中报告提出的问题，也无法在最初的公开会议上提出自己希望与申办方和任何其他与会者讨论的问题。

6.4.5　会议时长和地点

应当为 DMC 会议留出的时间可能会有很大差异，这取决于会议目的和当时的研究状况。例如，在组建会议上，DMC 成员和试验负责人会晤并就试验方案、行政程序、DMC 章程、期中报告拟议模板和其他有关问题展开讨论，所需时间可能比一些后续会议更长；在这些后续会议上，需要考虑最初安全性数据、试验进展的各个方面以及实施质量，但疗效的对比数据还不够成熟，因此不能进行深入审查。留出足够的时间以确保对委员会面前的问题进行充分和深思熟虑的讨论，与限制 DMC 成员和其他与会人员所需要的时间，这两者之间总是有矛盾。为非常忙碌的人士安排较长时间（例如多天）的会议是十分困难的。我们发现，必要时，可以在 2～3 小时内举行令人满意的会议，但如果要充分处理新出现的复杂问题，可能至少需要5～6 小时，尤其是提出要考虑主要的疗效比较分析时。

通常，强烈建议面对面的 DMC 会议，因为这样可以更加有效地进行互动和达成共识。这对于组建会议特别重要，这样 DMC 成员可以彼此了解，包括了解各自的经验、专业知识和观点。然而，对于在试验正式期中分析之前所召开的一些审查早期安全性和试验完整性的 DMC 会议，总体时间可能只需要 2 小时，并且当预计不会出现有争议的问题时，电话会议可能就足够了。此外，当因为迅速出现的趋势或新的安全问题而需要召开计划外的 DMC 会议时，可能无法在很短的时间内安排面对面会议。在这种情况下，可能需要召开电话会议（或者如果有设备的话，召开视频会议）。有些组织管理问题甚至可以通过信函处理，例如商量提议的补充期中报告模板，评估会议上要求的显示预期结果的额外分析（即要求"完全保证"没有出现问题的分析）。

6.5 DMC 会议纪要和 DMC 建议

DMC 会议的进程，包括所审议的数据、审议情况和委员会的建议，都应记录在精心编制的会议纪要中。可能有 3 个相应的文件：DMC 建议、公开会议纪要和非公开会议纪要。

6.5.1 DMC 建议、公开会议纪要和非公开会议纪要

DMC 建议的文件详细总结委员会建议。第一项建议通常是 DMC 就是否应该继续试验达成的共识。另一项建议通常会说明下一次 DMC 会议的时间安排，以及会议是电话会议还是面对面举行。还可就试验中应考虑的其他调整（例如，解决可能出现的安全问题或数据质量问题）以及应考虑的任何步骤提出建议，以提高试验取得及时和可靠结果的能力。

公开会议纪要应描述 DMC 会议中公开会议的过程。由于这些会议纪要将分发给申办方，通常也会分发给研究人员，如果 DMC 不建议提前终止试验，会议纪要中不得泄露疗效和相

关的安全性数据。

非公开会议纪要应描述 DMC 会议中所有会议的过程。由于这些会议纪要通常包含非盲态信息，因此在试验过程中，很重要的一点是不得向 DMC 以外的任何人提供这些会议纪要。确切地讲，副本应由 DMC 主席和（或）编制期中报告的独立统计师存档，以便在研究结束时根据需要分发给申办方和主要研究者。对于受监管产品的试验，通常要求申办方在试验完成后向监管机构提交这些会议纪要和 DMC 建议的副本。

虽然委员会必须有一些记录以前各次会议上讨论过的问题的文件，以便于讨论和决策，但如果有一份文件提示早期审议了潜在的安全问题，则可能会引起对责任问题的考虑。如果根据 DMC 的判断，安全性数据中出现的趋势在当时还不足以作为采取行动的依据，但后来趋势变得明确，并使 DMC 提出减轻损害或研究终止的建议，一些人可能因此认为 DMC 有渎职行为，因为早期采取行动本可以预防一些不良事件。尽管临床试验者认识到早期数据模式的不稳定性（我们在本书中给出了许多例子），并且需要依赖 DMC 对新出现的模式是代表真正的效果还是随机波动做出艰难的判断，但人们越来越关注参与判断者的责任问题。另一方面，如果在非公开会议纪要中对 DMC 的推理过程进行周全且简练的记录，则可以为 DMC 的行动提供书面理由，这不仅在试验期间对 DMC 有用，而且在试验完成时对申办方和监管机构也有用，甚至在发生诉讼的情况下对 DMC 成员也有用。因此，在编写非公开会议纪要时，必须考虑到这些因素，说明对比较性结果的评估。我们将在第 11 章更全面地讨论 DMC 成员的责任问题。

6.5.2　详细程度

在会议纪要中逐字记录会议内容是没有必要且在事实上也不可取的。另一方面，应当有足够的细节，以呈现所讨论的主要问题、所提出的重要新信息，包括公开和非公开报告中没有出现的信息，以及 DMC 提出建议的理由。会议纪要不应将具体意见与委员会个别成员联系起来，而应传达讨论时的总体态度。

由于公开报告在 DMC 会议时已经提供给申办方和研究者，并且由于在试验结束时，非公开报告将与非公开会议纪要一同存档和分发，因此会议纪要无需详细重复那些报告中的数据。

对于每次非公开会议，会议纪要应呈现 DMC 对试验实施质量的评估，以及对研究干预措施相对有效性和相对安全性的印象。需要记录的其他信息还包括 DMC 希望获得的信息，以及 DMC 希望在公开会议上与申办方和研究者讨论的问题清单。从会议纪要中提供的信息可以明显看出所有建议的依据。会议纪要中还可以提到 DMC 非公开报告中的具体表格或图形，因为这些也将存档，在试验结束时交给申办方和研究者。

对于公开会议，会议纪要应总结申办方和研究者向 DMC 提供的重要新信息，以及他们对 DMC 的问询。会议纪要中应总结 DMC 对这些问询的答复，以及围绕 DMC 在最初的非公开会议上确定的拟与试验负责人进行讨论的问题清单展开的公开会议讨论。

6.5.3　会议纪要的起草者和委员会成员的签署

在很多情况下，独立统计师或其助手将按照第 7 章的要求起草会议纪要初稿。有时，DMC 主席或另一个 DMC 成员将承担这一责任，尽管这种"双重责任"可能相当有挑战性，而且可能会严重分散注意力。对于政府资助的试验，通常由政府项目代表起草会议纪要，但这会造成第 4 章所述的其他问题。初稿完成后，通常会分发给 DMC 主席和 DMC 统计师进行修订。随后，草稿会分发给全体 DMC 成员供其审核。最终版本完成后，应将其发送给所有 DMC 成员完成签署。

尽管如本章第 6.4.4 节所述，通常会举行一次简短的最后的公开会议，并向试验负责人提供一份 DMC 建议的即时小结，但是 DMC 建议的书面小结仍是最急需完成的文件。通常，这份文件由 DMC 主席在会议后几天内起草、审查和修订。它应该简短明了地说明 DMC 在特定日期开会、审查数据并提出建议，例如继续按计划进行试验。然而，在很多情况下，再增加一两页更详细的意见和建议可能有助于提供更完整的文件，说明委员会就应考虑的试验调整提出的建议，比如解决潜在的安全或数据质量问题。然后，应将 DMC 主席起草的版本提交给DMC 成员，供其在特定时间范围内进行修订并通过，该时间范围将允许在 DMC 会议之日起 1 周内将最终文件提交给申办方。

公开会议纪要应在 DMC 会议后约两周内完成，然后应立即发送给试验申办方和负责人。非公开会议纪要通常应在DMC 会议后 1 个月内制定，最终版本应存档，通常由 DMC 主席存档。

参考文献

DeMets, D.L., Fleming, T.R., Whitley, R.J. et al. (1995). The data and safety monitoring board and acquired immune deficiency syndrome (AIDS) clinical trials. *Controlled Clinical Trials* 16:

408–421.

Fleming, T.R. (1992). Evaluating therapeutic interventions: Some issues and experiences (with discussions and rejoinder). *Statistical Science* 7 (4): 428–456.

Fleming, T.R. (1993). Data monitoring committees and capturing relevant information of high quality. *Statistics in Medicine* 12: 565–570.

Fleming, T.R. (2008). Identifying and addressing safety signals in clinical trials. *New England Journal of Medicine* 359: 1400–1402.

Fleming, T.R. (2011). Addressing missing data in clinical trials. *Annals of Internal Medicine.* 154: 113–117.

Fleming, T.R., Ellenberg, S.S., and DeMets, D.L. (2018). Data Monitoring Committees: Current Issues. *Clinical Trials* 15: 321–328.

Pocock, S. and Furberg, C.D. (2001). Procedures of data and safety monitoring committees. *American Heart Journal* 141: 289–294.

Powderly, W.G., Finkelstein, D.M., Feinberg, J. et al. (1995). A randomized trial comparing fluconazole with clotrimazole troches for the prevention of fungal infections in patients with advanced human immunodeficiency virus infection. *New England Journal of Medicine* 332: 700–705.

US Food and Drug Administration (2006). Guidance for Clinical Trial Sponsors: Establishment and Operation of Clinical Trial Data Monitoring Committees. Available at: http://www.fda.gov/downloads/RegulatoryInformation/Guidances/ucm127073.pdf

Volberding, P.A., Lagakos, S.W., Koch, M.A. et al. and the AIDS Clinical Trials Group of the National Institute of Allergy and Infectious Diseases(1990). Zidovudine in asymptomatic human immunodeficiency virus infection. *New England Journal of Medicine* 322: 941–949.

Wittes, J. (2000). Data safety monitoring boards: a brief introduction. *Biopharmaceutical Report* 8: 1–7.

7

数据监查委员会与其他试验参与者或团体的互动

要 点

- DMC 将会定期或不定期地与其他试验参与者，比如试验的申办者和研究主席，进行交流互动。

- DMC 与其他试验参与者的交流互动已有多种不同的模式，但当其他试验参与者有机会接触组间比较的期中分析数据时可能会产生问题。

- 独立统计师是和试验的主要（指导委员会）统计师分开的，这样才能使试验统计师与试验领导层其他成员一起，参加公正的期中决策。

- 在监查类似试验的多个DMC之间分享期中数据可能很有价值，但务必谨慎行事。

7.1 引言

DMC 需要定期或不定期地与被监查临床试验的许多其他参与者进行交流互动。可能也存在 DMC 主动或被动与其他团体交流互动的情况。思考这些互动的性质和程度，并研究不同的试验之间这种互动有哪些不同以及为什么不同是非常有用的。

7.2 研究申办者

研究申办者，通常是制药公司、政府机关或研究机构，对研究的开展方式负有最终责任。因此，通常由申办者来任命DMC成员。"申办者"一般是指对研究负有财务责任，以及在受监管的产品进入试验后承担监管责任的组织或个人。[当这些责任被分担时，承担主要监管责任的，即持有新药临床试验申请（IND）或研究性器械临床试验豁免申请（IDE）的实体，通常是进行研究管理并任命DMC成员的实体。当IND持有者是政府机构时，他们有时会将这些权力委托给诸如指导委员会（SC）这样的外部领导小组；当IND持有者是研究者而资金由政府机构提供时，政府机构代表更有可能发挥更大的领导作用。] 由于申办者必须确保有适当的程序来保护受试者的利益，同时也投入了研究所需的财力资源，因此需要对那些将全权负责审核累积的期中数据的团队成员抱有信心。假定DMC采取了不恰当的行动，例如：即使现有数据已明确表明所研究的治疗方案效果较差，但仍建议试验继续进行；或者基于数据的疗效评价尚不足以说服医学界和监管机构，却仍建议提前终止研究等。在前一种情况下，申办者将对强加给受试者的不当风险承担伦理责任；而在后一种情况（当研究正在评价一个新产品时）下，申办者将必须承担由于研究没有确定性结论而导致的经济损失。因此，由试验申办者任命（或至少同意任命）DMC成员既是自然的，也是适当的。

传统上，企业和政府申办者在 DMC 活动中扮演不同的角色。由于对这些差异是否合适存在一些争议，因此有必要针对这两种类型的申办者分别描述。

7.2.1 企业申办者

随着研究进展，DMC 和申办者之间通常会有持续的互动。如前一章所述，DMC 可在 DMC 会议的公开会议上与申办者代表会面，就试验中不需要揭示治疗组间比较结果的一些方面进行讨论。如前一章所述，公开会议的会议纪要通常会提供给申办者和其他研究机构，尽管这些会议纪要通常不讨论治疗组间的比较。非公开会议会讨论组间比较数据，通常所有的申办者代表都要回避。当 DMC 建议对方案进行重大修改（提前终止一个或多个治疗组、增加新的排除标准、修改治疗方案）时，DMC 可与申办者会面以全面评估导致提出修改建议的考虑。如果建议继续试验但要进行某种重大修改，则必须对提供给申办者的支持该建议的信息范围做出判断。所提供的信息必须足以让申办者决定是否接受该建议，但又必须足够限制，以保持组间比较的结果处于盲态。越来越多的 DMC 直接向申办者高层管理人员提出建议，而不是向参与公开会议并且作为 DMC 日常主要联系人的项目总监提出。如果决定不接受 DMC 的建议，并且继续研究而不做任何改变，这种方法可以避免申办者的主要研究负责人知晓期中研究结果。

过去，一些企业申办临床试验的 DMC 操作方式是不同的。申办者代表可能已经参加了 DMC 会议的所有环节，或者即使没有参加会议，也已经接触了完整的 DMC 报告，包括非盲态的组间比较数据。由于监管指南对此类模式持有异议，因此这

些模式现已很少（如果有的话）使用。上面概述的模式已在第
6 章中进行了较为全面的描述，该模式有一个重要的优势，就
是企业申办者不知晓期中比较结果，但有机会直接向 DMC 提
出问题，向 DMC 通报与试验相关的任何新信息，并了解一般
的试验问题。它允许申办者保持参与，并有助于他们将相关信
息传递给 DMC，同时还保留了他们改进试验所需的能力，当然
此类改进决定应该是在没有考虑试验新出现的有效性和安全性
证据的条件下做出的。

7.2.2 政府申办者

与企业申办的临床试验不同，由联邦机构如 NIH 和退伍军
人事务部申办的试验通常要求机构代表定期参与保密的 DMC
运作。如第 3 章所述，他们经常担任 DMC 的执行秘书，负责
会议协调、记录和（或）分发会议纪要，并担任研究领导层和
DMC 之间的联络人。1998 年 6 月发布的 NIH 数据和安全监查
政策明确规定，申办机构可以选择将数据监查活动完全委托给
外部团体，但必须确保适当的监查系统能够落实到位（National
Institutes of Health，1998）。

政策因机构而异。所有研究机构都规定一些机构代表参加
非公开会议，但有部分机构明确规定，这些个人不应对试验承
担任何其他责任。而有些机构强调，参加会议的项目成员不会
被视为 DMC 成员，也不能试图影响 DMC 的审议工作。在一
项由美国国家过敏和传染病研究所申办的试验中，DMC 执行秘
书是该研究所生物统计研究部门的成员，该部门在程序上独立
于涉及试验设计和实施的部门。相反，另一项由美国国家癌症
研究所资助、肿瘤协作组实施的临床试验中，其 DMC 会议则

通常有管理这些临床试验项目的协作组中的临床医生和统计师参加。美国联邦机构关于 DMC 运作政策的更多细节详见第 10 章。

尽管有这些指导原则以及指导原则出台前政府申办者参与 DMC 的实践，一些人已经开始质疑这些做法（Packer 等，2001；Ellenberg，2012；Fleming 等，2014，2017）。政府资助机构的代表将不得不批准关于研究方案期中变更的决定，其判断会情不自禁地受到知晓期中数据的影响。此外，政府申办者还面临一些与企业申办者同样的利益冲突问题。政府机构可能认为未来的资金支持取决于他们临床试验项目的成功。最初提出试验想法并获得资金支持实施试验的工作人员，密切参与试验设计和实施的工作人员，以及某些情况下可能是发表试验结果的论文作者的工作人员，他们可能在试验中有大量的专业付出，因此可能对早期的阳性结果过于热情，或者很不情愿对安全性问题或无效结果采取行动。在前面第 3 章提到的一个案例中，一些 DMC 成员公开抗议，他们认为申办机构工作人员发挥了有些过分的指导作用（Stranness，1995；Imparato，1996）。尽管这些类型的冲突更为微妙，而且也许不像企业申办方员工所面临的更直接的个人财务冲突那么令人担忧，但它们可能需要得到比目前更多的关注。

2011 年，美国卫生与公众服务部监察长办公室启动了对美国国家卫生研究院资助研究项目的 DMC 实践审查（Department of Health and Human Services，2011）。他们在 2013 年发表的报告中指出，许多受访者强烈希望 NIH 的项目工作人员不要参加委员会的非公开会议，因为他们担心项目工作人员在讨论和制定建议的过程中进行过度指导。NIH 对该报告的回应强调，

NIH 的工作人员需要对他们资助的试验进行"看管";然而,许多研究机构确实在该报告发表后修改了他们的政策,以加强对项目工作人员参加 DMC 非公开会议和获取试验期中数据的限制。

7.3 研究指导委员会或主要研究者

不是所有的临床试验都有研究指导委员会(steering committee,SC);在那些有 SC 的试验中,SC 对试验进行科学方面的领导,也因此与 DMC 分担一些职责。[在没有正式 SC 的试验中,主要研究者(principal investigator,PI)可能充当科学领导者的角色;在一些有 SC 的试验中,PI 可能代表 SC 与 DMC 互动。] SC/PI 通常在制定研究方案中起主要作用。无论是否正式要求 DMC 批准该方案,DMC 必须至少默认研究设计是适当和有效的,以便根据 SC/PI 制定的计划对研究开展监查。DMC 对研究设计和计划步骤提出的任何担忧都需要与 SC/PI 沟通交流,以讨论 DMC 提出的变更意见是否可行。建议修改研究方案可能最常在试验开始时发生,但在试验过程中也可能提出需要改变的建议。无任何治疗组间比较信息的 DMC 会议纪要,可以像与申办者分享一样与 SC/PI 分享。

由于共同承担试验实施和质量监督的职责,SC/PI 与 DMC 保持定期互动非常重要。这可能在 DMC 会议的公开会议上最自然地发生(见第 6 章)。一般来说,一名或多名 SC 代表出席 DMC 会议,参加公开会议,并在 DMC 非公开会议审议期间,在必要时澄清各种问题。

DMC 在试验期间提出的重大修改建议通常会提交给 SC/PI

以及申办者；虽然在大多数情况下，最终决定将由申办者做出，但申办者通常希望与试验的科学领导者共同参与决策过程。如果 SC/PI 和申办者代表出席 DMC 会议的公开会议，将有助于对这些建议进行讨论，而且其他的任何建议也可以在非公开会议后与 DMC 直接讨论。

在试验的主要统计师和独立统计师的大量工作基础上，SC 可主要负责确定要提交给 DMC 进行审核的期中报告的内容。DMC 通常在获得期中数据之前先审查此类报告的模板，以便有机会要求提供补充表格或调整格式。

在大多数情况下，选择提交给 DMC 的信息是很简单直接的——入组率、数据及时性、失访率，以及其他方面如研究质量、人口统计学特征、新出现的安全性信息和疗效总结。DMC 还希望看到试验之外的其他发现，这会有助于他们对试验数据进行评估。最后一项与其他内容有些不同；虽然 DMC 成员希望了解他们正在监查的试验的某些细节，但他们将不得不依赖 SC 和独立统计师对潜在的相关外部信息所做出的判断。因此，SC 的错误判断可能会阻碍 DMC 履行其保护患者的职责，如下面的例子（DeMets 和 Ellenberg，2016）。

这项研究探讨了在康复设施中佩戴髋关节垫对预防老年人髋部骨折的价值。这项研究由 NIH 资助，涉及 37 家研究中心。研究对象穿着可插入垫子的特殊内衣，随机在左侧或右侧插入垫子，受试者两侧作为自身对照，主要结局是"受保护"侧骨折的发生是否减少。尽管研究中心的工作人员明确知道本中心患者的治疗情况，但原则上研究者应对比较结果保持盲态；然而，从人类研究保护办公室（OHRP）获得的最终调查信息来看，很明显，研究者确实有渠道获知结果（Office of Human

Research Protections，2011）。随着研究的进展，无论是骨折的数量还是跌倒的数量，新的结果似乎有利于未受保护的一侧。这些数据被提交给 DMC，但研究负责人并不鼓励 DMC 给出任何结论，并且告知他们所提供的数据不可靠，部分原因是判定骨折的滞后性，而且无法获得关于髋垫佩戴依从性的信息，以及无论如何都不应在预先规定的进行正式的期中分析之前提出任何建议。此外，他们报告说，以前的研究并未显示出任何与髋关节垫相关的危害。研究负责人确实认同，本次试验中新出现的数据表明他们一直使用的垫片是没有好处的，并建议引入一种新的垫片。然而，研究负责人没有向 DMC 透露的是，在本研究启动之前完成、但未充分分析的一项初步研究评估了与本研究起初使用的垫片类似的垫片，结果显示，"受保护"侧出现了实质性的且具有统计学意义的跌倒增加，这与新出现的结果一样。在只能获得当前研究结果的情况下，DMC 允许继续试验，但建议使用新的髋关节垫；没有再次征得研究对象的知情同意。

如前所述，这些问题最终引起了 OHRP 的注意。OHRP 的调查主要是通过查阅电子邮件往来记录，发现了研究负责人因为担心 DMC 可能建议终止研究，而故意对 DMC 隐瞒信息的证据。这个例子揭示了利益冲突所造成的困难，以及当 SC 接触到期中分析数据时出现的问题。然而，这也表明了 DMC 获取的信息实际上非常依赖于研究的领导层。SC 掌握正在进行的试验的安全相关信息，有明确的义务向监查该试验的 DMC 提供这些信息。当然，应该说明对这些数据进行解释存在局限性，但这不应该成为向 DMC 隐瞒这些数据的依据。

7.4 研究者

DMC 通常不直接与研究者沟通（除 PI 之外，如前一节所述）。如果 SC/PI 或申办者选择在研究者间传阅 DMC 会议纪要，则研究者可以因此而获得相关文件的副本；更常见的是，他们可能会在与试验申办者的沟通交流中了解到任何 DMC 建议的概要。对于 DMC 建议、申办者实施的对研究过程的任何变更，当然需要向研究者解释，但这通常是申办者和（或）SC/PI 的职责。

7.5 试验统计师和统计分析中心

试验的主要统计师在试验领导层中发挥着关键作用，他们参与试验设计，并且通常作为试验 SC（如果有的话）的成员。在 DMC 早期的经验中，临床试验统计师也会准备会议上由 DMC 审查的期中分析，并且出席 DMC 会议，汇报期中分析结果并参与讨论。现在人们普遍认识到，当试验的主要统计师承担所有这些职责时，就会出现导致问题的冲突。在独立准备非盲态的期中分析报告并与 DMC 进行讨论时，统计师显然必须了解非盲态的期中结果。这一点将使统计师无法客观地与处于盲态的 SC/PI 和（或）申办者一起讨论是否在试验期间根据试验外部的新信息调整试验设计；对期中结果的了解，不可避免地影响了他们对提议的试验设计变更的看法。出于这个原因，大多数人现在认识到，任何参与这种讨论的人都应该对正在进行的试验结果保持盲态。

例如，假设变量 X 是研究的主要终点，变量 Y 是主要的次要终点，并且 X 和 Y 都是重要的临床结局。假设试验进行到一半时，来自相关试验的数据表明，正在研究的治疗对变量 X 的影响很小，但对变量 Y 有很强的积极效果。如果试验领导层此时仍然对期中结果处于盲态，则可能决定修改正在进行的试验方案，并将 Y 调整为研究的主要终点。如果试验统计师知晓期中分析结果中对变量 X 和变量 Y 的治疗效果，特别是如果这些结果表明对其中一个变量的效果更有利，那么统计师就很难中立地参与关于是否改变主要终点的讨论。如果这一决定确实获得了更有利的试验结果，那么要让其他人相信统计师对正在进行的试验中新出现的结果的了解在调整主要终点的决定中没有起到任何作用，将会更加困难。

7.5.1 独立统计中心

考虑到这些因素，DMC 监查的临床试验越来越多地使用"独立"统计中心（Fisher 等，2001；Ellenberg 和 George，2004）。所有非盲态的期中分析都将由该中心准备，并由该中心的一名统计师向 DMC 展示期中分析结果。这位统计师在研究设计中不会起主要作用，也不会与试验领导层进行日常的互动。因此，试验管理架构中会包括 3 个统计方面的关键参与者：一是主要试验统计师，负责研究设计的统计部分，与 SC 其他成员一起监查研究的实施，计划期中和最终分析，执行最终分析；二是独立统计师，负责执行主要试验统计师指定的期中分析，并定期向 DMC 提交这些分析结果；三是 DMC 成员中的统计师（Pocock，2004）。表 7.1 总结了这三个角色可能的职责。重要的是要注意，这种结构提供了很大的灵活性。例如，数据管理和质量控制工作在去掉数据文件中关于治疗组别的代码后可以由主要试验统计师处理，或者这些工作由独立统计师处理。如上文所述，在有独立于数据管理中心的独立统计中心的临床试验中，研究者可将主要和次要终点和（或）严重不良事件的报告分别发送给独立统计师和数据管理中心。这个过程实现了两个重要目标。首先，它建立了一个独立渠道来验证数据，随后进行正常的数据管理。其次，它为 DMC 预定举行的会议提供了对重大事件的"最新"统计，这些会议上的数据报告通常基于 1 ～ 2 个月前创建的数据文件。这些独立的和实时的更新有助于 DMC 考虑方案修订或由于获益、损害或者无效而提前终止试验。如第 6 章所述，DMC 通常不愿意基于不合理的"最新"数据提出建议，因为这些仍"在处理中"的数据可能会削弱甚至推翻他们的建议。这种方法已经在一些大型心血管试验中发挥了优势；这种独立终点路径的成本不高，而效益可观。

表 7.1 临床试验中的统计角色及职责

职责	主要试验统计师	独立统计师	DMC 统计师
任职于 SC	×		
参与试验设计	×		
计划统计分析	×		
帮助数据管理工作的计划与监督	×	×	
帮助质量控制工作的计划与监督	×	×	
准备提交给 DMC 的期中报告模板	×	×	×
执行期中分析并提交给 DMC		×	
访问治疗代码非盲态的数据		×	×
评估和解释期中分析结果		×	×
参与研究开始和进行中对方案的修改	×		
撰写文稿的统计部分	×	×	

独立统计中心具有重要优势，包括提高在试验过程中对数据保密的能力，使主要试验统计师能够充分参与试验领导工作、讨论试验实施过程中的设计变更等。如果独立统计中心在行政上与数据管理部门分开，则另一个优势是减少（但并非完全消除）财务利益冲突，因为是否提前终止研究的决定会影响试验花费的成本（DeMets 和 Fleming，2004；Fleming 等，2017）。然而，人们对这种模式表示了担忧。一个明显的缺点是它增加了试验管理的复杂性，而且几乎肯定会增加额外费用。一个更实质性的问题是，独立统计师是否对研究和研究数据的结构足够了解，以便能够与 DMC 进行有效沟通（Snapinn 等，2004；Ellenberg 和 George，2004）。这种担心不能轻易消除。在一些由企业申办的试验中，由公司创建分析数据库和所有分析程序，并简单地将它们交给一个咨询小组，该小组在提供的数据集上运行程序，并将表格和清单发给 DMC。尽管这种模式在许多情况下仍然有效（Cuzick，2005），但其成功与否取决于独立统计师对研究设计和提交给 DMC 的分析结果的了解程度，以及对于会议上 DMC 提出的后续分析所需要的数据，独立统计师是否具有充分的访问权。一些人认为，独立统计师模式可能对企业申办的试验有用，但它提供的保护对政府申办的试验不那么重要（Lachin，2004；Bryant，2004）。Snapinn 等（2004）认为，即使是由企业申办的试验，也有可能建立起防火墙，从而让企业中经验丰富的统计师进行期中分析并向 DMC 报告。

综合考虑，我们的观点仍然是，将期中分析工作与研究设计和领导职能分开可以为试验的完整性提供重要保护，这种保护的重要性高于其给组织管理方面带来的不利影响，应尽可能予以考虑。为实现这些获益，试验领导层和DMC应确保独立统计中心和独立统计师在临床试验和DMC流程方面具有经验，熟悉研究方案，并且按照数据收集计划，向DMC提供关于试验疗效、安全性和研究质量的及时、可靠且易于解读的报告（Fleming等，2017）。独立统计师应能对DMC会议上提出的问题基于可靠信息给出及时的答复。独立统计中心应有足够的数据库访问权限，以便能够按DMC的要求进行额外的解释性和探索性分析，从而展示有关期中结果的更多信息，此访问权限应无需向试验申办者申请。

7.5.2　确保最佳的数据展示

在试验开始、数据可供分析之前，最好准备一份期中分析计划，包括表格模板，并将其提交给DMC审核。这可能需要负责研究分析计划的主要试验统计师和负责准备及提交期中分析报告的独立统计师共同努力。对DMC来说，重要的是应对要求他们审查的提交材料提出建议；如果DMC对数据格式、具体表格和将要纳入的分析、制图方法等有偏好，则应在可行的情况下由统计中心予以考虑。随着试验的进行，DMC可以要求独立统计师进行补充分析。有时，DMC成员可能会注意到报告中的不一致或其他问题（例如数据缺失过多、重要预后因素不平衡、报告延误等），并要求统计中心解决。如前所述，独立统计师不仅应当能够及时获得补充分析所需的数据，而且应当能够在不需要获得申办者许可或其他资料的情况下进行访问，特别是当这种要求可能危及新出现数据的保密性时。

7.6 机构审查委员会

机构审查委员会（institutional review board，IRB）审查该机构所进行的所有研究的方案，并确定这些方案在伦理上和科学上是否适合该机构的潜在受试者。DMC 监查的任何研究都将由至少一个且通常是多个 IRB 进行审查。每个研究机构的研究者都要定期向 IRB 报告研究进展的各个方面，或者当发生的事件可能影响 IRB 对研究是否适合继续开展的看法时需要实时报告。例如，"非预期的问题"（通常被认为包括研究者手册中未注明的任何严重不良事件）必须随时报告给 IRB。

IRB 和 DMC 通常不会直接互相沟通，但因为双方都对正在进行的试验负有监督责任，任何一方做出的判断都会影响另一方的决策。例如，DMC 可能已经同意申办者的研究设计，但计划参与该研究的一个或多个中心的 IRB 可能认为设计存在伦理问题，并反对本中心参与。IRB 可将对不良事件进行持续审查的责任移交给 DMC，但他们同时也希望了解 DMC 的成员，并确保他们具有合适的专业知识和经验。

人们普遍认识到，IRB 对正在进行的研究开展期中审查的能力有限（Department of Health and Human Services，1998；Burman 等，2001；Morse 等，2001）。FDA 和 OHRP 已经发布了指导原则，试图通过澄清需要向 IRB 紧急报告的观察类型来解决这个问题，并强调临床试验中发生的大多数不良事件不需要这样报告（OHRP，2007；US Food and Drug Administration，2009）。2012 年，FDA 通过一项新法规进一步强调了这一问题，其中规定，只有那些与正在研究的治疗方案有可能存在因果关系的严重不良事件才需要快速报告（US Food and Drug

Administration，2012）。

由于许多机构要审查大量的临床试验，而且掌握着所有这些试验的信息（大多没有关于治疗分配的信息），人们越来越清楚地认识到，确保任何特定的进行中的试验具有持续适当性和安全性的责任由 DMC 承担比由 IRB 承担更为合理，尤其是对于多中心试验而言。这一共识自然会引出一个问题，即当 DMC 对 IRB 管辖范围内的研究提出重大建议时，如何将这些建议通知给 IRB。Taylor 等（2008）审查了约翰·霍普金斯医学院和公共卫生学院的 IRB 记录，以确定与 DMC 审查相关的沟通类型和范围。这些沟通方式千差万别。在一些试验中 DMC 可直接与 IRB 沟通，但在大多数情况下，是通过各中心的研究者或者申办者向 IRB 报告。这些作者的结论是，建立向 IRB 报告 DMC 行动的标准是有价值的。

人们普遍认为，应将 DMC 会议提出的关键建议通知 IRB [不提供揭盲的和（或）比较性数据]。IRB 对报告的审查应满足 IRB 监控试验进度的要求。NIH 在其资助的试验中采用了这种方法（National Institutes of Health，1999）。FDA 关于 IRB 持续审查的指南还建议，将提交给申办者的 DMC 报告抄送给参与机构的 IRB（US Food and Drug Administration，2010）。

7.7 监管机构

在大多数情况下，DMC 不需要在试验过程中与监管机构互动。在过去一些特别引人注目的试验中，监管人员被邀请或主动选择参加 DMC 会议的公开会议。这种互动在极少数情况下可能是有用的，如当试验结果为阳性，监管机构将迅速采取行动，正如一些治疗 HIV 感染的早期试验一样。如第 4 章所述，当负责评审的监管科学家没有参与到非盲态监查过程时，最能证明对试验数据的监管评审是客观的。

然而，正如本书中讨论的许多其他"一般原则"一样，可能也有例外。在某些情况下，DMC 可能认为有必要就某些研究结果与监管机构沟通或进行咨询；而且在某些情况下，监管机构也可能认为有必要与 DMC 联系。例如，DMC 可能会注意到一些异常的毒性，这些毒性与许多试验参与者使用的伴随治疗有关，DMC 可能希望在对该疗法在试验中的使用给出任何建议之前，咨询监管机构工作人员。

在第 10 章中更详细地讨论了一个 FDA 直接与 DMC 沟通的案例，当时 FDA 正在考虑根据免疫功能标志物的非对照研究的相关结果，快速批准一种治疗 HIV 感染的新药。与此同时，监管 NIH 艾滋病临床试验的 DMC 正在监查该同一药物的其他几个重要的随机试验。这些试验的主要目的是评价临床效果，但同时也收集了标志物数据作为重要的次要指标信息。FDA 认为，快速批准新的药物是极其重要的，因为当时针对该疾病的有效治疗非常有限。然而，FDA 对基于相对很小的数据量就批准试验是有担心的，而此时关于正在进行的试验可以获得大量的额外数据，现在由于这些试验接近尾声，FDA 要求 DMC 同意由该项研究的统计中心向 FDA 提供标志物数据的做法是可以接受的，且不会影响试验最终得出有效性结论的能力。FDA 与 DMC 相互沟通的其他例子见第 10 章。

DMC 和监管机构人员之间直接沟通的方案通常是由研究申办者提出的。（关于例外情况，见第 10 章中的示例。）申办者（和 SC，如果有）应了解并同意此类互动，尽管在大多数情况下，申办者本身不会参与相关数据的审查。如果这种互动得出需对研究进行变更的重大建议，那么当然应该向申办者和 SC 提供导致该建议的信息以征得他们的同意，但提供的信息应被严格限制，从而使组间比较的结果维持在盲态。

7.8 受试者和（或）权益保护组织

受试者显然是任何临床试验的关键组成部分，但 DMC 和受试者之间的直接互动是很少见的。这种互动也许有益的一种情况可能是试验非常引人注目，在这种试验中，受试者和（或）考虑参加研究的人希望直接从 DMC 那里了解监查过程，这种情况在艾滋病临床试验的早期确实发生过。在这种情况下，申办者可以安排一个或多个 DMC 成员与受试者代表进行讨论，或者 DMC 成员可以在试验受试者和（或）潜在受试者的会议上发言。然而，一般而言，与受试者和权益保护组织的互动属于研究者、SC/PI 和申办者的职责范围，而不是 DMC 的职责。

但重要的是，潜在的受试者应了解，专家委员会将定期监查试验，并基于审查意见执行对试验的变更。这些信息应该是知情同意过程的一部分。在某些情况下，DMC 可能会发现一些意料之外的问题，这些问题可能不足以终止试验，但其重要性足以引起受试者的注意。DMC 可能会建议申办者给所有受试者写信，或者邀请受试者来参与对这些新发现的讨论，正如在心脏和雌激素 / 孕激素替代研究（Heart and Estrogen/Progestin Replacement Study，HERS）试验中所采取的做法（Hulley 等，1998）。甚至可能建议受试者重新履行一次知情同意过程，以确保他们仍然愿意基于新的发现继续参加研究。患者代表越来越多地参与和 DMC 的互动，这将必然会提高患者群体对 DMC 工作过程的认识。

7.9 其他数据监查委员会

有时针对一种试验药物的多个研究同时进行。当这些研究由各自分开的 DMC 监查时，一个问题就会自然出现：DMC 间应共享各自累积的信息吗？共享的一个明显优势是，可以更快速地识别新出现的安全问题和（或）确定疗效。甚至有人提议，为了确保最快速地确定真实的治疗效果，试验 DMC 的期中审查不仅应基于他们正在监查的试验数据，还应基于对所有正进行的类似临床试验的 meta 分析，分析时应综合当前试验或其他任何正在进行的试验的期中数据（Chalmers 和 Lau，1996）。

监查相关试验的 DMC 之间分享期中数据的缺点是，试验不再被视为完全独立的试验（Dixon 和 Lagakos，2000）。此外，共享数据给试验组织者带来额外的组织管理负担，也给每个 DMC 带来额外的审查负担。在大多数试验情况下，当试验按计划进行，没有意外情况时，这些额外的负担是不必要的。

然而，我们相信，DMC 之间偶尔且审慎地共享数据是非常有价值的。当 DMC 发现自己很难做出决定时（例如，可能由于新出现的安全性问题而建议停止试验，即使期中疗效数据看起来很有希望），来自另一个正在进行试验的期中数据可能会大大降低非必要停止试验或冒着不应有的风险继续试验这两类风险，DMC 寻求获取此类数据是适当的（DeMets，2000）。

第 5 章曾给出过这种情况的详细例子。在那个案例中，DMC 观察到在两个不同的安慰剂组中，其中一个出现了难以解释的风险增加，而从一个类似的试验中得到了令人放心的数据，因此允许试验继续进行。如果没有得到其他数据，DMC 可能认为有必要建议暂停或终止它正在监查的试验。这样一来，将使试验无法回答它本来打算解决的问题，从而导致严重的不良后果。首先，将对在研产品的制药商和不得不设计并实施一项新试验来继续研究的政府申办者造成财务后果；其次，更为重要的是，将对受影响的社区造成公共健康后果，他们可能会从试验获得的信息中增加生存的机会。此外，其他正在进行的相关试验也可能因该试验提前结束而受到不利影响。

另一个 DMC 数据共享的案例是由 FDA 发起的。一位申办者通报 FDA，一项正在进行的试验的协调中心负责人向他提供了非盲态的期中数据，尽管按照事先的协议约定，只有独立的 DMC 才能看到这些数据。虽然达成了协议，协调中心负责人还是这么做了，因为他担心出现了一个申办者需要知道的重要安全问题。申办者打电话给 FDA，不知道该如何处理这些主动提供的信息。FDA 的工作人员知道申办者的产品也在欧洲进行类似的试验，建议申办者请求这两项试验的 DMC 就第一个试验中提到的安全问题对他们各自试验的数据进行讨论。如果这些问题仅在第一个试验中出现，这可能会给人一些安慰，并使两项试验都能得以继续。但如果在第二个试验中也出现类似的问题，则可能有必要终止这两项试验。这种方法排除了向申办者或 FDA 进一步公开数据的可能性。这个例子从一开始就说明了各方对应该遵循的程序有共同理解的重要性。尽管事先约定的协议中要求，申办者将保持对期中数据的盲态，但协调中心负责人对这个协议感到不满意。这一案例使申办者处于一个很棘手的位置，即在他不得不就试验做出决定时，知晓了非盲态期中数据，而如果不受到现有数据的影响，就不可能做出这些决定。

必须记住，类似的试验在一些潜在的重要方面可能仍然不同，因此从一个试验人群到另一个试验人群的数据相关性始终存在一些不确定性。例如，在一项新药试验中出现而类似试验中并未出现的安全问题，可能是由于两项试验研究者之间管理方式的差异（可能未被认识到），而不是由于正在研究的治疗方案。因此，共享期中数据并不总能"万无一失"地增加采取最佳措施的概率。一般来说，如果 DMC 确信手头的数据足以支持就继续试验或者对试验进行重大变更提出相应的建议，那么他们应继续做出相应的决定。只有在 DMC 不确定是否提出重大建议（如出于安全原因终止试验）的情况下，才主张从另一个正在进行的试验中寻求数据。

参考文献

Bryant, J. (2004). What is the appropriate role of the trial statistician in preparing and presenting interim findings to an independent Data Monitoring Committee in the U.S. Cancer Cooperative Group setting? *Statistics in Medicine* 23: 1507–1511.

Burman, W.J., Reves, R.R., Cohn, D.L., and Schooley, R.T. (2001). Breaking the camel's back: multicenter clinical trials and local institutional review boards. *Annals of Internal Medicine* 134: 152–157.

Chalmers, T.C. and Lau, J. (1996). Changes in clinical trials mandated by the advent of meta-analysis. *Statistics in Medicine* 15: 1263–1268.

Cuzick, J. (2005). Letter to the editor. *Statistics in Medicine* 24: 1609.

DeMets, D.L. (2000). Relationships between data monitoring committees. *Controlled Clinical Trials* 21: 54–55.

DeMets, D.L. and Fleming, T.R. (2004). The independent statistician for data monitoring committees. *Statistics in Medicine* 23:

1513–1517.

DeMets, D.L. and Ellenberg, S.S. (2016). Data monitoring commit-
tees: expect the unexpected. *New England Journal of Medicine* 375:
1365–1371.

Department of Health and Human Services (1998). *Institu-
tional Review Boards: Their Role in Reviewing Approved Research
(OEI-01-97-00190)*. Office of Inspector General, DHHS.

Department of Health and Human Services, Office of Inspector Gen-
eral (2011). *Data and Safety Monitoring Boards in NIH Clinical Tri-
als: Meeting Guidance, But Facing Some Issues*. https://oig.hhs.gov/
oei/reports/oei-12-11-00070.pdf (accessed 10 August 2017).

Dixon, D.O. and Lagakos, S.W. (2000). Should data and safety mon-
itoring boards share confidential interim data? *Controlled Clinical
Trials* 21: 1–6.

Ellenberg, S.S. and George, S.L. (2004). Should statisticians
reporting to data monitoring committees be independent of
the trial sponsor and leadership? *Statistics in Medicine* 23:
1503–1505.

Ellenberg, S.S. (2012). Protecting clinical trial participants and
protecting data integrity: are we meeting the challenges? *PLOS
Medicine* 9: e1001234.

Fleming, T.R., Hennekens, C.H., Pfeffer, M.A., and DeMets, D.L.
(2014). Enhancing trial integrity by protecting the independence
of data monitoring committees in clinical trials. *Journal of Biophar-
maceutical Statistics* 24: 968–973.

Fleming, T.R., Roe, M., DeMets, D.L. et al. (2017). Data monitoring
committees: promoting best practices to address emerging chal-
lenges. *Clinical Trials* 14: 115–123.

Fisher, M.R., Roecker, E.B., and DeMets, D.L. (2001). The role of an
independent statistical analysis center in the industry-modified
National Institutes of Health model. *Drug Information Journal* 35:
115–129.

Hulley, S., Grady, D., Bush, T. et al., for the Heart and Estro-
gen/Progestin Replacement Study (HERS) Research Group
(1998). Randomized trial of estrogen plus progestin for secondary
prevention of coronary heart disease in postmenopausal women.
Journal of the American Medical Association 280: 605–613.

Imparato, A.M. (1996). Regarding 'What you didn't know about
NASCET'. *Journal of Vascular Surgery* 23: 182–183.

Lachin, J.M. (2004). Conflicts of interest in data monitoring of indus-
try versus publicly financed clinical trials. *Statistics in Medicine* 23:
1519–1521.

Morse, M.A., Califf, R.M., and Sugarman, J. (2001). Monitoring and ensuring safety during clinical research. *Journal of the American Medical Association* 285: 1201–1205.

National Institutes of Health (1998). NIH policy for data and safety monitoring. *NIH Guide*, June 10. http://grants.nih.gov/grants/guide/notice-files/not98-084.html.

National Institutes of Health (1999). Guidance on reporting adverse events to institutional review boards for NIH-supported multi-center clinical trials. *NIH Guide*, June 11. http://grants.nih.gov/grants/guide/notice-files/not99-107.html.

Office of Human Research Protections (2007). Guidance on reviewing and reporting unanticipated problems involving risks to subjects or others and adverse events. http://dhhs.gov/ohrp/Policy/AdvEvntGuid.htm.

Office of Human Research Protections (2011). http://www.hhs.gov/ohrp/detrm_letrs/YR11/jun11a.pdf.

Packer, M., Wittes, J., and Stump, D. (2001). Terms of reference for data and safety monitoring committees. *American Heart Journal* 141: 542–547.

Pocock, S.J. (2004). A major trial needs three statisticians: why, how and who? *Statistics in Medicine* 23: 1535–1539.

Snapinn, S., Cook, T., Shapiro, D., and Snavely, D. (2004). The role of the unblinded sponsor statistician. *Statistics in Medicine* 23: 1531–1533.

Strandness, D.E. (1995). What you did not know about the North American Symptomatic Carotid Endarterectomy Trial. *Journal of Vascular Surgery* 21: 163–165.

Taylor, H.A., Chaisson, L., and Sugarman, J. (2008). Enhancing communication among data monitoring committees and institutional review boards. *Clinical Trials* 5: 277–282.

US Food and Drug Administration (2009). *Guidance for Clinical Investigators, Sponsors, and IRBs: Adverse Event Reporting to IRBs – Improving Human Subject Protection.* http://www.fda.gov/downloads/RegulatoryInformation/Guidances/UCM126572.pdf.

US Food and Drug Administration (2010). *Draft Guidance for IRBs, Clinical Investigators, and Sponsors: IRB Continuing Review after Clinical Investigation Approval.*

US Food and Drug Administration (2012). *Safety Reporting Requirements for INDs and BA/BE Studies.* http://www.fda.gov/downloads/Drugs/.../Guidances/UCM227351.pdf (accessed 30 December 2016)

8

数据监查中的统计学、哲学和伦理学问题

要 点

- 需要专门的统计方法来监查临床试验数据，以区分"提供可靠结论的证据"和"与随机变异相似的随时间发生的波动"。
- 已经开发了若干统计方法用于评估和解释临床试验期中不同时间点的数据。
- 统计监查计划可以在期中分析的次数和时间方面具有灵活性。
- DMC 应与试验申办方和试验领导层就统计和其他标准达成一致，这些标准将指导提前终止试验的建议。

每个 DMC 在履行职责时都会面临各种各样的问题。这些问题范围很广，包括相互关联的统计学、哲学和伦理学问题。尽管它们之间的相互关联显而易见，尤其是在示例中，但本章仍将逐一对这些问题进行说明。

8.1 采用统计方法监查累积数据的必要性

　　DMC 必须定期审查所累积的数据，以评估是否出现了重要的安全问题，或者所研究的干预措施是否早于预期提供了实质性的、令人信服的有益效果。这些审查所需的频率取决于疾病和具体的干预措施。大多数 DMC 至少每年举行一次会议，许多 DMC 每年举行 2 ~ 4 次会议。尽管这些期中审查是必要的，但是重复评估数据的过程必须谨慎进行，尤其是在试验的早期阶段，此时受试者的数量以及与安全性和有效性相关的事件数量相对较少。试验中的一组中出现一系列或连续发生少量事件可能会非常引人注目，但是一旦另一组接着连续出现几个事件，则将迅速削弱这种总体趋势。

　　这种支持和反对治疗干预的趋势起伏不定，可以通过冠状动脉药物计划（Coronary Drug Project，CDP）中的一个治疗组别来说明（Coronary Drug Project Research Group，1975，1981）。图 8.1a 用风险比（氯贝丁酯组相对于安慰剂组的死亡风险）显示了治疗效应随时间的变化情况。该图中，小于 1.0 的数值表示氯贝丁酯组的死亡风险降低。可以看出，在试验的早期阶段，累积数据出现多次波动，积极趋势出现之后继而消失，最终稳定到很小或没有治疗效应（最终死亡率曲线见图 8.2）。之所以会出现这种稳定的表现，是因为风险比估计值的标准误与试验中累积事件数的平方根成反比。事件数随时间延长而增加，标准误将随之减小，意味着对治疗效应的估计更加精确。

　　在 CDP 中，用一个标准化统计量代表治疗效应的证据强度，称为 Z 分数。具体地说，Z 分数是治疗效果除以其标准误得出的统计量。对无治疗效应的无效假设（风险比为 1.0）下收

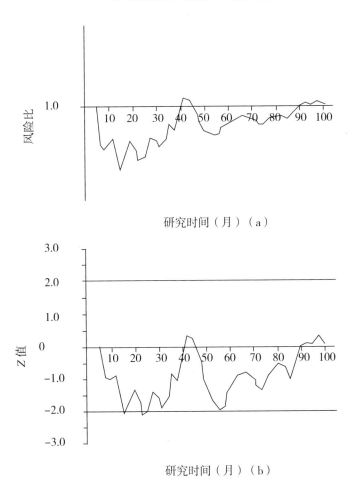

图 8.1 （a）在冠状动脉药物计划试验的 100 个月随访期内，风险比（氯贝丁酯组相对于安慰剂组的死亡风险）的期中估计值。小于 1 的值有利于氯贝丁酯，大于 1 的值有利于安慰剂。（b）在冠状动脉药物计划试验的 100 个月随访期内，氯贝丁酯 - 安慰剂死亡率比较连续计算的期中 Z 分数，图中标出了 ±1.96 的常规界值。负值有利于氯贝丁酯，正值有利于安慰剂

集的数据进行单次分析，Z 分数近似服从均数为 0、标准差为 1 的正态分布。因此，在没有治疗效应的情况下，在任何一个时间点，Z 分数大约有 95% 的概率位于 −2 和 2 之间。图 8.1b 展示了在 CDP 中随着时间推移连续计算的 Z 分数；在此示例中，

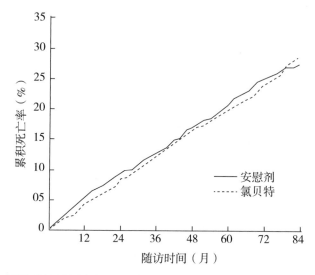

图 8.2 冠脉药物计划中氯贝丁酯和安慰剂治疗组的 Kaplan-Meier 死亡率曲线。来源：冠状动脉药物项目研究组，1981 年，Elsevier Science 版权所有。

Z 分数为负值代表治疗获益。从图中可以看出，在试验早期，Z 分数在结果趋于有效（Z 分数小于 −2）和无效（Z 分数接近 0）之间波动多次。

如果仅在某个时间点做单次分析，则 Z 分数超出 −2 到 2 的范围通常会被解释为原假设不成立，但是从图 8.1b 可以明显看出，当随着时间推移，对数据进行多次分析时，仅仅是因为偶然而超出该范围的值将会频繁出现。（这将在第 8.2.1 节中进一步探讨。）CDP 研究的 DMC 无疑关注了这种波动趋势，但也深知通过重复检验而要求提前终止试验需比 0.05 的名义检验水准更为保守的标准；DMC 在每次期中分析时均建议继续进行试验。如果 DMC 根据这种有益趋势建议提前终止试验，则可能会导致错误的结论，即氯贝丁酯可有效降低梗死后患者死亡率。冠状动脉药物研究小组进一步讨论了这个特殊的案例（Coronary Drug Project Research Group，1981）。

尽管 CDP 的例子表明在审查早期趋势时需要谨慎，但这种趋势有时可能非常强烈，以至于为说明干预效果有益或有害提供了有说服力的证据。心脏心律失常抑制试验（CAST）（Echt 等，1991；Friedman 等，1993；Task Force of the Working Group on Arrhythmias of the European Society of Cardiology，1994）因已知抑制心脏心律失常药物的有害作用而很早就予以终止。CAST 结果的显著特点是对死亡率的不利影响出现迅速，并且数量很大。尽管事实上，由于已知试验药物具有抑制威胁生命的室性早搏的作用，当时认为其很有可能可以降低心脏猝死高危人群的死亡率。然而，在非常早期，当观察到的死亡数尚不足预期总数的 15% 时，Z 分数已经达到了近 4 个标准误，对于原本预期有效的治疗而言，这是极其不利和出乎意料的结果。CAST 项目的 DMC 工作经验已被详细描述（Friedman 等，1993)，并将在本章第 8.5.1.2 节中进一步讨论。

CDP 和 CAST 的经验说明了 DMC 在审查累积结果的期中分析中面临的挑战和困境，尽管统计学方法不能完全解答新趋势何时可以反映实际差异的问题，但它们可以大大降低得出错误结论的可能性。经验已经表明了统计学监查方法在监查临床试验结局数据中的价值。

8.2 统计学方法概述

标准的统计学方法包括一系列方法，可用于评估期中分析提供的证据。尽管没有一种方法可以解决 DMC 面临的所有问题，但它们确实为指导 DMC 讨论安全性和获益的新趋势提供了有用的工具。现有方法可以分为几类，其中包括用于重复性检验的成组序贯法、序贯概率比检验、条件把握度或随机缩减法、贝叶斯序贯法，以及适应性方法。

8.2.1 成组序贯法

在单侧优效性或非劣效性设置下比较试验干预与标准治疗对照时，常规标准化 Z 分数 1.96 对应的是单侧 0.025 水平，因此，在该分析中允许假阳性率为 2.5%。（请注意，在本章中，我们使用单侧检验而非双侧检验来说明概念，因为根据我们的经验，临床试验中的大多数问题基本上都是单侧的。当然，无论是进行双侧 0.05 水平的检验还是单侧 0.025 水平的检验，都达到了对应 2.5% 假阳性错误率的证据强度标准。）但是，如表 8.1 所示，如果没有实际治疗效果，在每次期中分析时使用常规的标准化得分 1.96 作为显著性标准，则对累积数据进行重复检验会导致错误得出有效结论的机会增加。例如，如果用 1.96 倍的标准误作为治疗效应的标准，进行 2 次期中分析，则假阳性错误率将从 0.025 增加到 0.041，做 5 次期中分析则会上升到 0.075，做 10 次期中分析将会达到 0.096。另请参见 Armitage 等（1969）或 McPherson（1974）提出的期中分析对双侧 0.05 水平错误率的相应影响。

表 8.1　每次期中分析使用 1.96 界值时的假阳性错误率（名义单侧水平 $P = 0.025$）

数量[a]	1	2	3	4	5	10	15	20	25	30
错误率[b]	0.025	0.041	0.053	0.063	0.075	0.096	0.112	0.124	0.133	0.140

[a] 期中分析的次数。

[b] 此处的错误率为使用常规标准化 Z 分数 1.96 作为显著性标准，并且每次检验时增加的信息均等。

因此，期中分析要解决的问题，远不止确定某次分析的标准化差异是否大于 1.96 倍标准误，或者确定某个时间点的 P 值是否小于单侧显著性水平 0.025。已经发展起来的成组序贯法可以对这些期中结果提供适当的解释，从而解决了多次查看数据和给出结论的问题。相对于没有期中分析而只进行最后一次分析的研究，成组序贯法在进行期中分析时使用的标准化分数或临界值更保守，目的是达到与之相同的总体显著性水平，比如 0.025（相当于双侧 0.05 的检验水平）或 0.005（相当于双侧 0.01 的检验水平）。正如本章稍后将讨论的那样，在典型的单侧检验情境中，人们将使用成组序贯法来制定"上限"，以在趋势有利时评估获益的证据强度，并制定出"下限"，以在趋势不利时评估排除收益或造成伤害的证据强度。

8.2.1.1 确定有利证据的一些成组序贯界值

有许多临界值可用于实现对总体显著性水平的预期控制，每种统计方法的临界值都有各自的成组序贯界值。图 8.3 显示了 3 种方法的成组序贯界值。这些特定的界值以提出方法的作者名字命名（Haybittle，1971；Peto 等，1976；Pocock，1977；O' Brien 和 Fleming，1979）。具体而言，Pocock 法可能是第一个真正的成组序贯方法，其设计专门用于按计划每隔一定时间进行的期中分析。[然而，正如 Pocock 本人指出的那样，Pocock 法主要是具有历史意义，因为最近的方法在兼顾其优点的同时，也消除了其缺点（Ellenberg 等，1993）。]

在图 8.3 中，标准统计量或 Z 分数绘制在纵轴上，而试验完成比例绘制在横轴上。所提到的 3 种成组序贯方法的临界值或边界值都按照获得的试验信息比例绘制（Lan 等，1994）。（当

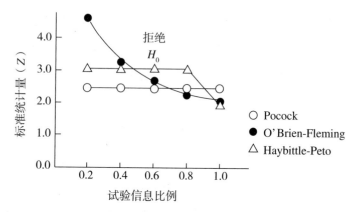

图 8.3 显著性水平为单侧 0.025 时，5 次期中分析的 Haybittle-Peto、Pocock 和 O' Brien-Fleming 成组序贯界值

使用 log-rank 或 Cox 回归统计量时，"信息比例"指期中分析时可获得的事件数占研究总事件数的百分数。）在本例中，给出了试验信息比例分别在 0.2、0.4、0.6 和 0.8 时进行 4 次期中分析和按计划完成时（即 1.0）进行最终分析所对应的临界值。对于每次期中分析，将绘出标准统计量或 Z 分数的点，并将其与试验选定的成组序贯界值进行比较。如果 Z 分数低于界值，则该数据不足以说明治疗有效，试验继续进行（假设决策仅基于该主要结果）。如果期中分析的 Z 分数超出了界值，并且本章后面讲到的其他决策因素也一致，则数据可能很有说服力，DMC 可能会建议提前终止试验以取得获益。这几个界值中每一种界值都将错误声称治疗有效的总体发生率控制在单侧 0.025 水平（DeMets 和 Lan，1994）。

如果试验使用成组序贯法指导监查累积数据，那么在对数据进行任何审查之前，必须选定一种界值。图 8.3 显示了提前终止试验的机会取决于使用 3 个界值中的哪一个。

在图 8.3 中，Haybittle 界值（有时称为 Haybittle-Peto 界

值，因为这些方法是等效的）在最终分析之前是恒定的，因为该方法要求期中分析时，只有治疗效应估计的标准误达到预先指定的水平（此图中显示为 3 个标准误），方可建议提前终止试验。由于每次期中分析时该界值的保守性，为获得总体上单侧 0.025 的显著性水平，对最终一次分析的临界值调整非常小。[Fleming 等（1984）探讨了使用 Haybittle-Peto 界值时，为使最终分析达到具有统计意义的常规临界值 1.96 而进行的调整。]

在期中分析中，Pocock 界值的保守性低于 Haybittle-Peto 界值，但要求在所有分析（包括最终分析）时使用相同的界值。如果期中分析时治疗差异的 Z 分数跨越 Haybittle-Peto 界值，那么该次分析（或在更早的时间）也会跨越 Pocock 界值。为了能够在每次期中分析时使用保守程度较低的临界值，最终分析的 Pocock 界值要比常规值 1.96 大得多。最终分析时跨越 Pocock 界值所需的证据强度大于该图中的其他界值。例如，这可能导致分析结果已经达到明显低于名义水平的概率水平（例如，单侧 0.01 与名义水平 0.025 相比），却不足以拒绝无效假设。使用 Pocock 界值时还必须增加样本量，才能达到与没有期中监查的试验相同的把握度。Lan 和 DeMets（1983）提供了关于这些论点的细节。

O′Brien 和 Fleming（1979）提出了一种使用最广泛的成组序贯界值。他们的方法确定的界值在试验初期非常极端，因为早期结果仍然非常不稳定。随着试验的进行，界值逐渐变得不那么极端，甚至在计划的最终分析时（例如，当进行多达 5 个时间点的分析时，为维持单侧 0.025 的显著性水平，取值 2.04）非常接近常规临界值（例如 1.96）。这个 O′Brien-Fleming 界值具有早期非常保守的理想属性，因为早期人们对不稳定的疗

效和安全性结果持怀疑态度，且数据不足以回答关键模型假设
（例如比例风险或对重要亚组效应的一致性）。随着信息的增
加，该界值依次放宽显著性标准，结果也变得更加可靠，而且
变化的可能性较小。这种方法在直觉上非常诱人，并且反映了
具有临床试验数据监查经验的前人的哲学智慧。由于最终分析
的临界值接近常规界值，因此所需要增加的样本量影响可忽略
不计（Kim 和 Tsiatis，1990）。如果真正的治疗效应就是方案样
本量计算中所假设的数量级，则根据 O′Brien-Fleming 界值，在
获得 70% ～ 80% 的试验信息之前，试验不太可能提前终止。

8.2.1.2　成组序贯 alpha 消耗函数

起初的成组序贯界值确定方法要求事先指定期中分析的次
数和时间点。然而，随着有利或有害趋势的出现，DMC 可能
需要更多灵活性；例如，当质疑是否出现不利的安全性数据时，
等待 6 ～ 12 个月才可以再次查看数据可能并不合适。Lan 和
DeMets（1983，1989a，1989b）提出了通过"alpha 消耗"函数
更灵活地应用成组序贯界值的方法。消耗函数根据观察到的全
部信息的比例 t^*，控制在每次期中分析时可以使用多少假阳性
错误（或检验是否可以排除获益时的假阴性错误）。在许多应用
中，t^* 可以估计为入组的患者数（用于二分类结局）或观察到
的事件数（用于时间事件结局）占预期总数的比例。有的 alpha
消耗函数对应于或近似于图 8.3 中所示的成组序贯界值以及其
他许多界值。例如，一种 O'Brien-Fleming 类型的消耗函数为：

$$\alpha_1 (t^*) = 2 - 2\phi \left[\frac{Z_1 - (\alpha/2)}{(t^*)^{1/2}} \right]$$

而近似 Pocock 方法的消耗函数为：

$$\alpha_2\left(t^*\right)=\alpha\ln\left[1+(e-1)\,t^*\right]$$

alpha 消耗函数方法的优势在于，无需事先指定期中分析的次数或确切时间，仅需要指定特定的消耗函数。DMC 开始时可以有一个特定的时间表，但是随着趋势的出现以及密切监查变得更加关键，可以改变期中分析的频率和时间。

表 8.2 和图 8.4 说明了用 O′Brien-Fleming 参考值的 Lan-DeMets alpha 消耗方法。假设进行 4 次分析，并且保持总体假阳性错误率为 0.025。

表 8.2　O′Brien-Fleming 参考值和累积假阳性错误（保持 $\alpha=0.025$，在增加相等的信息量后进行 4 次分析）

信息比例，t^*	0.25	0.50	0.75	1.00
临界值	4.333	2.963	2.359	2.014
名义 P 值（单侧）	0.00001	0.0015	0.0091	0.022
累积假阳性错误 $\alpha\left(t^*\right)$	0.00001	0.00153	0.00965	0.025

表 8.2 显示了增加相等的信息量后进行检验的 O'Brien-Fleming 参考值（对应所获得的信息占全部信息的比例为 $t^*=0.25$、0.50、0.75 和 1.0）。该表还指出了总信息比例 t^* 对应的累积假阳性错误（t^*）。图 8.4 绘制了这些数值，还显示了 Lan-DeMets alpha 消耗函数在 t^* 取 0 和 1 之间各数值时是如何对应给出累积假阳性错误 $\alpha\left(t^*\right)$ 参考值的。

这种 alpha 消耗方法已在第 5 章介绍的癌症组间研究 0035 临床试验中应用（Moertel 等，1990）。该研究在结肠癌辅助化疗试验中评估氟尿嘧啶加左旋咪唑的使用，计划随访 973 例患者，直至观察到 500 例死亡，每发生 125 例死亡后进行期中分

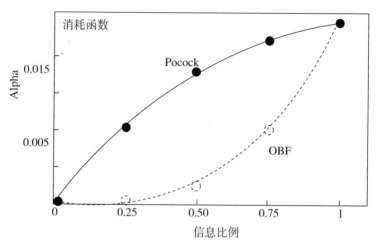

图 8.4 Pocock 法和 O′Brien-Fleming 法消耗函数图，单侧显著性水平为 0.025，在达到预期信息的 25%、50%、75% 和 100% 时进行 4 次分析

析。然而，第一次期中分析如期进行（即发生 125 例死亡之后），第二次期中分析的执行时间晚于原计划（发生 301 例死亡之后）。如图 8.4 所示，Lan-DeMets 方法表明，发生 301 例死亡时可消耗的累积（单侧）α (0.6) = 0.0038。考虑到前 125 例死亡分析已经消耗掉 α (0.25) = 0.000 01，根据多元正态分布性质的直接计算表明，发生 301 例死亡后的 O′Brien-Fleming 监查参考值应该是单侧名义显著性水平为 0.0038。氟尿嘧啶加左旋咪唑方案可降低约 33% 的死亡率，相应的单侧 log-rank 检验 P = 0.003。该方案还可使癌症复发率降低 40%（单侧 log-rank 检验 $P < 0.0001$）。出于这些考虑，DMC 建议发布这些期中试验结果，以便将其用于与上市有关的监管决策，并启发未来的临床研究和临床实践。DMC 还建议研究者继续随访几年以获取更能说明问题的生存数据，特别是期中分析结果的发布并不会导致对照组患者交换组别进入试验组，因为他们已经远远超过了可

以从辅助治疗中获益的阶段。

8.2.1.3　早期结果不利时的一些成组序贯边界

当临床试验中出现的数据提示不利的治疗效应时，DMC 可以考虑建议提前终止试验。如果临床试验的主要终点指标是不可逆转的发病率或死亡率指标，例如死亡、卒中或 HIV 感染，只要期中数据强有力地证明试验干预有害，就必须从伦理上终止试验。即使尚未明确存在损害，在期中数据非常不利、可以可靠排除预先确定的获益水平时，申办方也可能希望终止试验以节约资源。无论早期得到说服力强的有利结果，还是不利结果，成组序贯边界对于指导提前终止试验的建议都是有用的。

在制定检验不良效应的成组序贯界值时，研究申办方和 DMC 可根据不断增加的证据强度从几个不同的标准中进行适当选择。这可以通过正常血细胞比容研究的数据来说明（Besarab 等，1998）。该试验比较了在终末期肾脏疾病中使用高剂量促红细胞生成素与标准剂量促红细胞生成素的治疗方案。已知标准剂量可以使血细胞比容正常化，希望高剂量可以更充分地使血细胞比容正常化，进而降低死亡率并减少该试验密切相关的主要复合终点：死亡或心肌梗死（MI）。该试验预计随访 1233 名患者，直到发生 742 起主要事件。该设计采用 Cox 回归统计量，假阳性错误率为 2.5%，有 97.5% 的把握度可以发现 0.75 的真实风险比。当发生 742 个事件时，估计风险比为 0.866 是达到统计学显著性的阈值；也就是说，风险比 0.866 是研究结束时可以得到治疗差异具有统计学显著性的最小治疗效应估计值。在这种情况下，如果重要获益的最小阈值是死亡或心肌梗死发生率相对降低 12% ～ 15%，当考虑到增加了毒性、不便利性和更高剂量疗法的成本，则这一试验中的统计学意义和临床意义的阈值是一致的。因此可以认为，排除风险比为 0.866，即排除了最低限度的重要收益。

图 8.5 显示了 3 个对称的 O′Brien-Fleming 边界值，它们对应因不利的期中结果而需要终止试验的证据强度的 3 个经典选择。三者中最宽松的一个所基于的标准是排除试验备择假设，以确保试验把握度达到 97.5%（即真实风险比 0.75），这种缺乏获益的下限（细实线）与存在获益的上限（粗实线）是对称的。在把握度适当的试验中，此"细实线"边界与"条件把握度"或"随机缩减"边界紧密相关，这将在 8.2.3 节中讨论。当在后续分析中明显地不太可能跨越受益边界（粗实线）时，此边界对降低研究成本有强烈兴趣的申办方极具吸引力。缺乏获益的一种更严格标准是，数据足够不利，可以排除最小的重要获益差异。在图 8.5 中，第二个标准指的是"点虚线"边界，该边界是在排除真实风险比 0.866 的情况下，使用对称的 O′Brien-Fleming 边界值生成的。许多申办方选择这样的界值是因为他们意识到，使用"细实线"界限而不是"点虚线"界限并不能节省太多资金，而且当尚未跨越"点虚线"边界时继续试验得到的结果更稳健，包括长期效果和关注的亚组效果。药物因缺乏获益而终止试验常常带来污名，这种方法还可以避免这种情况。当提前终止试验基于"细实线"边界时，这种污名可能是不合适的，因为这只是排除了真实效果非常大的情形。第三个也是最严格的边界是，只有在期中数据足够不利且确定存在损害时才建议终止试验。在图 8.5 中，第三个标准指的是"短划线"边界。在此示例中，这一确定危害的下边界是在排除真实风险比 1.00 的情况下，使用对称的 O′Brien-Fleming 边界值生

成的。如此严格的界限值可能会引起伦理上的担忧，尤其是当试验终点是不可逆转的发病率或死亡率的衡量标准时；但是，对于第 8.5.1.2 节中讨论的某些情形，这种方法是合理的。

在正常血细胞比容试验的中点，高剂量组比低剂量组的死亡人数更多（195 vs. 160），发生复合死亡或心肌梗死终点的病例也更多（202 vs. 164），估计风险比为 1.30。该值几乎跨越了图 8.5 中造成了伤害的"短划线"边界。这意味着不仅排除了基于实际疗效为 0.866 的"点虚线"边界值，而且也超出了实际疗效为 0.94 时对应的边界值。

在许多情况下，确定有效获益用一种类型的边界（例如 O′ Brien-Fleming 边界），而确定缺乏获益用另一种边界（例如

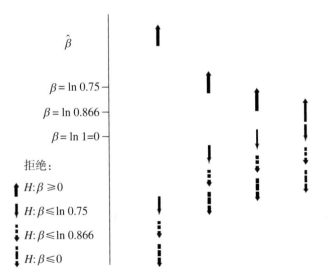

图 8.5 对称 O′ Brien-Fleming 成组序贯边界：在 0.025 水平下，表明获益的 O′ Brien-Fleming 边界值（粗实线），表明排除备择假设、试验把握度达到 97.5% 的对称 O′ Brien-Fleming 边界值（细实线），表明排除任何有临床意义的真实获益水平的对称 O′ Brien-Fleming 边界值（点虚线），以及表明确定存在伤害的对称 O′ Brien-Fleming 边界值（短划线）。这些边界按 β 为真实风险比对数的尺度绘制

Pocock 边界或采用条件把握度生成边界）可能会很有吸引力
（请参阅第 8.5.1.2 节）。

8.2.2 三角边界

Whitehead（1983，1994）引入了另一种方法。该方法允许
在试验进行中无限制地分析，因此也称为连续监查法。在第 k
次期中分析推断时依据的检验统计量是 $S_k = Z_k \sqrt{I_k}$；S_k 称为计分
统计量，Z_k 称为标准化统计量，而 $\sqrt{I_k}$ 为累积信息的平方根。序
贯界值基于零假设 "$H_0: \theta = 0$" 和备择假设 "$H_A: \theta = \delta$"，其
中 θ 表示治疗效应。检验统计量 S_k 的边界是单侧检验下信息比
例分数的函数，构成图 8.6 中的三角形区域。如果检验统计量
超出上限，则拒绝原假设。如果检验统计量低于下限，则拒绝
备择假设，终止试验。否则，试验将继续进行，直到达到两个
边界之一。应该注意的是，在获得全部累积信息后，无论是其
定义为总样本量还是预期事件总数，Whitehead 边界都将满足，
并且必须对其中之一做出决策。

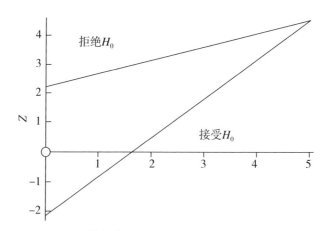

图 8.6 依据信息比例绘制的三角形检验边界

使用 Whitehead 法可以计算出达到假阳性错误率 α 和把握度 $(1 - \beta)$ 所需的最大样本量。使用三角形边界的最大样本量大于成组序贯边界如 O'Brien-Fleming 边界的最大样本量。这也是预料之中的，因为三角检验法允许进行期中分析的频率比使用成组序贯设计进行分析的频率高得多。这种方法也可以进行双侧检验。

8.2.3 随机缩减或条件把握度法

第三种数据监查技术是条件把握度或随机缩减的方法（Halperin 等，1982；Lan 等，1982；Lan 和 Wittes，1988）。如果预先设定的治疗效果确实存在，大多数常规试验的设计都有很高的概率可以检测到这种效果。这种概率称为试验的把握度。通常，把握度可以设定为 0.80 ~ 0.975 范围内的值，并可据此计算达到该把握度所需的样本量。

一旦进行试验并获得了数据，最终检测到治疗效应的概率就可以重新计算。有利于治疗的新趋势会增加试验检测出有利效应的概率，而不利趋势则会降低确定有利效应的概率。术语"条件把握度"通常用于描述这种逐渐演变的概率。使用"把握度"一词是因为它指的是在试验结束时宣称治疗存在差异的概率，但是考虑到已观察到的数据将成为最终分析的一部分，所以也是有"条件"的。该概念在 CDP 研究（Coronary Drug Project Research Group，1975）中被非正式使用，但是自那时以来，统计学方法已经变得更加完善。Lan 和 Wittes（1988）提供了一种特别简单的方法来计算条件把握度，用于比较百分比、均数和生存曲线。

可以在一系列情景下计算条件把握度，包括积极的有利趋

势、消极的有害趋势或者根本没有趋势时。但是，当期中数据
被视为不利时最常进行这些计算。在这种情况下，条件把握度
的含义为如果当前的不利趋势在未来得到充分改善，那么在预
期的试验结束时得到具有统计学意义的有利证据的可能性。这
种计算通常会指定将研究方案中最初假设的治疗效应应用于其
余数据。当在期中分析中观察到不利趋势时，获得具有统计学
显著性的有利效应的条件概率远小于试验的初始把握度。如果
对于一系列合理的假定治疗效应（包括最初在研究方案中假定
的效果）而言，条件把握度均较低，则可能意味着没有理由继
续试验，因为该治疗不太可能显示出有利结果。当然，这种条
件把握度计算的确增加了错过实际为有益干预的机会（假阴性
错误），因为终止试验意味着排除了这种治疗措施任何反转的机
会。但是，如果相对于试验最初假设的把握度 0.85 ~ 0.90，在
这些情况下的条件把握度小于 0.20，则假阴性错误率的增加可
以忽略不计。在这种情况下，无需担心假阳性错误，因为并未
考虑要声明得到阳性结果。也可以考虑预先指定其他的条件把
握度值，例如 0.10 或 0.30。

　　通过事先指定因缺乏获益而终止的条件把握度阈值，可以
引入一个下边界限，图 8.7 显示了 3 种条件把握度阈值下的情
形。例如，如果期中标准化统计量按信息比例进行绘图，就如
同对成组序贯设计一样，如图 8.7 所示，当标准化统计检验结
果落在代表条件把握度为 0.30、0.20 或 0.10 的曲线之下时，将
提醒 DMC 继续试验可能是徒劳的。在某些试验中，可以预先
指定某个条件把握度值，作为 DMC 提出因无效而终止试验建
议的界点。在其他情况下，可使用统计图（例如图 8.7）显示得
到具有统计学意义的有益结果的概率有多低，并为 DMC 考虑

提出因无效而提前终止试验提供指导。

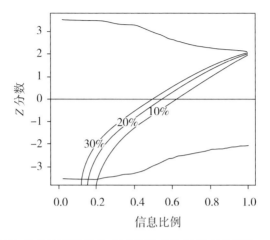

图 8.7 由于缺乏疗效而早期终止试验的条件把握度分别为 0.10、0.20 和 0.30 的下边界，对应于图形上方的 O' Brien-Fleming 上边界

CARS 试验（Coumadine Aspirin Reinfarction Study Investigators，1997）在心脏病发作的患者中，以死亡率为主要终点，评价两种剂量的香豆素与安慰剂相比的疗效。由于没有出现任何积极趋势，并且观察到获益的相应条件把握度较低，因此放弃了低剂量组。高剂量组继续进行，出现虽然小但是积极的趋势，因此条件把握度比低剂量香豆素组大一些。但是，随着时间的延长，进一步入组和随访之后该剂量的条件把握度也变得很小。在那个时间点上，DMC 建议终止高剂量治疗组。

在 β- 阻滞剂心脏病试验又称 BHAT 试验（Beta-Blocker Heart Attack Trial Research Group，1982；DeMets 等，1984）中，DMC 同时使用了 O'Brien-Fleming 成组序贯界值和随机缩减法。在随访时间还剩 1 年时，进行第六次分析（按计划预计共 7 次分析），死亡率比较的检验统计量越过了事先指定的 O'Brien-Fleming 成组序贯界值。O'Brien-Fleming 成组序贯界值和 BHAT 结果如图 8.8 和 8.9 所示。随机缩减法也被用来评估如果 BHAT 继续进行直到原来计划的终止时间，死亡率差异减小且不再具有统计学意义的可能性。即使假设在后续的随访中没有任何疗效，这种可能性也很小。在对所有相关因素（参见表 1.1）进行了全面讨论之后，DMC 建议提前终止 BHAT。BHAT 是一个很好的案例，说明在考虑提前终止试验的建议时，成组序贯边界和随机缩减法可以互相补充。

8.2.4 贝叶斯监查法

第四种监查累积数据的方法基于贝叶斯法（Spiegelhalter 等，1986；Freedman 等，1994；Parmar 等，1994；Fayers 等，

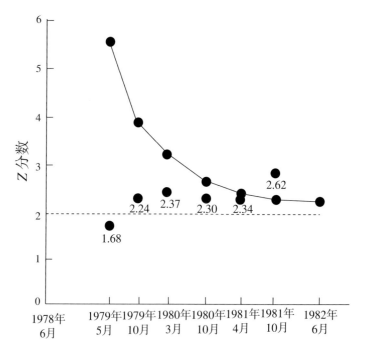

图 8.8 β- 阻滞剂心脏病试验（BHAT）中普萘洛尔与安慰剂比较的期中死亡率结果，使用单侧 0.025 水平下的 O'Brien-Fleming 界值
源自：DeMets 等 1984，Elsevier Science 版权所有

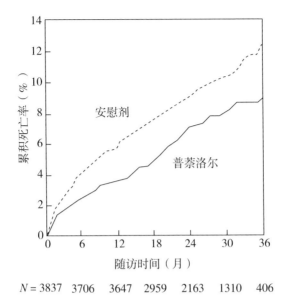

图 8.9　BHAT 中普萘洛尔和安慰剂组的 Kaplan-Meier 死亡率曲线
源自：DeMets 等 1984，Elsevier Science 版权所有

1997）。在贝叶斯法中，认为未知参数是随机的，并且服从概率分布。研究者指定一个或多个先验分布，这些分布描述治疗效应和其他相关参数的不确定性。这些先验分布是基于先前的数据，或者基于已知生物学机制后对治疗效应的信心，以及任何其他相关的考虑。这些参数通过可能取值的分布得以量化，称为先验分布。观察到的累积数据可用于修改先验分布，产生后验分布。后验分布同时考虑了指定的先验分布和累积数据，反映治疗效应的最新信息。然后，该后验分布可用于计算多种概括性统计量，包括计算治疗有效的预测概率（使用方案中指定的有效性定义），以及计算治疗效应 θ 在某些预先指定数值的后验概率下的可信集（例如，治疗效应在该区域的后验概率通常为 0.95 或 1 – 2α）。举一个具体的例子，Jennison 和 Turnbull

（1999）取 $\alpha=0.025$，以便使用更新的后验概率分布来计算 θ' 的 "可信" 集（θ_L，θ_U），其中

$$\Pr\left(\theta_L < \theta < \theta_U \mid 先验分布和更新数据\right) = 0.95$$

该可信集的使用与成组序贯方法中用到的重复置信区间（Jennison 和 Turnbull，1999）颇为相似。如果可信集不包括 θ，则可以考虑终止试验。

贝叶斯法的一个吸引人的特征是不依赖于监查计划或监查频率。不过，没有统计学上的 "免费午餐"。与固定样本量试验设计的贝叶斯分析相比，序贯监查数据的贝叶斯分析对先验参数的稳健性较差（Rubin，1984）。

尽管贝叶斯范式具有灵活性，但它未必控制假阳性错误率 α。如果 $\alpha=0.025$，当下述条件成立时试验可能早期终止：

$$\Pr\left(\theta < 0 \mid 数据\right) < \varepsilon \ 或 \ \Pr\left(\theta > 0 \mid 数据\right) < \varepsilon$$

这相当于 $1 - 2\alpha$ 的可信集方法（Freedman 等，1994）。采用这种方法决定是否终止试验，会使假阳性率严重膨胀，类似于每次期中检验使用 1.96 的临界值一样。由于假阳性错误率取决于如何选择对未知效应 θ 的先验认识，所以假阳性错误率的膨胀可能是非常惊人的。在监查过程中，无论是否使用贝叶斯范式或频率范式的成组序贯方法，对假阳性错误率的控制都很重要。已经提出了控制贝叶斯设计中假阳性错误的方法（Ventz 和 Trippa，2014）。

在临床试验监查中使用贝叶斯法的思想是由 Cornfield（1966）提出的，但是直到最近，由于计算能力的提升使得贝叶斯分析变得更加可行，这些方法才被认真考虑。尽管如此，贝叶斯法

在监查临床试验中还是不如之前介绍的那些方法使用广泛。除了控制假阳性错误率的问题之外，确定未知参数 θ 的先验分布也被证明是具有挑战性的。其他方法学上的工作减少了使用该方法时面对的一些挑战（Freedman 和 Spiegelhalter，1989；Breslow，1990；Berry，1993；Spiegelhalter 等，1993，1994；Carlin 等，1993；Carlin 和 Louis，2000；Parmar 等，2001）。

8.2.5 定义序贯终止界值的一般方法

上述序贯设计描述了统计学文献中曾用过的 4 种方法。Emerson 等已经证明，先前描述的所有方法实际上只是彼此的变形（Emerson 等，2000）。因此，尽管上文用标准化 Z 统计量描述 Pocock 和 O'Brien-Fleming 边界值，其实也可以很容易地根据偏和统计量（partial sum statistics）（就像在三角检验中使用的一样）、alpha 消耗函数（如 1983 年 Lan 和 DeMets 所述，并由 Pampallona 等于 1995 年扩展）、治疗效应的最大似然估计（如 Kittelson 和 Emerson 于 1999 年的应用，用于描述统一的成组序贯设计家族）、贝叶斯后验概率或随机缩减（条件把握度或贝叶斯预测概率）来定义。对上述若干尺度中的一种尺度上任何边界值的定义可单独决定其他尺度上的边界值。边界值可以在各种尺度上进行定义，然后转换为任何其他感兴趣尺度上的边界值。

由于定义序贯边界使用的所有尺度都具有这种等效性，因此，与设计所需要的完整操作特征相比，使用哪种尺度进行特定的成组序贯设计并没有那么重要。值得关注的操作特征（operating characteristics）包括：假阳性率、把握度曲线、结果不稳定时的早期保守主义、样本量分布（真实治疗效应的函数）、与提前终止相对应的治疗效应估计值、频率法推断（*P*值和置信区间）和贝叶斯法推断（假设的后验概率），以及随机缩减（条件把握度）等设计属性。

8.2.6　用于序贯临床试验设计的软件包

在过去的 20 年中，用于序贯试验设计、监查和分析的专用软件的可用性大大提高。这些软件包包括部分商业通用统计程序包的过程和函数［如 S-Plus 中的 S+SeqTrial（TIBCO，2000），SAS（SAS，2011）中的 PROC SEQDESIGN 和 PROC SEQTEST］和商业独立软件包［例如，EaSt 6.4（East 6，2016）和 PEST 4.4（不再进行开发或维护）］。最近，有一些软件包可免费用于 R 软件［例如 S+SeqTrial（Emerson，2007）］，并已移植到 R（www.RCTdesign.org）和 gsDesign（CRAN.R-project.org），其中包括 LanDeM 程序包（Reboussin 等，2000）。

8.2.7　适应性临床试验设计

为了开发和实施能够提高药物研发过程灵活性和效率的方法，最近对"适应性设计临床试验"的尝试日趋增加，人们试图通过将药物研发探索过程的各个方面纳入验证性试验来实现这些目标。这些方法使用有关治疗效应指标的非盲态数据，适应性地选择或调整治疗方案，适应性地选择主要终点（Bauer 和 Kohne，1994），适应性地修改最大样本量（Proschan 和 Hunsberger，1995；Müller 和 Schäfer，2001；Shi，2003；Jennison 和 Turnbull，2006；Tsiatis 和 Mehta，2003），适应性地修改随机化比率（Berry 和 Eick，1994；Yao 和 Wei，1996），以及进行适应性的富集，即适应性地修改目标人群（Freidlin 和

Simon，2005；Jiang 等，2007）。

在使用常规成组序贯监查方法的研究中，通过预先确定主要终点和次要终点、对这些终点的主要分析方法以及用于触发提前终止试验的方法，可以降低偏倚的发生风险并增强试验的完整性（Emerson 等，2007）。此外，事先指定程序可降低违反保密规定的风险，违反保密规定可能导致预先判断，进而损害试验完整性。

允许对正在进行的临床试验进行适应性重新设计的做法为常规方法提供了替代方法。大量关于适应性设计临床试验的统计文献只强调了当治疗效应的估计值出乎意料地高或低时，对试验的最大样本量进行适应性改变的能力。但是，如果在一般的适应性情景中考虑了各种适应性，则试验每个阶段治疗效应的测量和样本量增量都可以作为先前数据的函数（Emerson，2006；Fisher，1998）。

无论是频率法还是贝叶斯适应性方法，都没有被广泛接受。但是，随机对照试验（RCT）中这些方法的操作特征还是受到了极大的关注（Emerson，2006；Fleming，2006；Jennison 和 Turnbull，2006；Tsiatis 和 Mehta，2003）。尽管对于这些适应性设计的临床试验，已经提出了许多控制 I 类错误的方法，但这些方法可能无法完全确保生存分析（Bauer 和 Posch，2004）或所有纵向 RCT 设计中的统计推断。假定在这些情形中，除了适应性分析的主要结局变量期中数据之外，期中分析时还可以获得其他数据信息。如果这些信息对主要结局变量的未来结局有提示作用，则可能会在提议的调整分析时不适当地考虑了这些信息，从而影响了适应性方法的有效性。已有人提出一些方法改善这一缺点（Jenkins 等，2011；Irle 和 Schaefer，2012），但是尚未将这些方法的效能与更标准的成组序贯方法进行比较。另一个非常重要的问题是，对于所有这些方法，只有事先确定整个适应性计划，才能知道检验统计量的分布。因此，尽管文献报道了我们理解的一些新进展（Brannath 等，2009；Levin 等，2014），但对于完全适应性的设计，用统计推断的估计值、置信区间和 P 值来解释更加困难。

为了加深对适应性方法优缺点的理解并促进其正确使用，FDA 发布了《药品和生物制品临床试验适应性设计》的行业指南草案（US Food and Drug Administration，2018）。在指南中，FDA 提供了使用不同类型的适应性设计的试验示例，并讨论了建议的各种适应性设计类型，而且指出了适应性方法的局限性。FDA 在该指南草案中强调了几个要点。第一，为支持针对特定临床适应证干预措施的批准而进行的充分且有良好对照的试验，需要提供可解释的、无偏的有效性证据；第二，应在试验计划中详细规定适应性设计的程序；第三，由于某些类型的适应性设计可能会透露有关期中比较的信息，而这些信息在研究过程中应保密（Wan 等，2015），因此申办方应考虑使用这些设计的潜在后果。申办方应采取措施，避免那些可能会损害试验结果完整性的情形。

每当主张采用适应性方法，以提高试验设计和实施的灵活性并实现将探索性元素整合到验证性试验中，很重要的一点是，要确保已充分了解适应性方法的特性，并严格论证采用这样的方法是有利的。计划使用的适应性方法是否真的可以对试验效能、结果的可解释性和可靠性以及设计的灵活性产生有利的影响？Emerson 和 Fleming（2010）以及 Emerson 等（2011）指出，在许多情况下，与一些更传统的设计相比，适应性设计的效能和把握度有所降低。Levin 等（2013）进一步表明，适应性设计的效能提高相对于成组序贯设计而言是微不足道的。Emerson（2006）将其描述为"计划不做计划的成本"。（正如 Thomas Edison 等人所说的一句古老谚语："大多数人错过了机会，因为它穿着工作服，而且看起来像是在工作。"在临床试验中，大多数重要的进步是循序渐进的。）

这些作者指出，适应性方法通常不恰当地强调是否达到统计学意义，而并非是否在临床意义上获得了具有可靠性的统计学证据。他们还讨论了对采用适应性设计的试验的担忧，这种设计为试验领导层提供了关于期中试验结果的见解，这可能会降低领导层原有的、在出现新的外部信息时对 RCT 设计进行修改的灵活性。

适应性设计用在药物研发的探索阶段争议较小，并且可能具有优势，因为这一阶段需要得到即将在验证性试验中检验的假设。即使在这种情况下也应谨记，Ⅲ期研究"阳性"率之所以较低的一个重要原因是，缺乏以系统方式实施的早期研究，致使Ⅲ期试验将要研究的真正有效的治疗方法不能集中出现。如果在这些探索性试验中使用的适应性设计增加了假阳性和假阴性错误率，那么不幸的结果将是Ⅲ期验证性试验中具有"阳性"结果的比例减少，而被采纳的真正有效的治疗措施比例也就减少。

Turnbull 讨论了在采用适应性设计的临床试验的监查委员会任职的一些经验（Turnbull，2017）。引起关注的问题包括：设计的复杂性，导致委员会成员对提交给他们的分析结果的统计特性缺乏充分了解；以及严格要求遵循"章程"规定的统计

计划的做法限制了监查委员会行使判断的灵活性和对其判断的
尊重。

8.3 方案中对监查计划的说明

方案是对试验中所有关键问题的计划蓝图，包括设计、实
施和分析问题。方案应明确说明试验目的、主要和次要结局指
标以及关键的安全性参数。

方案中还需要描述对期中累积数据的监查计划，包括是否
要建立 DMC。最需要特别描述和说明的是用于监查主要结局指
标的统计方法，因为研究结论将主要依赖该指标的结果。此外，
如前所述，统计监查计划的性质对设计和样本量有重要影响。因
此，为了内部的清晰和一致性，需要明确一些细节。

然而，方案通常不会极其详细地描述所有操作问题，一部
分原因是，经验表明每个试验都各不相同，并且都需要一定的
灵活性，以便在出现意料之外的问题时可以对操作策略进行
调整。常见的一种方法是在单独的统计分析计划或 DMC 章程
（见第 2 章）中描述期中分析计划的统计细节。虽然方案是整
个试验的蓝图，但 DMC 章程通常才是提供数据监查程序的行
动方案（见附录 A）。统计分析计划和 DMC 章程也可以作为研
究方案的附录。对于必须遵照研究方案实施试验的临床工作人
员来说，这种方法使研究方案的技术性降低，可读性更好。

8.4 试验数据监查中的其他统计学考虑

如前几章所述，对期中数据的解释必须考虑多种因素。尽

管正式的统计方法不一定考虑所有这些因素，但是对基本统计原理的理解和应用是期中数据监查时决策过程的重要组成部分。

8.4.1　主要终点与次要终点

为了避免多重性问题，大多数研究者都会指定临床试验的主要终点。主要终点的确定并不是一件容易的事。真正最重要的终点可能很少出现，以致无法作为推断的主要依据。所研究的治疗方案可能会对多个重要的终点有影响，每个终点都可能成为鼓励使用这种治疗方案的依据。在某些情况下会构建复合终点作为主要终点，复合终点表示几个重要的结局中至少发生一种结局。DMC 应该保持对主要终点的关注，尤其是以提前终止试验为目的时，因为在考虑既定主要终点以外的其他终点时，通常很难评估多重性的程度。但是，在某些情况下，DMC 会在次要终点上投入大量精力，甚至可能基于这些终点而提前终止试验。

医师健康研究（PHS）就遇到了这一难题，是一个很好的案例。在这项研究中，主要终点被定义为总的心血管事件死亡率，但是也有其他几个终点同样引起了极大的兴趣和重视，例如致死性心肌梗死、非致死性心肌梗死以及出血性脑卒中。尽管定义总的心血管事件死亡率为主要结局指标，但在 PHS 研究终止时观察到的结局发生率仅为预期的 1/10，因此预计需要再进行 10 年的随访才能有足够的把握度获得足够的致命事件总数。出血性脑卒中（另一个重要的次要终点）的数据也同样不足。在这种情况下，PHS 研究的 DMC 估计，即使增加大量的随访，也只能观察到很少的脑卒中事件，无法提供阿司匹林是否会引起出血性脑卒中的信息。但是，致死性心肌梗死和非致死性心肌梗死的综合数据显示，阿司匹林有非常强的获益（相对风险 RR = 0.56，*P* < 0.000 01）；如果这些指标是主要终点的话，DMC 可能会在试验的早期得出结论，认为阿司匹林能够减少这些事件的发生率。显然，DMC 努力在所有这些问题上取得平衡（Cairns 等，1991）。DMC 建议终止试验的时机是否过晚、过早或恰好在正确的时间，这无疑将成为争论的话题。对这些问题的恰当处理，在很大程度上取决于将次要结局致死性和非致死性心肌梗死（MI）作为临床相关结局所赋予的重要性，并与出血性脑卒中的增加（虽然增加率很低）相权衡。具有些许启发意义的是，当试验安慰剂组的医师们被告知服用阿司匹林的结果，包括对总的心血管事件死亡率降低缺乏疗效、对减少致死性和非致死性心肌梗死有利以及存在潜在的出血风险时，绝大多数（85%）医师选择开始服用阿司匹林。因此，在这种情况下，那些能够做出明智判断的试验受试者似乎赞同 DMC 的建议和 PHS 研究执行委员会的决定。对试验受试者的伦理责任必须始终是 DMC 职责的重中之重。第 2 章讨论了一个相关的较新的例子，即 CHER 试验，该试验评估了 HIV 感染婴儿的治疗策略。

8.4.2　短期疗效与长期疗效

当临床试验的早期数据表明短期治疗效应似乎令人信服，但是患者的随访时间不足以评估长期治疗的疗效和安全性时，可能不能确保可以提前终止治疗，甚至可能导致伦理问题。心脏和雌激素 / 孕激素替代研究（HERS）试验（Hulley 等，1998）纳入了患者心脏病的女性，主要结局为死亡率和发病率。其早期结果提示，与安慰剂组相比，激素替代疗法（HRT）组无统计学意义上的有害趋势。该结果可能主要归因于血栓事件，包括深静脉血栓形成。正如前面关于该试验的讨论中所指出的（例2.14），DMC认识到区分发病率/死亡率终点的中立和负面的长期治疗效应的重要性。具体而言，中立的结果将使HRT在多个临床适应证（包括症状缓解）中被持续广泛地应用，尽管这并不支持HRT降低心血管事件风险的先前预期。HERS试验继续进行，在原定计划完成时平均获得了4.1年的随访。最终结果表明，在治疗第1年中发病/死亡事件增加，但被第4年和第5年发生此类事件较少所抵消。如果试验提前终止，那么早期的不利趋势将导致关于该人群总体长期疗效的错误结论。

短期和长期效果的相对重要性取决于临床情境。例如，对于旨在获得长期疗效获益的治疗方法（例如类风湿关节炎的抗炎治疗），应谨慎考虑早期短期获益（在主要终点上），因为这种短期效应可能随时间延长而减少，甚至逆转。另一方面，对于预期具有快速效应的治疗（例如心肌梗死后进行的溶栓治疗），则没有理由预期早期观察到的获益会随着进一步随访而改变。下文第8.5.1节将进一步讨论在临床试验监查中，处理短期和长期结果相对重要性的问题。

8.4.3 亚组的结果

无论是考虑期中数据还是最终数据，亚组的结果通常都难以解释。一方面，即使在所有感兴趣的亚组中真正的治疗效应是一致的，亚组之间的治疗效应估计值也会存在一些变异。另一方面，在某些患者亚组中治疗可能更有效（甚至可能好很多），或者治疗可能对某些类型的患者有用，而对其他类型的患者则无效，这通常也是合理的。

当DMC审查疗效数据时，观察到各个感兴趣的亚组之间结果一致，将相应地增加对总体结果的信任程度和信心，而在各亚组之间治疗效应明显不一致通常会导致 DMC 在解释总体结果时更加谨慎。但是，对于从期中数据中得出对特定亚组有益或有害的结论，DMC 应该更加谨慎。对于在最终分析时被认为是不可靠的亚组别结果，在进行期中分析时则更难解读。

两项充血性心力衰竭（CHF）的试验说明了专注于亚组存在一定风险。PRAISE-1（Packer 等，1996）和 PRAISE-2（Packer 等，2013）试验评价氨氯地平对死亡和死亡加 CHF 住院的效果。PRAISE-1 试验根据受试者 CHF 是否由缺血引起，事先定义了两个亚组。预先确定的假设是氨氯地平在缺血引起的 CHF 中可能更有效。在试验期间，DMC 在期中审查时，检查了总体结果以及每个亚组的结果。两个终点都开始出现总体积极的获益趋势，但是与最初的假设相反，几乎所有看到的效应都出现在非缺血性亚组中。DMC 不建议提前终止试验。最终分析显示，死亡与 CHF 住院事件的总治疗效应不显著（$P = 0.31$）。然而，氨氯地平组患者的死亡率降低了 16%（$P = 0.07$），但是治疗和病因学亚组在死亡率上的交互作用检验具有显著性（$P = 0.004$），提示需要对每个亚组的结果进行单独的解释。与最初的预期结果相反，缺血性亚组发生死亡的相对风险为 1.02，非缺血性亚组为 0.54。PRAISE-1 的一个明显解释可能是氨氯地平可有效降低非缺血性 CHF 亚组患者的死亡率。但是，由于亚组结果的不一致性并且这种不一致非常出乎意料，PRAISE-1 的研究者决定更加谨慎（DMC 也同意上述解释），并提议这一可能非常重要的结果需要得到确认，然后才能作为一般治疗建议的基础。因此，他们建议使用与第一次试验非常相似的方案在非缺血性 CHF 患者中进行第二次试验。该第二次试验显示氨氯地平组和安慰剂对照组的事件发生率几乎相同（Packer 等，2013），从而使人们对 PRAISE-1 中该亚组的阳性结果产生怀疑。

如果设计时关注某一个特定的亚组，并且有足够的把握度，那么可以减少得出错误结论的风险。第 6 章中讨论的 ACTG 019 试验（Volberding 等，1990）就采用了这种设计。该试验在两个亚组中评价齐多夫定（AZT）对受试者进展为艾滋病或发生死亡的治疗效果，两个亚组的定义是受试者 CD4 计数高于或低于 500。CD4 计数较低的患者进展为艾滋病的风险要高得多。每个亚组都有足够的把握度来检验 AZT 对主要终点事件的疗效。在试验过程中，DMC 在较高风险的亚组中观察到有统计学显著性的获益，而在另一个亚组只能观察到获益的趋势。考虑到 AZT 大量的副作用和花费的成本，评估低风险亚组的风险 - 获益比也很重要，因此终止整个试验并非理想的选择。所以，DMC 建议提前终止高危亚组，并继续进行低危亚组的试验。最终，该试验表明两个亚组均有获益（Volberding 等，1994），尽管后来的研究表明这些作用持续的时间可能有限（Concorde Coordinating Committee，1994）。

有时，由于数据收集和管理中的人为因素，亚组可能出现虚假结果。在前面第 2 章讨论的夜间氧气治疗试验（NOTT）（Nocturnal Oxygen Therapy Trial Group，1980）中，研究者评价了连续氧气补充与夜间氧气补充对晚期慢性阻塞性肺疾病患者生存率和其他发病率指标的影响。这项试验是在 20 世纪 70 年代后期进行的，随后才开发了成组序贯设计，因此，尽管人们认识到重复检验存在的多重性问题，但期中分析时出现名义上有意义的结果仍然被认为可以考虑提前终止试验。期中分析时，DMC 分析了多个亚组的结果，亚组由危险因素的水平确定，其中一个危险因素是第一秒用力呼气量（FEV_1）。随着试验的进行，低 FEV_1 亚组似乎显示出名义上的显著效果，结果有利于持续补充氧气，而高 FEV_1 亚组则没有明显的趋势。DMC 要求检查数据收集过程的完整性。检查结果发现有一个或两个临床中心在收集所有已完成患者数据时存在拖延滞后，而且提交的夜间氧气治疗组死亡数据多于连续氧气治疗组。尽管试验是非盲态的，但没有证据表明是研究者偏倚导致数据报告的延误；问题似乎只是数据收集和报告速度上的无意识不均衡。数据更新后，低 FEV_1 组的有利效果减弱了，并且名义上不存在显著性。因此，在试验的那个时候，亚组结果显然是由于数据管理中的人为因素导致的（DeMets 等，1982）。如果 DMC 建议终止低 FEV_1 亚组的试验，那么随后的数据清理将消除这种治疗差异，并且可能失去回答这一重要问题的机会。试验达到计划的完成时间后，从总体结果中观察到连续供氧具有显著的治疗优势，并且在高 FEV_1 亚组和低 FEV_1 亚组中是一致的（Nocturnal Oxygen Therapy Trial Group，1980）。

8.4.4 将外部信息纳入考虑

随着其他试验的完成和结果的公布，DMC 还必须考虑因此而获得的新信息。当挪威噻吗洛尔试验（Norwegian Multicenter Study Group，1981）和瑞典美托洛尔试验（Hjalmarson 等，1981）发布时，BHAT 试验（Beta-Blocker Heart Attack Trial Research Group，1982）已经完成了大约 80% 的随访。这三个试验都是在刚刚经历心脏病发作的患者中检验 β- 受体阻滞剂的疗效。通常 β- 受体阻滞剂用于预防心律不齐和将来发生的诸如死亡或心肌梗死等不良事件。三个试验的主要终点均为死亡率。噻吗洛尔试验和美托洛尔试验结果公布时，都显示 β- 受体阻滞剂的疗效具有高度显著的统计学意义。那时，BHAT 试验生存率的比较也刚刚越过治疗获益的 O′ Brien-Fleming 成组序贯界值。DMC 建议终止 BHAT 试验，这一建议受到另外两项 β- 受体阻滞剂试验显示出获益的附加信息的影响。

流行病学研究已经反复表明，血清 β- 胡萝卜素水平低的个体患癌症例如肺癌的风险更高。研究者开展了两项试验，研究假设是对于罹患癌症风险较高的个体（例如吸烟者），血清 β- 胡萝卜素水平的升高会降低癌症的发病率。这两项试验是 α- 生育酚、β- 胡萝卜素（ATBC）试验（Alpha-Tocopherol、Beta-Carotene Cancer Prevention Study Group，1994）及 β- 胡萝卜素和视黄醇疗效试验（CARET）（Omenn 等，1996），并在由于吸烟或石棉暴露而患肺癌风险增加的人群中验证这一问题。CARET 试验研究饮食中添加 β- 胡萝卜素是否可以降低癌症风险，其 DMC 在审议时获得了 ATBC 试验的结果信息。与预期相反，ATBC 试验表明，在芬兰男性吸烟者中，接受高剂量 β- 胡萝卜素治疗者的肺癌发生率和死亡率在统计学上显著增加。CARET 试验出现了类似的消极趋势。ATBC 试验的结果，再加上强烈的消极趋势，导致 CARET 试验提前终止。

DMC 不应当基于新的结果马上采取措施，而应在同行和委员会对这些结果进行充分介绍、讨论和审查之后再决定。新的结果可能不像上述实例那样完全相关或者一致和清晰。即使外部试验的新结果看起来很有说服力，第 5 章中的示例 5.8 和 5.9 还是展示了 DMC 在面对强大的外部结果时建议继续进行试验的情况，原因是正在进行的试验中出现的新证据与外部结果并不一致。

8.4.5　在有效性证据的背景下评价安全性：界值的作用

在某些临床试验中，尤其是当主要终点是生物标志物或症状终点，而不是不可逆的发病率或死亡率指标时，试验开始之前可能会有一种共识，即由于发现获益而提前终止试验是没有理由的。对于此类试验，在 DMC 组织的会议上，可能会建议试验期间对 DMC 开通新出现的安全性数据的访问权限，而不开通对期中疗效结局数据的访问权限。甚至在以严重疾病发病率或死亡率作为终点的试验中，有时也建议在早期"安全性 / 试验完整性"审查会议上不赋予 DMC 对疗效数据的访问权限。此类建议的出发点可能是申办方担心更频繁地访问疗效数据会损害其可解释性。

然而，即使在这些情况下，对于 DMC 而言，访问疗效数据和安全性数据同样重要。最重要的原因是，需要在权衡获益 - 风险下评估新出现风险的可接受性，这本身就要求充分获取新出现的疗效数据。例如，如果一种治疗方式能产生预期的治疗效果，那么即使中度不良事件的发生率高于预期，也可能是可以接受的；但是，若结果接近治疗无效的标准，那么这种新出现的风险可能会鼓励 DMC 建议终止研究。此外，向 DMC 提供的见解使他们能够识别试验执行质量方面的异常行为，包括对疗效数据采集质量的关注。有了这些见解，DMC 可以提出建设性的建议，以提高疗效数据的质量，从而显著提高试验结果的完整性和可解释性。那些解决疗效数据质量不合格问题的建议尤其重要。

同时兼顾所有这些考虑的有效方法是使用非常保守的因获益而终止试验的界值。例如，O'Brien-Fleming 监查界值可以保持总的假阳性错误率为 0.0005 或者更小，Haybittle-Peto 监查界值需要达到事先指定的 4 倍或更多倍标准误（即单侧 P 值在 0.00001 ~ 0.0001 范围内）。这些界值符合这样一种的观点：只有在非常极端和罕见的情况下才可因获益而提前终止试验。这些界值的使用基本上可以使 DMC 充分获取疗效数据，以满足他们对此类数据的需求，同时仍能在最终分析时消耗几乎全部的 α，从而保护数据的完整性和可解释性。另一种类型的试验通常也需要采用非常保守的方法来提前终止，这种试验的主要终点指标为复合终点，该复合终点可能包括诸如死亡之类的严重结局，但以不那么严重的"软"终点为主；当然，这些需要解释或裁定，并且更容易受到偏倚的影响。即使主要结果越过上述某个成组序贯界值，此类试验的 DMC 也可能不愿提早终止试验。DMC 章程应规定 DMC 在这种情况下不要提前终止试验。

8.4.6 在定义获益界值时确保适当的稳健性

通常，如果针对主要终点采用预先确定的主要分析后结果足够有利，并且对无效假设进行检验得到双侧 $P < 0.05$，就可以在有利的一侧获得"统计学上显著"的获益证据。当无效假设成立时，在 40 次试验中只有 1 次由于偶然而出现这样的有利结果。但是，当单次试验提供的疗效证据具有统计学意义时，特别是当该试验的双侧 P 值仅在 0.05 附近时，人们通常会认为，需要一个具有有利结果的验证性试验才能获得充分稳健的获益证据。例如，在给定的临床环境中，当某干预措施在临床意义上有效的先验概率非常低时，只有进行了两项（而不是一项）有利的试验，且双侧 P 值在 0.05 附近，这种疗效的后验概率才会很高（见 Fleming，2010）。在某些情况下，设计一项单

独的临床试验来提供有关干预措施疗效的基本信息。例如，申办方可能有意基于单个试验的结果寻求监管部门批准，只要监管部门和临床科学家认为该试验的证据足够稳健，而"足够稳健"通常就要求证据的统计强度要比"1/40"强得多。在这样的单独试验中，即使在试验完成时，人们希望在全部试验范围内的传统（单侧）0.025 的假阳性错误率水平上得到统计学意义，在选择提前终止试验的监查界值时，也应该考虑将试验整体错误率保持在较低水平。采用这种方法的原因是，一项很容易就可提供强有力的有利证据的试验，如果允许继续进行的话，则不应该因为获得了微不足道的获益证据就提前终止，如果这样，则有很大的可能性需要一个后续的试验来提供充分稳健的证据。例如，在一项单独的试验中，终点指标是生物标志物或直接评估患者感受（例如症状终点）或功能（例如正常日常生活活动的指标），应该选择可以将假阳性错误率保持在整个试验（单侧）0.0005 水平的成组序贯界值，用于判断是否存在获益，这样的话，即使提前终止试验，也能确保提供相当于两项试验的证据强度（即大约为 1/40 的平方）。在另一个例子中，考虑一种主要疗效终点是不可逆的发病率或死亡率结局指标的情况，因此，可能认为单项独立的试验用于说明稳健阳性结果的证据强度较弱。在这种情况下，可以选择将假阳性错误率保持在整个试验（单侧）0.005 水平的成组序贯界值，用于判断是否存在获益，这样的话，即使提前终止试验，也能确保提供介于一次试验和两次试验之间的"中等"证据强度。

8.5 伦理学考虑

申办方和研究者向试验受试者做出伦理承诺，即研究不会持续超过方案和知情同意书中为建立令人信服的疗效证据所规定的治疗获益所需的必要时间。此外，一项早期出现不利趋势的试验，一旦结果不再中立而是可以辨别出危害，则不会继续进行；或者，在某些情况下，试验持续时间不会超过可以明确排除治疗获益所需的必要时间。但是，知情同意书应该明确说明，对于并不反映不可逆的发病率或死亡率、预先确定的主要结局，试验可能不会提前终止。DMC 代表研究者及其机构审查委员会承担这一伦理责任。

8.5.1 提前终止试验的哲学理念

在开始试验之前，DMC 应该清楚了解试验组织者关于提前终止试验的理念，并且为期中评估提供指引的统计学方法应与该理念保持一致。应该先解决一些重要的问题。首先，治疗差异的估计值达到多大，需要多长时间，才能使有利趋势足以令人信服，以保证提前终止试验是恰当的？其次，当期中结果不利时，因缺乏获益而建议提前终止试验之前，需要怎样的证据水平？

这些考虑非常重要，因为在临床试验人员之间，在提前终止试验的理念上存在很大的差别。一些研究者认为，至少对于某些试验而言，目标应该是产生无偏倚且有足够说服力的结果来影响医疗实践的改变（Souhami，1994；Guyatt 等，2012）。人们预期达到这个目标需要更大规模的试验和更精确的数据，而不是在（双侧）0.05 甚或 0.01 的检验水平上确定疗效差异的平时所用的目标。DMC 根据指定的试验设计和目标对此类试验进行监查，而不会考虑根据疗效结局给出终止试验的建议，除非期中结果远比已经非常保守的 O′ Brien-Fleming 界值更为极端，计算这些界值是为了将总体假阳性错误率维持在通常的水平上。

其他的研究者可能会对这样一种观点感到不舒服，即试验的持续时间可能会超过说服大多数知识渊博的临床研究者所需的时间，为了说服那些不太愿意改变自己做法的临床医生，需要继续将受试者随机分配到较差的治疗方案组。在同意参与 DMC 工作之前，DMC 成员必须确保自己愿意采纳试验组织者提出的监查理念。

8.5.1.1　应对早期的有利趋势

如第 8.4.2 节所述，在具有早期获益趋势的临床试验中，确定最佳随访时间可能很困难。理想情况下，评估治疗获益的持续时间，同时继续评估更长时期内可能出现的副作用或毒性，将为临床应用提供最多的信息。然而，对于患有危及生命的疾病（如心力衰竭、癌症或晚期 HIV 感染 /AIDS）的患者而言，短期内疗效显著的证据也可能令人信服，即使尚不清楚这些疗效能否持续更长时间。在这种情况下，提前终止试验可能是合理的，从而利用这种重要的短期获益，并且实施一些后续计划以明确严重的长期毒性。当然，在试验终止且对照组的患者开始接受新的有益治疗后，随着时间的推移，各研究组之间的比较变得意义不大。因此，评估长期副作用以及是否可以持续获益变得更加困难。

对于患有如关节炎、骨质疏松症或背痛等慢性疾病的患者，

治疗的长期效果在评估获益 - 风险比时可能更为重要。在这种
情况下，即使存在强劲但短期的有利趋势，关注长期结局有时
也是合理的。但是，当这种疾病是进行性疾病时，比如关节炎，
研究者一方面希望尽可能避免更多的患者发生不可逆进展，另
一方面希望尽可能了解治疗措施的长期疗效，这两者之间将必
然会存在矛盾关系。这种矛盾关系的解决必须随试验而不同，
并且将取决于疾病进展的速度及其临床后果的严重性等因素。

当发生严重临床事件的风险主要在远期时，对于诸如轻中
度高血压、胆固醇水平升高、视网膜病变或早期 HIV 感染的患
者，更需要加强长期随访。这里要说明的是，患者通常会自我
感觉健康而有活力。在不了解可能的长期不良反应和（或）没
有更全面了解长期临床获益的情况下，给予这些患者干预措施
以预防致命或不可逆的非致命事件可能是不合理的。

高血压检测和随访计划 (HDFP) 提供了一个示例（Hypertension
Detection and Follow-up Program Cooperative Group，1979）。虽
然在 20 世纪 70 年代初期，心脏病学家就接受了重度高血压患
者应该接受治疗这一观点，但是治疗轻度至中度高血压的获益
仍不确定。一般来说，这些人是健康的，身体功能正常，因此
可能不愿意忍受副作用，冒着有长期毒性的风险，或接受可能
会降低他们生活质量的常规服药所带来的不便。在 HDFP 研究
中，轻度至中度的高血压患者被随机分组，一组通过药物组合
降血压，一组通过私人医生的"标准护理"（低强度干预）降血
压。试验开始两三年后，积极的死亡率趋势开始出现，结果有
利于采用强化治疗策略，但试验仍在继续。其中一个原因是，
医生需要了解长期的副作用情况，然后才会被说服开始对大量
患者进行终身治疗。在这个案例中，"长期"为 5 年，这是最初

研究设计中确定的随访时间。5 年后，该试验如期终止，并显示出强大的死亡率上的优势，而且没有严重的、阻止医生治疗轻度高血压的长期副作用。如果不进行长期随访，患者不愿治疗的情况可能会持续下去，高血压患者将继续处于较高的风险水平。

继续进行 HDFP 研究的决定意味着，对照组的一些患者直到进入研究后的数年，才能接受强化治疗并从中获益。然而，如果试验仅在两三年后就终止了，这些患者的医生很可能仍然不愿对其进行治疗，因为不知道长期来看是否会有负面影响。因此，HDFP 的决策实际上可能不仅使一般高血压人群受益，而且也使许多接受对照治疗的患者受益。针对心脏病发作开展的一级和二级预防使用阿司匹林也出现了类似的长期随访问题（ISIS-2 Collaborative Study Group，1988；Steering Committee of the Physicians′ Health Study Research Group，1989）。在这些案例中，关于试验终止是否太早、太晚或在适当的时间都存在不同的观点。

在诸如此类的困难情况下，必须对试验中患者的潜在风险和获益与即将根据适应证接受治疗的整个人群的潜在风险和获益进行权衡。如果试验提供的信息不够明确，以至于主治医生不相信干预措施的获益，那么就可能无法为更广泛的人群带来这种获益。平衡这些因素是困难的，而且决策常常是有争议的；关于这些需求之间的最佳平衡，人们的意见不一。因此，对于 DMC 而言，在与试验领导层的早期讨论中，重要的是确定考虑提前终止试验所需的方法。为监查选定的特定序贯界值应该反映试验组织者在这方面的理念，DMC 成员也应确保他们对所选的方法感到满意。

8.5.1.2 应对早期的不利趋势

围绕早期不利趋势的问题甚至更复杂，无论是提示试验药物存在伤害还是仅仅缺乏获益（DeMets 等，1999）。消极趋势与积极趋势一样可以波动。在糖尿病控制与并发症试验（DCCT）（Diabetes Control and Complications Trial Research Group，1993）中，早期出现的消极趋势发生逆转，并且最终显示出非常强的阳性结果，证明了强化胰岛素治疗对糖尿病患者的益处。如果 DCCT 的 DMC 由于早期的消极趋势而提前终止了该试验，那么糖尿病患者将错过一项非常有用和有益的治疗策略，从而导致这些患者持续发病。但是，并非所有的消极趋势都会自行逆转，判断逆转的可能性或许是 DMC 面临的最困难的任务之一。

当出现不利趋势时，DMC 应当考虑 3 个标准，因为他们需要斟酌是否建议修改或者终止试验。这些标准随证据强度的增加依次为：第一，趋势是否足够不利，以至于试验原定把握度下能检测出的疗效水平可以被排除？在有适当把握度的试验中，这一标准相当于在完成试验后几乎没有可能产生显著的有益效果时而建议终止试验的标准。第二，这种不利趋势是否排除了临床意义上最小的治疗效应？第三，不利趋势是否强大到足以得出治疗有害的结论？虽然对每个可能发生的事件都制订计划是不可行的，但是如果早期结果不理想，那么事先考虑这三个标准中哪一个最应该受到关注，将对 DMC 最终面临此类趋势非常有帮助。

可以使用条件把握度法来评估早期趋势是否足够不利，以至于不太可能或几乎不可能反转成明显的积极趋势。在这种情况下，DMC 有足够的证据建议终止试验。但是，试验组织者必须决定是否有必要最终确定缺乏疗效获益，甚至确定存在危害，以证明终止具有不利趋势的试验是正当合理的（DeMets 等，1999）。

前面描述的统计学方法用于获得由于获益而提前终止试验的上限，这些方法也可以为区分简单的随机变异与排除获益或实际造成损害提供有用的指南。如第 8.2.1.3 节所述，成组序贯方法可以允许对称或不对称边界值。对于提前终止试验并声称缺乏疗效获益或有明确危害的情况，与声称具有明确疗效获益的要求一样，对称边界要求相同程度的证据水平（Emerson 和 Fleming，1989）。在比较两种使用广泛的治疗方法的试验中，这种边界值可能是最合适的。不对称边界值可能会在建议提前终止治疗之前，允许消极有害趋势的证据小一些，并且在研究性治疗的试验中是最有价值的。因此，研究主席、统计学家和 DMC 有必要进行一些讨论，以确定应该容忍的消极趋势的程度。例如，可以用 O′Brien-Fleming 序贯界值来监查有益的效应，而用 Pocock 序贯界值或条件把握度界值为安全性监查提供指导。

虽然条件把握度论点仅允许声明未能建立疗效获益，但对称或非对称边界方法则允许研究人员排除治疗获益或确定治疗有害（更为极端的结果）。图 8.5 提供了下限的示例，要么排除具有 97.5% 把握度的试验的备择假设（细实线），要么排除具有临床意义的任何水平的真实获益（点虚线），要么确定危害（短划线）。尽管在图 8.5 中未作说明，但如果在有足够把握度的试验中出现早期不利趋势，则随机缩减标准通常会产生类似于"细实线"边界的终止监查标准。但是，如果在把握度不足的试验中出现不利趋势，通常早期终止试验的随机缩减标准甚至比因缺乏疗效而终止试验的"细实线"边界更容易提前达到。

在许多临床情境中，排除疗效获益的边界，就像图 8.5 中的"细实线"或"点虚线"边界，将很有用。例如，在 CONSENSUS-Ⅱ试验中（Swedberg 等，1992），DMC 因具有消极趋势而建议提前终止试验，这种消极趋势不能在统计学意义上确定有害，但确实排除了疗效获益。如果一种治疗（以非标准剂量给予标准药物）不会明显好于常规剂量，则不太可能具有很大的临床意义。

另一个有趣的情况是，没有明显的获益或有害的趋势出现，人们开始担忧是否有理由额外增加受试者、医生和财政资源投入，以及试验给受试者带来的负担。例如，如果受试者正在接受具有一定毒性或侵入性的研究干预措施，那么继续进行试验获得干预措施或疾病本身的更多信息可能是不合理的。对于许多试验，政府和企业申办方出于财政或财务考虑可能都要求认真讨论是否终止试验，以及将有限的患者和财政资源分配给更有希望的干预措施。例如，在 CARS 试验中，在发生心肌梗死的人群中将两种低固定剂量的香豆素与安慰剂进行比较。已确定低剂量和高剂量香豆素均不能提供凝血或其他方面明显的治疗效果。因为香豆素的潜在风险，患者必须接受密集的血液监测。由于这种负担和缺乏明显的疗效获益，该试验被终止。但是，对于那些不会给受试者造成巨大或严重负担的干预措施，如果可以了解该疾病更多的自然史或次要研究结局，继续进行试验可能是合理的。

相反，在某些临床情境中，可能会使用确定存在危害的边界，例如图 8.5 中的"短划线"边界。在 CHF 患者中进行的

PROMISE 试 验（Packer 等，1991） 和 VEST 试 验（Cohn 等，1998）在出现死亡率的消极趋势时仍继续进行，目的是区分微小获益、中立结果和真正有害（见图 8.10）。这些试验评估了一类治疗心力衰竭的药物，这些药物可使衰竭的心脏更加努力工作，并使患者锻炼时间更长或感觉更好。此时，重要的是区分对死亡率没有影响但是可以改善运动能力和生活质量的药物与另一种具备这些益处但是增加死亡率的药物。因此，对于每个DMC 而言，让每个试验持续足够长的时间来做出这种区分是一个困难的决定，但在伦理和科学上都是令人信服的。最终，在这两项试验中，如图 8.10 中的 PROMISE 试验所示，尽管受试者早期的生活质量得到了改善，但长期的死亡率数据仍显示出统计学上显著的有害作用。如果不让这些试验区分中性结果和

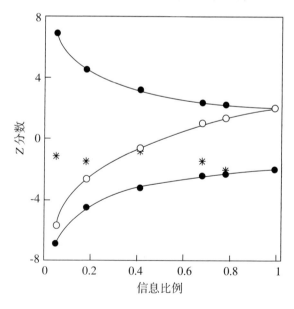

图 8.10 PROMISE 试验中米力农治疗组与安慰剂组期中死亡率比较的成组序贯设计（参见图 8.5）

有害的死亡率效应，将会使医生和患者陷入进退两难的困境，从而导致包括参与试验的患者在内的许多心力衰竭患者持续接受可能减小他们生存机会的药物。DeMets 等（1999）已经讨论了这种出现"痛苦的消极（即有害）趋势"时所处的困境，并提供了一些关于这种情况的其他例子。

大多数将新的干预措施与标准治疗或对照方案进行比较的试验，并不是为了确定新干预措施不如对照组。但是，实际上有时候可能会导致这种考虑。例如，一种新研发的药物、生物制剂、临床方法或设备在确证性试验研究之前，可能已广泛用于治疗适应证。实际上，某类抗心律失常药物的使用就是这种情况，已知该类抗心律失常药物可抑制心脏室性心律失常，并且已被广泛用于各种类型心律失常的患者中，而这些患者的心律失常并不像最初研究的患者那样严重。CAST 试验（Echt 等，1991；Friedman 等，1993）的目的是在单侧 0.025 的显著性水平上，确定在这类更广泛的患者中这些药物所能提供的生存获益。DMC 将有害作用的下限设定为 0.025 的显著性水平，但并不期望它真的能被用到。正如本章前面所讨论的那样，消极的死亡率趋势在很早就开始出现，但是由于人们先前对这些药物的治疗获益抱有强烈的信念，因此这种趋势不太可能对治疗实践产生影响。（如第 5 章所述，在第一次期中分析时，DMC 实际上对趋势的方向是处于盲态的。）CAST 试验死亡率的消极结果迅速变得更加强烈，Z 分数越过了用于确定有害作用的对称下限。在那个时点上，DMC 已处于揭盲状态，建议立即终止 CAST 试验。该研究结果使心脏病学界相信，对有中度心律失常风险的人群而言，一种被普遍认为是"先进技术"的治疗方法实际上是有害的。不那么极端的结果可能没有那么令人信服，有害药物的治疗可能还会继续下去。

DMC 章程应讨论这些界值的各种选择，并给出充足的细节以处理不利趋势，从而在出现这些困难情况时为 DMC 提供指导。事前讨论是极其有帮助的，因为一旦进行试验，由于保密性要求，就很难获得研究者和申办方在这些问题上的意见。

8.5.1.3 应对意外的安全性问题

当意外的和令人担忧的毒性效应开始显现时，统计方法是最没有帮助的。在这种情况下，由于这些结果是意料之外的，因此没有预先制定的统计计划。此外，由于可以观察到并且引起关注的不良事件类型的数量非常大，因此也很难预先制定任何统计计划来评估这些趋势，以便充分控制多重性问题。但是，监查此类问题是 DMC 的一项重要职责。DMC 成员在考虑这种趋势时，将从对巧合和偶然性的一般认识中获得一些指导，但是在对意外出现的安全性问题给出建议时，将最需要依靠他们的核心知识、经验和常识。

会导致 DMC 建议修改或终止研究的安全性问题的程度，必然会随着观察到的获益水平而变化。例如，如果这种治疗似乎可以提供生存获益，那么出现严重的和意外的安全性问题时，可能导致 DMC 强烈建议修改研究方案以减少这些问题（例如改变剂量，修改临床监查方法，使用伴随药物预防或减轻问题）；然而，如果期中疗效结果不太令人满意，则同样程度的安全性问题可能会导致 DMC 建议终止研究。因此，如本章前文和第 6 章所述，对组间比较数据进行期中监查以评估安全性问题时，还应审查疗效数据，以便对获益 - 风险状况进行全面评估。

8.5.2 其他伦理考虑

正如本书中经常提到的，各种伦理考虑也是数据监查过程的重要组成部分。对于每个参与临床试验的患者或个人，一个隐含的约定是，试验持续时间将不超过达到方案规定的研究目的和知情过程中说明的必要时间。方案中正式定义的目标已充分达到时，继续追求达到其他目标可能会在伦理上造成麻烦。患者暴露于劣效或有害治疗风险的时间不应超过确定获益 - 风险状况所必需的时间。例如，如果已经证明某项治疗措施可挽救生命或预防严重不可逆事件，应尽快提供给参与试验的以及未来可能的其他患者。

除了评估获益和风险之外，DMC 还要承担监查试验质量和可行性的伦理责任。如果 DMC 认识到试验的设计假设不再合理，试验也没有机会严格评估获益 - 风险比，那么该试验可能就没有什么用处了。在某些情况下，受试者招募可能会严重落后于计划，以致无法在合理的时间内或在分配的资金期限内完成试验。数据收集质量或时效性可能并未满足要求。对研究方案的依从性可能很差，并且（或者）受试者保留率可能很低。在这些情况下，可能无法实现试验目标。如果继续进行试验，将与研究者和患者之间的承诺或约定相矛盾，即承诺他们的参与将使试验目标得以实现。对于一项几乎没有可能充分评估干预措施的试验，患者很可能最初就不会参与，也不想继续参与。

参考文献

Alpha-Tocopherol, Beta-Carotene Cancer Prevention Study Group (1994). The effect of vitamin E and beta carotene on the incidence of lung cancer and other cancers in male smokers. *New England Journal of Medicine* 330: 1029–1035.

Armitage, P., McPherson, C.K., and Rowe, B.C. (1969). Repeated significance tests on accumulating data. *Journal of the Royal Statistical Society, Series A* 132: 235–244.

Bauer, P. and Kohne, K. (1994). Evaluation of experiments with adaptive interim analyses. *Biometrics* 50: 1029–1041.

Bauer, P. and Posch, M. (2004). Modification of the sample size and the schedule of interim analyses in survival trials based on data inspections, by H. Schäfer and H.-H. Müller, Statistics in Medicine 200. 20: 3741–3751. *Statistics in Medicine* 23 (8): 1333–1334.

Berry, D.A. (1993). A case for Bayesianism in clinical trials (with discussion). *Statistics in Medicine* 12: 1377–1404.

Berry, D.A. and Eick, S.G. (1994). Adaptive assignment versus balanced randomization in clinical trials: a decision analysis. *Statistics in Medicine* 14: 231–246.

Besarab, A., Goodkin, D.A., and Nissenson, A.R., Normal Hematocrit Cardiac Trial Authors(1998). The effects of normal as compared with low hematocrit values in patients with cardiac disease who are receiving hemodialysis and epoetin. *New England Journal of Medicine* 339 (9): 584–590.

Beta-Blocker Heart Attack Trial Research Group (1982). A randomized trial of propranolol in patients with acute myocardial infarction. I. Mortality results. *Journal of the American Medical Association* 247: 1707–1714.

Brannath, W., Mehta, C.R., and Posch, M. (2009). Exact confidence bounds following adaptive group sequential tests. *Biometrics* 65: 539–546.

Breslow, N.E. (1990). Biostatistics and Bayes (with discussion). *Statistical Science* 5: 269–298.

Cairns, J., Cohen, L., Colton, T. et al. (1991). Issues in the early termination of the aspirin component of the Physicians' Health Study. Data Monitoring Board of the Physicians' Health Study. *Annals of Epidemiology* 1 (5): 395–405.

Carlin, B.P. and Louis, T.A. (2000). *Bayes and Empirical Bayes Data Analysis*. Boca Raton, FL: Chapman & Hall/CRC Press.

Carlin, B.P., Chaloner, K., Church, T. et al. (1993). Bayesian approaches for monitoring clinical trials, with an application to toxoplasmic encephalitis prophylaxis. *The Statistician* 42: 355–367.

Cohn, J.N., Goldstein, S.O., Greenberg, B.H. et al., for the Vesnarinone Trial Investigators(1998). A dose-dependent increase in mortality with vesnarinone among patients with severe heart failure. *New England Journal of Medicine* 339 (25): 1810–1816.

Concorde Coordinating Committee (1994). Concorde: MRC/ANRS randomised double-blind controlled trial of immediate and deferred zidovudine in symptom-free HIV infection. *Lancet* 343: 871–881.

Cornfield, J. (1966). A Bayesian test of some classical hypotheses – with applications to sequential clinical trials. *Journal of the American Statistical Association* 61: 577–594.

Coronary Drug Project Research Group (1975). Clofibrate and niacin in coronary heart disease. *Journal of the American Medical Association* 231: 360–381.

Coronary Drug Project Research Group (1981). Practical aspects of decision making in clinical trials. The Coronary Drug Project as a case study. *Controlled Clinical Trials* 1: 363–376.

Coumadine Aspirin Reinfarction Study (CARS) Investigators (1997). Randomized double-blind trial of fixed low dose warfarin with aspirin after myocardial infarction. *Lancet* 350 (9075): 389–396.

DeMets, D.L. and Lan, K.K.G. (1994). Interim analyses: the alpha spending function approach. *Statistics in Medicine* 13 (13/14): 1341–1352.

DeMets, D.L., Williams, G.W., and Brown, B.W. and the NOTT Research Group(1982). A case report of data monitoring experience: The Nocturnal Oxygen Therapy Trial. *Controlled Clinical Trials* 3: 113–124.

DeMets, D.L., Hardy, R., Friedman, L.M., and Lan, K.K.G. (1984). Statistical aspects of early termination in the Beta-Blocker Heart Attack Trial. *Controlled Clinical Trials* 5: 362–372.

DeMets, D.L., Pocock, S., and Julian, D.G. (1999). The agonizing negative trend in monitoring clinical trials. *Lancet* 354: 1983–1988.

Diabetes Control and Complications Trial Research Group (1993). The effect of intensive treatment of diabetes on the development and progression of long-term complications in insulin-dependent diabetes mellitus. *New England Journal of Medicine* 329 (14): 977–986.

East 6 (2016). *Statistical Software for the Design, Simulation and Monitoring Clinical Trials.* Cambridge MA: Cytel Inc.

Echt, D.S., Liebson, P.R., Mitchell, L.B. et al. (1991). Mortality and morbidity in patients receiving encainide, flecainide, or placebo. The Cardiac Arrhythmia Suppression Trial. *New England Journal of Medicine* 324: 781–788.

Ellenberg, S.S., Geller, N., Simon, R., and Yusuf, S. (1993) (eds.)

Proceedings of "Practical issues in data monitoring of clinical trials", Bethesda, Maryland, USA, 27–28 January 1992. Statistics in Medicine 12: 415–616.

Emerson, S.S. (2006). Issues in the use of adaptive clinical trial designs. *Statistics in Medicine* 25: 3270–3296.

Emerson, S.S. (2007) S+SeqTrial Technical Overview. http://www.rctdesign.org/techreports/TechOverview.pdf

Emerson, S.S. and Fleming, T.R. (1989). Symmetric group sequential test designs. *Biometrics* 45: 905–923.

Emerson, S.S. and Fleming, T.R. (2010). Adaptive methods: telling "the rest of the story". *Journal of Biopharmaceutical Statistics* 20: 1150–1165.

Emerson, S.S., Bruce, A.G., and Baldwin, K. (2000). *S+SeqTrial Users Guide*. Seattle: Insightful Corporation.

Emerson, S.S., Kittelson, J.M., and Gillen, D.L. (2007). Frequentist evaluation of group sequential designs. *Statistics in Medicine* 26 (28): 5047–5080.

Emerson, S.S., Levin, G.P., and Emerson, S.C. (2011). Comments on "Adaptive increase in sample size when interim results are promising: a practical guide with examples". *Statistics in Medicine* 30: 3285–3301.

Fayers, P.M., Ashby, D., and Parmar, M.K.B. (1997). Tutorial in biostatistics. Bayesian data monitoring in clinical trials. *Statistics in Medicine* 16: 1413–1430.

Fisher, L.D. (1998). Self-designing clinical trials. *Statistics in Medicine* 17: 1551–1562.

Fleming, T.R. (2006). Standard vs. adaptive monitoring procedures: a commentary. *Statistics in Medicine* 25: 3305–3312.

Fleming, T.R. (2010). Clinical trials: discerning hype from substance. *Annals of Internal Medicine* 153: 400–406.

Fleming, T.R., Harrington, D.P., and O'Brien, P.C. (1984). Designs for group sequential tests. *Controlled Clinical Trials* 5: 348–361.

Freedman, L.S. and Spiegelhalter, D.J. (1989). Comparison of Bayesian with group sequential methods for monitoring clinical trials. *Controlled Clinical Trials* 10 (4): 357–367.

Freedman, L.S., Spiegelhalter, D.J., and Parmar, M.K. (1994). The what, why and how of Bayesian clinical trials monitoring. *Statistics in Medicine* 13 (13–14): 1371–1383.

Freidlin, B. and Simon, R. (2005). Adaptive signature design: an adaptive clinical trial design for generating and prospectively testing a gene expression signature for sensitive patients. *Clinical Cancer Research* 11: 7872–7878.

Friedman, L.M., Bristow, J.D., Hallstrom, A. et al. (1993). Data monitoring in the Cardiac Arrhythmia Suppression Trial. *Online Journal of Current Clinical Trials* Doc. 79, July 31.

Guyatt, G.H., Briel, M., Glasziou, P. et al. (2012). Problems of stopping trials early. *British Medical Journal* 344: e3863.

Halperin, M., Lan, K.K.G., Ware, J. et al. (1982). An aid to data monitoring in long-term clinical trials. *Controlled Clinical Trials* 3: 311–323.

Haybittle, J.L. (1971). Repeated assessment of results in clinical trials of cancer treatment. *British Journal of Radiology* 44: 793–797.

Hjalmarson, A., Herlitz, J., Malek, I. et al. (1981). Effect on mortality of metoprolol in acute myocardial infarction: a double-blind randomized trial. *Lancet* 2: 823–827.

Hulley, S., Grady, D., Bush, T. et al., for the Heart and Estrogen/Progestin Replacement Study (HERS) Research Group (1998). Randomized trial of estrogen plus progestin for secondary prevention of coronary heart disease in postmenopausal women. *Journal of the American Medical Association* 280: 605–613.

Hypertension Detection and Follow-up Program Cooperative Group (1979). Five-year findings of the Hypertension Detection and Follow-up Program. I. Reduction in mortality of persons with high blood pressure, including mild hypertension. *Journal of the American Medical Association* 242 (23): 2562–2571.

Irle, S. and Schaefer, H. (2012). Interim design modifications in time-to-event studies. *Journal of the American Statistical Association* 107 (341): 348.

ISIS-2 Collaborative Group (1988). Randomised trial of intravenous streptokinase, oral aspirin, both, or neither among 17,187 cases of suspected acute myocardial infarction: ISIS-2. *Lancet* 2: 349–360.

Jenkins, M., Stone, A., and Jennison, C. (2011). An adaptive seamless phase II/III design for oncology trials with subpopulation selection using correlated survival endpoints. *Pharmaceutical Statistics* 10 (347): 356.

Jennison, C. and Turnbull, B. (1999). *Group Sequential Methods with Applications to Clinical Trials*. Boca Raton, FL: Chapman & Hall/CRC.

Jennison, C. and Turnbull, B.W. (2006). Adaptive and non-adaptive group sequential tests. *Biometrika* 93: 1–21.

Jiang, W., Freidlin, B., and Simon, R. (2007). Biomarker adaptive threshold design: a procedure for evaluating treatment with possible biomarker-defined subset effect. *JNCI* 99: 1036–1043.

Kim, K. and Tsiatis, A.A. (1990). Study duration for clinical trials with survival response and early stopping rule. *Biometrics* 46: 81–92.

Kittelson, J.M. and Emerson, S.S. (1999). A unifying family of group sequential test designs. *Biometrics* 55: 874–882.

Lan, K.K.G. and DeMets, D.L. (1983). Discrete sequential boundaries for clinical trials. *Biometrika* 70 (3): 659–663.

Lan, K.K.G. and DeMets, D.L. (1989a). Changing frequency of interim analyses in sequential monitoring. *Biometrics* 45: 1017–1020.

Lan, K.K.G. and DeMets, D.L. (1989b). Group sequential procedures: calendar versus information time. *Statistics in Medicine* 8: 1191–1198.

Lan, K.K.G. and Wittes, J. (1988). The *B*-value: a tool for monitoring data. *Biometrics* 44: 579–585.

Lan, K.K.G., Simon, R., and Halperin, M. (1982). Stochastically curtailed tests in long-term clinical trials. *Communications in Statistics C, Sequential Analysis* 1: 207–219.

Lan, K.G., Reboussin, D.M., and DeMets, D.L. (1994). Information and information fractions for design and sequential monitoring of clinical trials. *Communications in Statistics: Theory and Methods* 23: 403–420.

Levin, G.P., Emerson, S.C., and Emerson, S.S. (2013). Adaptive clinical trial designs with pre-specified rules for modifying the sample size based on the interim estimate of treatment effect. *Statistics in Medicine* 32: 1259–1275. (with rejoinder to Commentary on pp. 1280-1282).

Levin, G.P., Emerson, S.C., and Emerson, S.S. (2014). An evaluation of inferential procedures for adaptive clinical trial designs with pre-specified rules for modifying the sample size. *Biometrics* 70: 556–567.

McPherson, K. (1974). Statistics: the problem of examining accumulating data more than once. *New England Journal of Medicine* 290: 501–502.

Moertel, C.G., Fleming, T.R., MacDonald, J.S. et al. (1990). Levamisole and fluorouracil for adjuvant therapy of resected colon carcinoma. *New England Journal of Medicine* 322: 352–358.

Müller, H. and Schäfer, H. (2001). Adaptive group sequential designs for clinical trials: combining the 1968 advantages of adaptive and of classical group sequential approaches. *Biometrics* 57: 886–891.

Nocturnal Oxygen Therapy Trial Group (1980). Continuous or nocturnal oxygen therapy in hypoxemic chronic obstructive lung disease – a clinical trial. *Annals of Internal Medicine* 93 (3): 391–398.

Norwegian Multicenter Study Group (1981). Timolol-induced

reduction in mortality and reinfarction in patients surviving acute myocardial infarction. *New England Journal of Medicine* 304: 801–807.

O'Brien, P.C. and Fleming, T.R. (1979). A multiple testing procedure for clinical trials. *Biometrics* 35: 549–556.

Omenn, G.S., Goodman, G.E., Thornquist, M.D. et al. (1996). Effects of a combination of beta carotene and vitamin A on lung cancer and cardiovascular disease. *New England Journal of Medicine* 334: 1150–1155.

Packer, M., Carver, J.R., Rodeheffer, R.J. et al. for the PROMISE Study Research Group(1991). Effect of oral milrinone on mortality in severe chronic heart failure. *New England Journal of Medicine* 325 (21): 1468–1475.

Packer, M., O'Connor, C.M., Ghali, J.K. et al., for the Prospective Randomized Amlodipine Survival Evaluation Study Group(1996). Effect of amlodipine on morbidity and mortality in severe chronic heart failure. *New England Journal of Medicine* 335: 1107–1114.

Packer, M., Carson, P., Elkayam, U. et al.; PRAISE-2 Study Group(2013). Effect of amlodipine on the survival of patients with severe chronic heart failure due to a nonischemic cardiomyopathy: results of the PRAISE-2 study (prospective randomized amlodipine survival evaluation 2). *JACC Heart Fail* 1: 308–314.

Pampallona, S.A., Tsiatis, A.A., and Kim, K.M. (1995) Spending functions for the type I and type II error probabilities of group sequential tests. Technical Report, Department of Biostatistics, Harvard School of Public Health.

Parmar, M.K., Spiegelhalter, D.J., and Freedman, L.S. (1994). The CHART trials: Bayesian design and monitoring in practice. CHART Steering Committee. *Statistics in Medicine* 13 (13–14): 1297–1312.

Parmar, M.K., Griffiths, G.O., Spiegelhalter, D.J. et al., CHART Steering Committee(2001). Monitoring of large randomized clinical trials: a new approach with Bayesian methods. *Lancet* 358: 375–381.

Peto, R., Pike, M.C., Armitage, P. et al. (1976). Design and analysis of randomized clinical trials requiring prolonged observations of each patient. I. Introduction and design. *British Journal of Cancer* 34: 585–612.

Pocock, S.J. (1977). Group sequential methods in the design and analysis of clinical trials. *Biometrika* 64: 191–199.

Proschan, M.A. and Hunsberger, S.A. (1995). Designed extension of studies based on conditional power. *Biometrics* 51: 1315–1324.

Reboussin, D.M., DeMets, D.L., Kim, K., and Lan, K.K.G. (2000). Computations for group sequential boundaries using the Lan–DeMets spending function method. *Controlled Clinical Trials* 21: 190–207.

Rubin, D.B. (1984). Bayesianly justifiable and relevant frequency calculations for the applied statistician. *Annals of Statistics* 12: 1151–1172.

SAS Institute (2011). *SAS Version 9.3.* NC: Cary.

Shi, S. (2003) Estimation following self-designing clinical trials. Unpublished MS Thesis, Department of Biostatistics, University of Washington, Seattle.

Souhami, R. (1994). The clinical importance of early stopping of randomized trials in cancer treatments. *Statistics in Medicine* 13: 1293–1296.

Spiegelhalter, D.J., Freedman, L.S., and Blackburn, P.R. (1986). Monitoring clinical trials: conditional or predictive power? *Controlled Clinical Trials* 7: 8–17.

Spiegelhalter, D.J., Freedman, L.S., and Parmar, M.K. (1993). Applying Bayesian ideas in drug development and clinical trials. *Statistics in Medicine* 12 (15–16): 1501–1511.

Spiegelhalter, D.J., Freedman, L.S., and Parmar, M.K.B. (1994). Bayesian approaches to randomised trials. *Journal of the Royal Statistical Society A* 157: 357–416.

Steering Committee of the Physicians' Health Study Research Group (1989). Final report on the aspirin component of the ongoing Physician's Health Study. *New England Journal of Medicine* 321: 129–135.

Swedberg, K., Held, P., Kjekhus, J. et al. (1992). Effects of early administration of enalapril on mortality in patients with acute myocardial infarction – results of the Cooperative New Scandinavian Enalapril Survival Study II (Consensus II). *New England Journal of Medicine* 327: 678–684.

Task Force of the Working Group on Arrhythmias of the European Society of Cardiology (1994). The early termination of clinical trials: causes, consequences, and control. With special reference to trials in the field of arrhythmias and sudden death. *Circulation* 89: 2892–2907. https://edelivery.tibco.com/storefront/eval/tibco-spotfire-s-seqtrial/prod10282.html (accessed July 11, 2018).

TIBCO (2000). https://edelivery.tibco.com/storefront/eval/tibco-spotfire-s-seqtrial/prod10282.html (accessed July 11, 2018).

Tsiatis, A.A. and Mehta, C.R. (2003). On the inefficiency of the adaptive design for monitoring clinical trials. *Biometrika* 90: 367–378.

Turnbull, B.W. (2017). Adaptive designs from a Data Safety Monitoring Board perspective: some controversies and some case studies. *Clinical Trials* 14: 462–469.

US Food and Drug Administration (2018). Draft FDA Guidance Document: Guidance for Industry Adaptive Design Clinical Trials for Drugs and Biologics. https://www.fda.gov/downloads/Drugs/GuidanceComplianceRegulatoryInformation/Guidances/UCM201790.pdf (accessed October, 2018).

Ventz, S. and Trippa, L. (2014). Bayesian designs and the control of frequentist characteristics: a practical solution. *Biometrics* 71: 218–226.

Volberding, P.A., Lagakos, S.W., Koch, M.A. et al. and the AIDS Clinical Trials Group of the National Institute of Allergy and Infectious Diseases(1990). Zidovudine in asymptomatic human immunodeficiency virus infection. *New England Journal of Medicine* 322: 941–949.

Volberding, P.A., Lagakos, S.W., Grimes, J. et al. (1994). The duration of zidovudine benefit in persons with asymptomatic HIV infection. Prolonged evaluation of protocol 019 of the AIDS Clinical Trials Group. *Journal of the American Medical Association* 272 (6): 437–442.

Wan, H., Ellenberg, S.S., and Anderson, K. (2015). Stepwise two-stage sample size adaptation. *Statistics in Medicine* 34: 27–38.

Whitehead, J. (1983). *The Design and Analysis of Sequential Clinical Trials*. New York: Halsted Press.

Whitehead, J. (1994). Sequential methods based on the boundaries approach for the clinical comparison of survival times. *Statistics in Medicine* 13: 1357–1368.

Yao, Q. and Wei, L.J. (1996). Play the winner for phase II/III clinical trials. *Statistics in Medicine* 15: 2413–2423.

9

确定何时需要数据监查委员会

要 点

- 所有试验都需要仔细监查，但并非所有试验都需要独立的 DMC。

- 最需要独立 DMC 的情况有：旨在为挽救生命或预防严重疾病的治疗方法提供确切数据的随机临床试验、创新和（或）潜在高风险治疗方法的临床试验以及有可能改变医学实践的临床试验。

- 当认为关于安全性和疗效的期中分析对确保试验受试者的安全性至关重要时，需要独立的 DMC。

- 在一些没有能力自行知情同意的弱势人群中开展试验时，独立的 DMC 可能是有价值的。

- 内部监查委员会在许多试验中是有价值的，尤其是在那些不需要独立监查的试验中。

9.1 引言

所有临床试验都需要在实施过程中进行仔细的监查。进行此类监查的主要原因是要尽快识别任何严重的紧急安全性问题，以最大程度地缩短受试者可能面临过度风险的时间。第二个重要原因是要识别出试验操作过程中可能出现的一些问题并纠正它们，从而使试验顺利完成，否则可能无法实现其目的。并非所有试验都需要正式的、独立的 DMC 来达到这些目的。DMC增加了临床试验实施的复杂性，也增加了试验申办者的成本，因此选择性地使用 DMC 是合适的。在第 1 章中，我们指出了DMC 主要用于旨在评价延缓死亡或发病，或者降低死亡率或严重疾病发病率的治疗的随机试验，并提出了一些标准，用于考虑任何特定的试验是否应该由独立的 DMC 来监查。在本章中，我们将详细阐述这些方面的考虑，并具体讨论 DMC 可能有用的场景。当可能不需要完全独立的 DMC 时，可以考虑其他类型的研究监查方法。

9.2 使用独立数据监查委员会的典型场景

一般来说，评价可挽救生命或预防严重疾病进展的治疗方法的随机试验一直以来都是应用 DMC 的典型场景，本书已经对此进行了描述。在这些试验中，关于安全性和主要疗效终点的早期但有说服力的结果可以证明终止试验是合理的，即使次要疗效终点和长期安全性尚未完全证实。此外，此类试验的疗效终点通常也具有安全性方面的意义，即一种旨在降低死亡率的治疗方法可能会产生导致死亡率增加的不良反应，例如心律失常抑制试验（CAST）（Echt 等，1991）和第 8 章中讨论的PROMISE 试验（Packer 等，1991）就是这类情况。因此，此类试验显然需要对有效性和安全性数据的组间比较进行仔细的期中评估。同样，在死亡率和重要疾病的发病率上处于高风险的人群中实施的试验，即使治疗不针对此类终点（例如为晚期癌症患者治疗疼痛，或减轻化疗引起的副作用如骨髓抑制或心脏毒性的严重程度），但如果治疗有可能增加死亡风险或其他可能与疾病相关的严重不良结局的风险，那么也应考虑对累积的组间比较数据进行期中分析和监查（一个很好的案例见 Hazenberg 等，2015）。由于对期中数据的判断可能会导致修改或终止试验，因此做出的判断需要尽可能客观，所以通常应为此类试验设立独立的 DMC。

在考虑可能需要独立 DMC 的其他情况之前，重要的是要认识到传统情景下 DMC 所能增强的保护类型。在这些试验中，如果有令人信服的证据表明受试者处于不必要的风险中，独立的 DMC 可以通过修改试验方案或终止试验来保护受试者。例如，如果在试验按计划完成之前，有令人信服的证据显示研究的治疗方法不如标准治疗，就属于这种情况。在这种情况下，DMC 将建议提前终止研究，这样患者在将来就不会接受明显较差的治疗。同样（但不那么严格），如果在初始方案下出现毒性反应的频率和（或）严重程度不可接受，DMC 可能会建议修改剂量方案或更改纳入和排除标准。

DMC 还需要保护未来患者的利益，这不仅指未来的试验受试者，还包括所有患所研究疾病或有相同状况而需要治疗的患者。如第 4 章所述，在试验中有既得利益的个人做出的决定可能会受到这些利益的影响，并且这种决定可能会对未来的患者产生负面影响。例如，如果临床试验的研究者本人负责监查和期中决策，他们对正在治疗的患者的担忧可能会促使他们根据有利于对照治疗的早期趋势建议终止试验，即使这些早期结果可能只是一种偶然结果，此结果也许经更多的后续随访就会被轻易地逆转。或者，即使他们不建议终止试验，也可能会对招募患者和按照方案要求继续对已入组的患者进行治疗失去热情，从而导致试验结果把握度不足或结论难以解释。因此，一种未来对患者真正有价值的新疗法就可能无谓地错失了。另一个例子是，如果一项试验的结局具有重大经济意义，则试验申办者可能会过于倾向将早期的阳性结果解释为最终结果。但是，在这种情况下早期停止试验可能是不明智的，因为不确定但有提示性的早期结果不太可能令监管部门（在评价研究性治疗的情况下）或医学界（在比较竞争性治疗策略的情况下）信服。这也会导致有价值的新治疗方法延迟应用于那些可能从中受益的患者。另一方面，有些申办者可能根本不愿提前终止试验，即使结果是确定的，因为他们担心结果不够有说服力。尽管很难预测不同的既得利益方会在特定情况下如何影响决策，但独立的 DMC 作为一个没有重大利益冲突的机构，可以保护临床试验的完整性和临床试验的受试者。保护试验的完整性通常对保障未来患者的安全具有意义。

9.3　使用独立数据监查委员会可能有价值的其他场景

9.3.1　高风险治疗的早期临床试验

在其他情况下的某些试验也可能会受益于独立的 DMC。例如，具有重大风险的治疗措施的早期试验可能就属于此类，即使试验没有随机分组。通常，高毒性干预措施仅用于避免重大结局，如死亡或发生严重疾病，因为有潜在严重毒性的干预措施通常不适用于治疗不那么严重的健康结局；因此，此类试验类似于上一节所述的疾病情景。在新的且潜在毒性可能很强的治疗措施的早期试验中，可能需要独立的 DMC 审查新出现的不良结局，从而降低期中判断因财务或专业见解方面的利益冲突而受到影响的可能性。对于可能发生重大不良事件的创新治疗措施的早期试验，机构审查委员会和经费资助方有时要求建立独立的 DMC。例如，在某些，评估急性肝衰竭患者的体外肝辅助器械和心脏骤停患者治疗器械的安全性和生物学活性的 I 期试验和 II 期早期随机试验中，建立了独立的 DMC（Mills 等，1999）。提倡在基因治疗试验中应用 DMC（甚至在最早阶段），因为在基因治疗试验中观察到了死亡事件，对此有些人认为对监查试验负有主要责任的研究者并未认真考虑初始的不良结局（Walters，2000）。政府发起的预防性 HIV 疫苗的 I 期试验按常规进行了随机分组和安慰剂对照，而且还常规地设立了一个独立的 DMC 进行监查（Ellenberg 等，1993）。最后，当财务或学术方面的利益冲突可能被认为会不恰当地影响申办者和（或）研究者进行试验时（比如申办者既是产品的开发者，又作为研究者去测试产品），独立的监查对于早期试验可能特别有价值。

9.3.2 在弱势人群中进行的试验

在某些情况下，可能需要提高监查水平的另一种类型的试验是，研究参与者被认为是弱势群体，没有足够的自我保护能力（例如拒绝继续参加试验治疗）。在此类试验中，潜在的受试者无法亲自提供知情同意书，而是由亲属或其他合法授权的代表提供。例如儿童抗抑郁疗法的研究或有助于维持阿尔茨海默病患者自控性的药物研究。在这类试验中，治疗可能不会产生严重的不良反应，也不需要因为早期疗效好于预期而提前终止试验。但是，此类试验的受试者可能无法通过判断对不良反应不耐受和退出按研究方案继续治疗来保护自己；即使是相对次要的不良反应的增多，也会给受试者带来不适（例如严重的瘙痒或恶心），所以可能需要考虑对这些研究进行修订。因此，受试者可能会受益于独立 DMC 提供的额外保护。

9.3.3　可能对公共卫生产生重大影响的试验

最后，即使预计不会出现重大安全问题，旨在对公共卫生产生重大影响的试验也可能需要独立的 DMC。评估和比较现有治疗策略的试验可能属于此类。例如，尽管新的抗抑郁药的短期试验通常没有 DMC，但一项比较多种抑郁症治疗方法并规定在初始治疗失败的患者中采用新治疗方法的长期试验，应该设有独立的 DMC。这样的试验可能不会引起重大的安全问题，但是由于受试者采用方案规定的治疗方法的时间要比评估新抗抑郁药的常规试验的治疗时间长得多，因此需要增加期中有效性和安全性分析。此外，由于此类试验有可能促使临床实践发生重大变化，因此确保试验的质量和完整性极为重要（Fleming，2011）。

在这样的试验中，所研究的每种治疗方法在医学界可能都有自己的支持者。设置一个独立的 DMC，由科学家组成，他们在研究领域的专业知识得到广泛认同，他们与所研究的任何治疗方法均无财务和专业见解上的利益冲突，这将提高维护试验受试者利益的能力，通常也会提高试验结果的可信度，尤其是在研究被修改或提前终止的情况下。这对于一项旨在指导数百万患者治疗选择的试验而言是非常重要的。

在这里可能值得提醒的是，独立 DMC 的存在其实是解放了试验的领导者们，因为期中数据的比较结果对他们保持了盲态，所以后续对试验实施及分析计划层面的修改可以避免产生偏倚的风险。

9.4 备选的监查方法：内部监查委员会

在许多临床场景中，设立独立的 DMC 对于保护试验受试者和试验的完整性并非必不可少（而且增加复杂性和成本），但是仍然需要具备某种程度的监督职能，特别是要定期安排会议，审查累积的安全事件、试验执行质量（例如招募率、合格率、方案依从性、患者依从性以及数据收集的及时性），以及可能会影响试验按计划继续进行的最新可用外部信息。例如，在安全性问题不大的情形下进行随机试验，旨在提供产品安全性和疗效的主要证据。旨在提供可缓解短期症状的干预措施（例如止痛药或对轻度至中度哮喘的治疗）的随机试验可能就属于此类。对于此类试验，只要不需要查看期中比较的结局数据（见第 10章），通常就不需要完全独立的委员会，但是申办者可能需要进行某种程度的结构化监查。在这种情况下，研究申办者可以建立内部委员会，由不直接参与试验或总体开发计划的内部人员组成，定期审查（盲态下的）期中数据并给试验领导层提出建议，以帮助确保在试验过程中可以得到最佳决策。

这些监督小组被称为内部 DMC、"研究监查委员会"（Fleming，2011）或"半独立监查委员会"（Fleming 等，2017），履行第 2 章所述的许多职能。这些内部小组的成员可以来自申办试验的机构或公司内部，但不直接参与任何试验设计或实施。他们将定期监查试验实施过程中的质量相关数据，以考虑是否有必要对试验的实施进行任何修订。在没有独立 DMC 的试验中，他们还可以监查有关疗效和安全性指标的最新数据（在有对照组的试验中通常只能是汇总数据）。

与独立的 DMC 一样，内部监查委员会通常应具有多学科的代表性，以实现对临床、统计和实施方面的有效监督。在企业发起的临床试验中，一些申办方组织了内部监查委员会，由一组不参与该试验设计和实施的各学科人员组成，例如申办方在临床医学和监管事务领域的高级领导层代表，以及对试验没有运营责任的其他公司的临床医生和生物统计师（Fleming 等，2017；David Stump，个人通信，2000；Alan Hopkins，个人通信，2000）。其成员可能完全是企业申办方内部成员，也可以由公司外部的一两位专家来补充。以这种方式组建的内部委员会提供了一定程度的独立监督，并可以发现研究领导小组每天关注但可能忽略的一些问题或者数据表现模式。尽管对于那些确实需要对比较性数据进行期中分析的数据监查来说，这样的监查行为可能不够充分独立，但是内部监查委员会可以为试验领导层提供有关试验实施层面的有用建议，并且如果该试验没有独立的 DMC，那么建议中也可涉及安全性问题。

可以应用内部监查委员会的其他重要情形还有出于安全性考虑而未设置独立 DMC 的早期试验。例如，在肿瘤学研究中，美国国家癌症研究所（NCI）要求由其资助的癌症中心和合作组织制定所有临床试验的期中监查计划（National Cancer Institute，2001），内部监查委员会经常被用来监查 I 期和早期的 II 期临床试验。对于早期非随机临床试验，内部监查委员会通常可以包括该项目的负责人。例如，西南肿瘤学组（SWOG）多年来一直依靠内部监查委员会监查其 I 期和早期的 II 期试验，获得有关安全性和肿瘤反应程度的早期数据，为进一步开展研究选择剂量并解决安全性和生物活性的问题。SWOG 的临床和统计学领导成员曾在这些内部监查委员会中任职，对试验实施情况进行监督，并且维护患者的利益。

无论是单臂试验还是多组试验，在只有一个内部监查委员会能够获得新出现的数据的情况下，通常最好确保只有该委员会能获得期中数据。如第 5 章所述，在对照试验中的总事件发生率有时可能表明出现新的治疗效应，或缺乏治疗效应；在非对照的研究中，期中观察到的响应率或"成功"率可能会影响研究者继续纳入患者的意愿，即使治疗的患者相对较少时这些响应率尚不稳定。例如，在 SWOG 进行的早期试验中，内部监查委员会根据累积的数据改进了试验计划的某些方面，但这些数据对外部是保密的。SWOG 通过其只能将期中数据提供给内部监查委员会的政策，阻止了对这些试验的早期结果的预先判断（如果在最初的几位患者中未观察到任何反应，则可能导致患者入组逐渐减少）。

独家获得某些新出现数据的内部监查委员会需要向试验领导层报告，就像独立的 DMC 需要向试验执行方和管理方提供反馈一样。内部监查委员会可以遵循第 6 章所述的独立 DMC 的基本工作模式，在定期的公开会议上与试验的临床和统计负责人会面，讨论期中结果（仅考虑汇总数据），并在只有委员会成员和进行分析的人员才能参加的闭门会议上向试验负责人提出建议。每次会议的会议纪要都要包括会议议程的记录和所提建议的摘要。

在监查正在研发的一种产品的所有试验，而不是单个试验时，也可以成立内部监查委员会。监查整个研发计划而不是单个试验，这项任务可能特别有价值，因为委员会审查同一产品多个试验的数据时，可能会注意到罕见的事件或效应模式，而这些事件或效应模式在单个研究的数据中是看不到的。（但是，当该产品准备实施确证性的Ⅲ期试验时，可能需要一个独立的DMC。）

9.5　评估独立DMC或内部监查委员会需求的决策模型

表9.1列出了在临床试验中满足结构化监查方法（独立DMC或内部监查委员会）需求的考虑因素。我们将试验分为两种场景，在表中分层表示。场景1包含对安全性和完整性有较高关注度的试验，包括预防或治疗导致死亡或不可逆并发症的疾病的干预性试验、可能诱发重大和不可预测不良事件的新疗法试验，以及在儿童、老年人和监禁或精神障碍患者等弱势群体中进行的试验。场景2包括所有其他试验，是范围远大于场景1的一类试验。

该表的纵列显示了决定期中监查方法的关键影响因素。考虑了两个因素：对伦理考虑以及试验实施完整性和结果可信性的关注程度。伦理关注涉及使研究受试者受到伤害的潜在可能性，例如，如果一种治疗已确定疗效不佳，仍然继续给予这种治疗，则会对受试者造成伤害。对完整性/可信性的关注与该试验对公众健康的潜在影响相关，例如，它对监管机构的决策很重要，监管机构将据此决定是否向公众提供新的治疗方法。这两个因素显然是相互关联的，都需要考虑。如果我们希望一项研究在按计划完成之前，由于其中一种治疗方法已被确定比另一种治疗方法差而就此选择停止试验，则需要一组专家定期查看期中数据，并根据预先制定的监查计划指导后续决策。为了综合考虑伦理问题并保持研究的完整性，即最大程度地降低试验结果出现偏倚的可能性，这组专家应独立于研究领导层，如第 4 章所述。

表 9.1　使用独立 DMC 或内部监查委员会的场景

类型 [a]	关注程度		对监查委员会的需求	
	伦理考虑	可信性 / 完整性	独立 DMC	内部 DMC
场景 1				
随机试验（Ⅱb、Ⅲ、Ⅳ期试验）	高	高	需要	可能
随机试验（Ⅰ、Ⅱa 期试验）	高	中	不一定	可能 [b]
非随机试验	高	低	不一定	可能 [b]
场景 2				
随机试验（任何阶段的试验）	略低	需考虑	不一定 [c]	可能 [b]
非随机试验	略低	略低	不太可能	不一定

[a] 场景 1 包括：威胁生命的疾病（治疗、缓解和预防），导致不可逆的严重疾病（治疗、缓解和预防），可能导致重大不良事件的威胁生命的疾病的新疗法（治疗、缓解和预防），受试者为弱势群体，旨在定义最佳临床实践的试验。场景 2 包括场景 1 中未包含的试验。

[b] 如果未设立独立的 DMC，则建议设立内部监查委员会。

[c] 试验完整性 / 可靠性或对实施质量的关注可能会成为采用独立 DMC 的动机。

正如我们已经指出的那样，独立 DMC 最常用于第一种场景的Ⅲ期随机试验，但较早阶段的试验可能也是需要的，因为对受试者安全性的关注或监查试验的利益冲突可能会异常强烈。对于场景 1 中的试验，当不设立独立 DMC 时，建立内部监查委员会也很重要。

在场景 2 中进行的任何阶段的试验中，因受试者安全性问题而导致的决策困难不太可能出现，故通常不需要正式的、独立的 DMC 参与。如果试验的主要结局变量在临床上的重要性比死亡或对健康状况有重大影响的事件（如心肌梗死、卒中或肿瘤复发）的重要性低，则在进行研究时就几乎不会有伦理上的顾虑，即使疗效在试验的中途已经被明确肯定，但仍可以按计划完成试验。甚至有人可能会说，对于这些不太严重的结局，即使在已经确定的疗效面前，伦理考虑也会使人朝着按计划完成试验的方向前进，因为对于那些不太会有重大健康获益的产品，在产品被广泛提供或已经可用但还没被更广泛使用之前，获得该产品完整的安全性资料是非常重要的。如果没有令人信服的伦理理由，仅因为疗效结果或者治疗方法在安全性方面的低风险而提前终止试验，那么在开展此类试验时，可能需要进行仔细的安全性监查（仅考虑汇总数据）而无需期中疗效分析。

此外，在这类试验中，发生严重的毒性事件不常见；个别病例并不难发现，并且必须迅速向申办者、研究者、机构审查委员会（IRB）乃至监管机构报告，进行仔细审查。例如，在一项新的抗组胺药的短期试验中，受试者在研究中只接受 2～4 周的治疗，预计发生率低（并且如果产品被证明有效，则可以忍受）的毒性反应可能包括恶心、便秘或腹泻、头痛或其他轻度症状。若发现死亡或重大疾病发作（心肌梗死、卒中、肝或肾衰竭等），将立即报告给监管机构以及所有参与项目的研究人员及其机构审查委员会，这很有可能导致（至少）暂时中止试验。申办方和监管机构将对此类事件进行彻底调查；对于是否需要对此类事件进行仔细审查或评估继续试验的适当性，并不要求进行独立判断。对此类事件的评估通常不依赖于试验组和对照组的事件发生率比较，并且对于并不预防相对严重健康事件的产品来说，临床试验中检测到任何等级的严重毒性反应通常都被认为是不可接受的。因此，对于在这些情况下进行的随机试验，通常不需要对有效性和安全性数据进行期中比较；在整个试验过程中这些数据都处于盲态，因为没有令人信服的理由根据疗效结局的差异或轻微不良事件的发生而提前终止试验。

在场景 2 下开展的临床试验中，若设立独立的 DMC 而不是内部监查委员会，其可能的原因是在试验期间需要进行期中结局的比较性分析。正如我们已讨论过的，尽管在场景 2 中开展的随机试验通常不需要审查治疗组间比较结果的期中分析，但在某些情况下，可能仍需进行这样的分析。例如，如果该试验有相当长的疗程和（或）预计招募受试者会持续较长时间，则出于伦理和经济方面的考虑，在试验的中途评估数据可能是可取的。期中分析可能会使试验提前终止，但可以减少试验受试者遭受可能无效的治疗，并可以保留资源以进行更有希望的研究。

9.6　不需要独立或内部监查委员会的场景

有些临床试验不需要独立的或内部的监查委员会。一个例子是在安全性顾虑较少的情况下进行的早期非随机试验。在这种情况下，数据将被视为初步数据；尽管此类试验中的偏倚并非完全没有影响（早期试验中的不当结论可能会导致后期试验的研究设计不理想，从而减少了确定最佳治疗方案的机会），但不太可能需要正式的任何类型的监查委员会去监查安全性和试验执行问题。但是，即使这样，一个监督整个开发计划（而不是单独的试验）的委员会可能具有潜在的实用性。

在某些可快速招募受试者和具有短期终点的临床试验中，DMC 可能没有切实可行的方法来提供有意义的监查。例如，假设可以在不到 6 个月的时间内完成入组，并且计划在治疗开始后的 30 天内进行对安全性和有效性终点的主要评估。在入组和研究治疗结束之前，也许不可能提供可靠的和实质性的期中数据结果。如果在这种情况下必须进行期中监查，则需要在试验实施中招募到计划样本量的一定比例后，减慢入组速度或暂停入组一段时间。或者可以实施非常规的数据管理程序，以便允许实时监查相对最新和准确的数据。

9.7 小结

如第 1 章所述，独立的 DMC 在随机临床试验中具有特别重要的作用，这些临床试验旨在评估改善重大健康结局（例如死亡率、严重疾病的进展或者心脏病发作或中风等威胁生命事件的发生）的疗效和安全性，评估可能导致重大不良事件的创新疗法，或者是满足弱势群体的需求，或者旨在确定最佳临床实践。

在许多临床试验场景中，可以通过设立一个内部监查委员会定期监查试验执行质量数据来增强试验的完整性。在大多数没有独立 DMC 的临床试验中，内部监查委员会也可能会监查各个组别的有效性和安全性汇总数据。如表 9.1 所述，在场景 1 的许多早期试验和非随机试验中，以及在场景 2 的许多试验中，可以采用此类委员会而不是独立的 DMC，行使独立 DMC 的某些监督职能，同时减少一些复杂性和成本。这种方法对于监查那些为缓解症状开展的随机试验（几乎总是短期的）或药物开发早期实施的试验（其结果将以探索性的方式进行检验）可能特别有用。

参考文献

Echt, D.S., Liebson, P.R., Mitchell, L.B. et al. (1991). Mortality and morbidity in patients receiving encainide, flecainide, or placebo. The Cardiac Arrhythmia Suppression Trial. *New England Journal of Medicine* 324: 781–788.

Ellenberg, S.S., Myers, M.W., Blackwelder, W.C., and Hoth, D.F. (1993). The use of external monitoring committees in clinical trials of the National Institute of Allergy and Infectious Diseases. *Statistics in Medicine* 12: 461–467.

Fleming, T.R. (2011). Addressing missing data in clinical trials. *Annals of Internal Medicine* 154: 113–117.

Fleming, T.R., DeMets, D.L., Roe, M. et al. (2017). Data monitoring committees: promoting best practices to address emerging challenges. *Clinical Trials* 14: 115–123.

Hazenberg, A., Kerstjens, H.A.M., and Wijkstra, P.J. (2015). Data safety and monitoring board in non-industry trials: learning it the hard way. *Respiratory Research* 16: 6.

Mills, J.M., Maguire, P., Cronin, D.C. et al. (1999). ELAD continuous liver support system: report of cell function (abstract). *Hepatology* 30: 168A.

National Cancer Institute (2001) Essential Elements of a Data and Safety Monitoring Plan for Clinical Trials funded by the National Cancer Institute, April 4. http://cancertrials.nci.nih .gov/researchers/dsm/dsm.pdf.

Packer, M., Carver, J.R., Rodeheffer, R.J. et al., for the PROMISE Study Research Group (1991). Effect of oral milrinone on mortality in severe chronic heart failure. *New England Journal of Medicine* 325 (21): 1468–1475.

Walters, L. (2000) Statement before the Subcommittee on Public Health, Senate Health and Education Committee, February 2. http://www.senate.gov/labor/hearings/feb00hrg/020200wt/ frist0202/gelsing/kast/patter/fda-zoon/verma/walters/walters .htm.

10

数据监查委员会操作的监管考虑

要 点

- 政府的法规仅对 DMC 进行了最低限度的描述。
- 几个国际监管机构已经发布了 DMC 指导原则。
- 资助机构的政策越来越多地涉及 DMC 实践。
- 尽管缺乏对 DMC 的要求，但对于以死亡率或重要疾病发病率为终点的随机试验，监管者通常希望由独立的 DMC 进行监查。
- 监管文件中未提及监管者在 DMC 活动中的介入，但有传闻表明此类介入可能发生。

10.1 引言

美国和其他地区的监管机构主要以指南而非正式法规的形式对 DMC 的建立和操作进行描述。1962 年针对《食品、药品和化妆品法案》的 Kefauver-Harris 修正案的通过确立了证实疗效将作为新药上市前的一项要求，尽管自那之后已经发布了大量有关研究产品临床试验的监管文件，但由于事实上直到 20 世纪 90 年代，由医疗产品企业发起的试验很少采用此类委员会，几乎可以肯定在新千年之前人们对临床试验实施的这一关键方面缺乏关注。这种情况已经在迅速改变，关于采用 DMC 的评论从 20 世纪 90 年代末开始进入监管相关文献。许多资助机构已经为 DMC 制定了监督其试验的政策。

10.2　政府法规中的数据监查委员会

对 DMC 有绝对要求的唯一一个监管机构是美国 FDA，但该要求仅适用于非常有限的部分临床试验。美国联邦法规中第一次也是唯一一次提到 DMC 是在 1996 年的一项新法规中，该法规提出了在无法征得被治疗者或其家庭成员知情同意的紧急情况下进行研究的要求（美国联邦法规汇编，第 21 卷，第 50.24 部分）。实施该法规的原因在于，创伤和心脏骤停的患者通常是无意识的，并且难以在短时间内识别和追踪其亲属以获得知情同意，而针对他们进行有希望的新疗法的某些研究似乎完全被 FDA 和美国卫生与公共服务部（DHHS）当时的法规所禁止。新法规规定了在有限情况下进行此类研究，其中包括一套广泛的保护措施，超出了研究性药物、生物制品和医疗器械正常情况下的研究要求。一种保护措施是要求"建立独立的数据监查委员会以监督临床研究……"。该法规的序言提到了此类委员会正在使用的各种操作模式，并提及会议记录的发布，其中包括对这些模式的讨论和评论（Ellenberg 等，1993），但法规中并未提供具体的指南或引导。Lewis 等（2001）描述了根据该法规实施的首批试验中某项试验采用监查委员会的经验。

其他监管机构已经发布或通过了关于采用 DMC 的指南或指

导原则（参见下一节），但没有在任何情况下都适合的实施要求。

10.3 监管指南

10.3.1 美国食品药品监督管理局

1998 年，DHHS 监察长办公室呼吁对程序进行改革，以确保参加临床试验患者的安全（DHHS，1998）。大部分建议涉及机构审查委员会（IRB）的职能，但也有一些有关 DMC 的具体建议。特别是敦促 FDA 和 NIH 就诸如何种类型的试验应设有 DMC、此类委员会应如何操作，以及如何更有效地整合 DMC 与 IRB 的职责以为试验受试者的安全提供更好保障等问题提供更多的指南。政府官员同意这些建议并着手推动其实施（Shalala，2000）。

FDA 于 2001 年发布了关于 DMC 的指南草案，并于 2006 年发布了最终稿（US FDA，2006）。文件的标题为《临床试验申办者指南：临床试验数据监查委员会的建立和操作》。与大多数 FDA 指南文件不同，该文件的制定不是为了便于解读法规，而是为了传达 FDA 关于在其管辖范围内实施的试验中采用此类委员会的观点。作为一种指南性文件，它对临床试验的申办者没有任何强制要求；相反，它描述了 FDA 认为可以接受的可能方法。

该文件提到了本书中讨论的许多问题。它提供了一些有关 DMC 结构和操作的基本信息，这些信息可能对与 DMC 合作经验有限的部分试验申办者特别有用，并讨论了 DMC 独立于试验申办者的意义和重要性。它包括选择委员会成员、安排委员会会议、可能分配给 DMC 的具体监查职责，以及确定某项研究能否从 DMC 监查中受益等方面的考虑。它还讨论了 DMC 和研究申办者在满足 FDA 法规中规定的安全性监查要求方面的相关作用。

文件中特别强调的一个问题是需要保护研究的完整性，以避免受到期中结果的影响。建议申办者建立一种研究架构，以尽可能地将了解期中结果的人（即参与准备期中分析供 DMC 审查的人）与负责研究管理的人隔开。文件特别提到了由独立于申办方组织的统计师（"独立统计师"）来执行和报告期中分析的优势。也提请申办者注意，当申办者可获得期中结果时，FDA 解释最终研究结果可能面临的潜在困难。在这种情况下，永远不能完全排除知道期中数据对后续研究实施所可能产生的影响。

FDA 发布的其他指南性文件中已经简要介绍了 DMC。其中最早的可能是 1988 年发布的《新药申请的临床和统计部分的格式和内容指导原则》（US FDA 1988），通常被非正式地称为"临床统计指导原则"。该文件中有一段关于期中数据监查的描述，间接提到了 DMC：

> 正式或非正式地检查和分析临床试验中累积数据的过程可能会产生偏倚。因此，即使没有确认治疗组别，任何研究参与者、申办方工作人员或数据监查小组进行的所有正式或非正式的期中分析均应完整描述。应该说明由于此类分析而需要进行的统计学校正。数据监查小组的会议纪要可能是有用的（并且审评部门可能会对此做出要求）。

10.3.2　国际监管指南

10.3.2.1　欧盟

2005 年 7 月，欧盟的监管机构，即欧洲药品管理局

（EMA）通过了关于 DMC 的指导原则，生效日期为 2006 年 1 月
（European Medicines Agency，2005）。尽管更加简洁，但该指
导原则与 FDA 指南基本上一致。它提及了 DMC 在其他试验监
督组织中的地位、对 DMC 需求的确定、DMC 的职责和工作程
序、DMC 的建立，以及 DMC 审查对解释研究数据的意义。

关于成员独立性和数据保密性的考虑与 FDA 指南中的表达
类似，然而仍有一些细微差异。EMA 指南明确警告同一个人不
能同时服务于相同适应证、不同产品的两个试验的 DMC，提出
这样做会引起利益冲突。FDA 指南对此类情形没有做任何评论。
另一个处理方法有些不同的问题是针对与试验有关的外部信息。
EMA 指南虽然承认 DMC 应考虑此类信息，但建议仅在真正特
殊的情况下，才利用这些信息提出修改或停止试验的建议。在
这一点上，FDA 指南显得不那么保守。

EMA 指南没有涉及统计师为 DMC 准备非盲态期中分析时
扮演的角色，这与统计师在试验中的领导角色有关；FDA 指南
对该问题进行了详细讨论，并在一开始引起了很大争议。EMA
指南简要讨论了期中分析由申办者的雇员或申办者雇佣的合同
研究组织（CRO）执行时，需要确保期中数据保密性，但并未
进一步探讨该问题。有趣的是，EMA 指南中讨论保密性问题的
部分似乎暗示了期中分析可能经常（或甚至例行）由 DMC 成
员准备，这一安排引起了其他担忧（参见第 4 章第 4.3.2 节）。
此外，还有其他 FDA 指南中的细节未被提及，例如 DMC 是应
该审查编码的数据还是完全揭盲的数据，以及用于期中分析的
数据集的档案记录是否应在整个研究过程中保留。

EMA 指南也已被澳大利亚监管机构采纳（Australian Government
Department of Public Health，Therapeutic Goods Administration，

2017）。

10.3.2.2 国际人用药品注册技术协调会

国际人用药品注册技术协调会（International Conference on Harmonization，ICH）是美国、欧洲和日本的产业界和监管机构的合作组织，旨在建立全球范围内一致的监管要求，其制定的指南文件也提到了独立的 DMC。这些文件全部属于 ICH"有效性"系列（其他系列关注质量和安全性方面），包括"E3：临床试验报告的结构与内容"（ICH，1995）、"E6：临床试验管理规范指导原则"（ICH，1996）和"E9：临床试验的统计学原则"（ICH，1998）。E3 中表示，递交监管机构的临床总结报告应包含有关试验涉及的任何 DMC 组成和操作程序的信息，并且应将 DMC 会议的会议纪要和期中数据报告作为该临床总结报告的附录。E6 申明药物临床试验的规范管理包括保存 DMC 活动的书面程序和书面记录。然而，E3 和 E6 文件没有涉及 DMC 操作的任何细节。

E9 文件除了对研究数据期中分析的相关统计学问题进行了实质性讨论外，确实开始对此类委员会的建立和操作提供了一些指导。关于 DMC 的建立，该文件指出：

> 对于许多研究产品的临床试验，特别是那些具有重大公共卫生意义的临床试验，应将监查有效性和（或）安全性结局比较结果的工作委托给外部独立团队，并清楚地描述其职责。通常将该团队称为独立数据监查委员会（IDMC）、数据和安全监查委员会或数据监查委员会（ICH，1998，第 20 页）。

几段之后，出现以下简短描述独立数据监查委员会（IDMC）作用的文字：

> IDMC可由申办方组建，每隔一段时间评价临床试验进展、安全性数据和关键有效性指标，并向申办方建议继续、修改或终止试验。IDMC应当有书面的操作规程，并保存所有会议记录，包括期中分析结果；当试验完成时，这些应可供审查。IDMC的独立性旨在控制重要的组间比较信息的分享，保护临床试验的完整性，以免受到因获取试验信息而造成的不利影响。IDMC是独立于机构审查委员会（IRB）或独立伦理委员会（IEC）的实体，它的组成应包括通晓统计学等相关学科的临床试验科学家。

> 当IDMC中有申办方代表时，在委员会的操作规程中应明确规定他们的作用（例如，他们是否能就关键问题进行投票）。由于这些申办方人员将会获得非盲态信息，因此这些操作规程还应解决控制期中试验结果在申办方组织内传播的问题（ICH，1998，第21页）。

关于最后一段我们强调，根据我们的经验，出于第4章中讨论的所有原因，几乎从来没有申办方代表参加过DMC。

10.3.2.3 世界卫生组织

世界卫生组织（WHO）不是监管机构，但其发布的文件与国际临床试验实践高度相关。WHO在2005年发布了题为《数据和安全监查委员会（DSMB）建立和运转的操作指南》（World Health Organization，2005）的文件。该文件由一个国际工作组制定，工作组包括政府、产业界研究申办方、学者、非政府组织和贸易协会的代表。该文件与 EMA 文件一样，与 FDA 指南基本一致；它针对某些问题包含更多详细信息，对其他问题则较少涉及，还包含术语表、支持文件列表以及工作组和顾问的名单。

该指南包括的 FDA 指南中未出现的一些项目有：

- 建议将委员会成员的报酬保持在"合理"水平；
- 医学监查员的作用；
- 委员会成员的培训；
- 委员会人员配置。

此外，还有更多有关委员会任命和传达建议相关程序的详细信息。与 EMA 文件一样，它并未提及对统计师的担忧，即统计师在分析非盲态数据并提交给监查委员会的同时，还要与试验领导层的其他人一起处理试验管理问题，也没有解答委员会是收到编码的报告还是完全揭盲的报告的问题。

10.4 与数据监查委员会操作相关的监管方法（美国食品药品监督管理局）

正式法规和指南中对 DMC 的较少提及并不意味着监管者对 DMC 的使用毫不关心。FDA 审评部门通常希望看到在以死亡率或重要疾病发病率为主要终点的随机试验中建立 DMC。此外，FDA 审评员常常对预先审评时递交方案中指定的数据监查方法进行考虑和评论。由于研究结果的可信度、价值，以及研究受试者的利益可能严重依赖于审查试验数据期中分析（并可能采取行动）的科学合理的方法，产品监管者对数据监查计划以及将进行监查的 DMC 的结构和操作产生重大兴趣是自然且适当的。因此，重要的是在研究启动前递交给监管机构的研究方案中明确提出 DMC 监查数据和操作的方式（ICH，1998；O′Neill，1993），尽管由于前面各章中详述的原因，DMC 决策时应避免使用死板的算法。

尽管 FDA 法规并未专门针对 DMC（如前所述，除了在特定情况的研究中允许豁免知情同意要求），但它们确实提及了为保障当前和未来受试者的安全性对研究进行定期监查的需求。研究申办者必须保证在研究进展过程中所研究的产品保持安全，并在发现任何产品与不合理和重大风险相关时立即终止研究。关于所研究产品严重和非预期不良反应的报告必须在其发生后短时间内上报给 FDA；此外，还需要上报对正在进行的研究总结经验的年度报告 [特别强调对不良经历的报告（adverse experience report）]。法规没有规定期中疗效数据必须由申办者评估，但确实要求在递交年度报告时，上报申办者已知的任何期中疗效结果。这些法规要求快速报告某些不良反应并定期总结申办者已知的期中结果，隐含地确立了申办者和 FDA 在确保正在进行的研究继续保持安全且适当方面的共同责任。对于旨在治疗威胁生命的疾病的产品，法规在描述对此类产品进行快速调查的特殊程序部分，甚至更加强调了 FDA 的介入："对于本节涉及的药物，委员和其他机构官员将监查临床试验实施和评估的进展，并参与促使其适当推进"[美国联邦法规汇编（Code of Federal Regulations），第 21 卷，第 312.87 部分]。法规在这一部分如此描述的动机，主要是希望尽快得到有前景的获得性免疫缺陷综合征（AIDS）治疗，这表明 FDA 有意积极解决重要的公共卫生问题。尽管没有明确提及访问期中数据，但以上措辞可能暗示，与监管机构共享期中数据分析结果同普通的 DMC 策略之间存在潜在冲突。因此，可以理解的是，随着 DMC 的使用增加，特别是在对用于严重疾病的新产品开展研究的情景下，独立 DMC 对 FDA 人员在监督过程中发挥适当作用的影响偶尔会出现不确定性。

在某些类型的研究中，严重不良事件的数量很大，已知的不良事件和与疾病进展相关的事件之间可能存在大量重叠。例如，在对高死亡风险个体采用新疗法的大型多中心研究中，可能并不清楚任何特定的患者死亡是由于干预措施还是药物正在治疗的疾病。此类研究中，审查个体的不良事件报告对于期中安全性评估并无用处；FDA 在 2012 年发布的指南中指出，只有在有合理的可能性表明事件是由干预措施引起时，才应在临床试验进行期间快速递交临床试验中有关死亡或其他严重结局的报告（US FDA，2012）。在这种情况下，定期审查各处理组不良事件的表格式摘要对于不断确保研究受试者没有处在不适当的风险中至关重要。如前所述，这样的审查最好由 DMC 进行，因为与试验相关的其他人员（包括监管审评员）通常在试验过程中对组间比较的期中数据保持盲态。

10.5 资助机构关于 DMC 操作的政策

10.5.1 美国国家卫生研究院

美国资助临床试验的主要联邦机构是国家卫生研究院（NIH）。NIH 于 1998 年制定了一项关于临床试验数据监查的政策，并于 2000 年进行了更新。从那时起，大部分机构都发布了自己在这方面的政策。这些政策可以在各研究机构的网站上找到，NIH 中心网站上也提供了链接（National Institutes of Health，2016）。一些机构的工作人员已经发表了描述其所在机构进行临床试验数据监查的论文（Dixon 等，2011；Mondero，2009；Conwit 等，2005），其内容比已发布的政策声明中的内容要更详细（但可能无法反映最新的方法，因为这些政策会定期修订）。这些政策解决的问题包括建立 DMC 的标准、监查委员会的职责、利益冲突、任命权限以及操作问题如委员会会议安排。尽管这些文件之间大都一致，但可能会发现一些细微的差异，通常在以下方面：出席或参加 DMC 会议的人员、DMC 的具体职责以及向 DMC 成员支付的酬金。

DHHS 监察办公室在 2013 年发布了一份关于 NIH 实践和政策的报告，涉及了委员会监查临床试验累积数据的操作（Department of Health and Human Services，2013）。该文件报告了其发现，包括对许多研究者的采访，他们参与了 NIH 临床试验并具有 DMC 工作流程方面的经验。值得注意的是，许多受访者反对 NIH 项目官员参加 DMC 闭门会议，并指出政府申办方虽然没有与企业申办方相同的财务利益冲突，但其责任仍然可能受到了解期中数据的不当影响（例如，批准中途变更试验方案）。该报告未采用这种观点，但确实建议 NIH 的研究机构描述允许项目工作人员参加 DMC 闭门会议的情况。其他建议包括：NIH 应确保其 DMC 可以访问非盲态数据，并应制定招募和培训新委员会成员的方式。

10.5.2　其他联邦机构

其他几家机构也资助了一些临床研究项目，但除 NIH 外，只有退伍军人事务部制定了有关 DMC 的政策（US Department of Veterans Affairs，2013；US Department of Veterans Affairs Clinical Sciences Research and Development，2015）。这些政策与 NIH 的政策相似。

医疗保障研究和质量局（AHQR）在 2011 年发布了一项有关数据和安全监查的政策（AHRQ Data and Safety Monitoring Policy 2011）。该政策侧重于数据和安全监查计划，并指出设立 DMC 可能是某些研究采用的方法，但未提供任何具体信息。

资助临床试验的其他机构，例如美国疾病预防控制中心、美国国防部和美国环境保护署，都没有发布有关 DMC 的政策。

10.5.3　美国以外的资助机构

加拿大卫生研究院（CIHR）于 1998 年发布了一项题为《涉及人类研究的伦理实施》的三方政策声明（Tri-Council Policy Statement）。该文件分别于 2010 年和 2014 年进行了修订，重点关注研究伦理委员会（REB），其主要职责为监督临床研究，但文件提到了对研究的继续审查可能涉及建立"数据安全监查委员会"或"数据安全委员会"。但是该文件并未就何时建立独立委员会提供太多指导，也未提供有关其操作的任何细节。

10.6　美国食品药品监督管理局工作人员介入数据监查委员会审议

没有任何关于 FDA 审评员介入正式数据监查过程的书面指南。如上所述，FDA 审评员总是在某种程度上介入研究实施的监查过程；他们审查根据所报告事件的严重性和可能相关性按时间表递交给监管机构的正在进行的研究的安全性数据，以及研究进展的年度报告 [美国联邦法规汇编（Code of Federal Regulations），第 21 卷，第 312.32—33 部分]。尽管如此，已经制定了保持 FDA 审评员与 DMC 审议分开的非正式政策。正如 O′ Neill（1993）所说，"一个普遍共识……FDA 不应也不想成为 DSMB 的例行观察员或有表决权的成员"。理由很简单：参与 DMC 决策并做出因明显疗效而提前终止研究的决定可能损害 FDA 审评员进行中立和客观监管审评的能力；审评员可能会发现，即使他 / 她作为 FDA 审评员所获得的信息与 DMC 在决策时获得的有限数据所提供的情况不同，除了批准之外，主张其他的任何行动都更加困难。也许更重要的是，FDA 必须审查并批准方案的期中变更；如果 FDA 审评员知道了期中数据，那么将难以对提出的变更进行客观评估。例如，如果申办者基于其他研究的新数据提出改变试验的主要终点，假设 FDA 审评员知道该改变会增加或减少研究最终证实产品获益的机会，则对于该审评员，就可能很难以一种纯粹客观的方式来考虑问题。因此一般而言，FDA 工作人员不会审阅正在进行的临床试验的期中比较数据。

　　FDA 工作人员访问期中数据的早期经验证实了可能引发的问题。FDA 的一位医学审评员可以在线访问一个所审评产品正在进行的试验的累积数据。随着数据积累，审评员越来越担心安全性问题。最终他认为出于安全性原因应终止试验，尽管仅观察到少量死亡。后来，在对数据进行了更彻底的审查后，大家一致认为试验结果并不确定，试验可能不应该被终止。FDA 审评员可能对新出现的数据反应过度，因为担心自己可能会因为允许不安全产品的试验持续太久而被问责。这些经验促使了上述非正式政策的制定，即 FDA 工作人员通常会避免例行参与其负有监管责任的正在进行的产品试验的期中审查（Temple，个人通信，2001；Task Force of the Working Group on Arrhythmias of the European Society of Cardiology，1994）。

过去，FDA 工作人员偶尔会担任 DMC 成员。当 DMC 中的 FDA 成员没有明显地戴着"监管帽子"时，所引起的问题可能比上述情况要少，尽管仍然可能担心 FDA 审评员对特定试验结果的解释可能会受到知晓其 FDA 同事曾服务于该试验 DMC 的影响。同样，对于试验申办者和其他 DMC 成员来说，重要的是理解 FDA 成员的观点不能被视为对数据最终监管评估的预测。但是，FDA 工作人员参加外部活动的政策变得越来越严格，这给 FDA 科学家的参与造成了障碍。因此，虽然没有官方禁止 FDA 科学家在 DMC 任职，但我们不知道 FDA 的任何雇员目前在 DMC 任职或近年曾有过任职。这个限制是令人遗憾的，因为对于 FDA 审评员来说，熟悉典型的 DMC 目标和操作非常重要，就像他们需要熟悉临床试验的其他方面一样。基于这个原因，我们认为，除了经验丰富的 FDA 审评员可能为监查过程带来价值以外，FDA 审评员偶尔参加他们监管责任之外的产品试验的 DMC 还具有重要的教育价值。

10.7　监管机构与数据监查委员会互动的示例

尽管 FDA 已经在实践中接受了 DMC 的概念，即 DMC 是唯一一个审查某些临床试验（非盲态）期中疗效数据的小组，但是 FDA 有充分理由和先例在某些情况下发挥更为积极的作用。例如，如果一项正在审查的研究提供的 DMC 成员组成不合适，那么 FDA 审评员可能会提出担忧，比如没有纳入统计师或没有纳入具有相关专业知识的临床医生，或者其中的任何成员显示出存在重大利益冲突。由于目前尚无详细说明 DMC 成员资格的法规，因此必须通过讨论和谈判解决这些问题。

在由 NIH 资助的有关人类免疫缺陷病毒（HIV）感染及其后遗症治疗方法的早期研究中，即使 FDA 工作人员没有参加期中数据比较的审查，他们仍有很大的机会加入监查过程。如第 7 章所述，FDA 代表可定期与 DMC 成员及其他参与试验的人员会面，讨论试验进展、安全性问题，以及非盲态期中数据审查之外的其他问题。该模式在热点领域效果很好，因为在证实有效且安全之后，迫切需要尽快提供产品，这使得 FDA 采取了非同寻常的步骤来加快产品审评。

一种特别的 FDA 与 DMC 的互动证实了当情况需要采取非常规行动时，两者可以做出富有成效的共同努力。1990 年，在 NIH 资助下进行了一项比较正在研究的抗病毒药物去羟肌苷（地达诺辛，ddI）和当时唯一可用于治疗 HIV 感染的抗病毒药物齐多夫定（AZT）的临床试验。当时，许多最初在 AZT 治疗上表现良好的人已经变得对其不耐受或效果下降，人们对新药物 ddI 可能避免大量艾滋病患者死亡抱有很大期望。FDA 希望尽快对疗效数据进行审评，以免在新疗法显示有效时耽误患者使用。新的正在制定中的法规允许基于"替代终点"加快批准可能挽救生命的新疗法，其中替代终点指可预测严重临床结局比如死亡或疾病进展的实验室检验指标或其他标志物。即使该法规尚未最终定版，FDA 仍准备考虑在此基础上批准 ddI。ddI 的生产商有一些 ddI 给药后 CD4+ 细胞计数方面令人鼓舞的 I 期数据，但是 FDA 认为需要更多数据来证明批准的合理性，因为这种方法与通常的新药评估和批准程序有很大出入。药品审评与研究中心主任安排了与监查 NIH 资助的 ddI 研究的 DMC 会面，讨论从正在进行的研究中获得期中标志物数据的可能性。

DMC 最初非常不愿意考虑这样的提议。当时许多人坚信 CD4+ 细胞计数的变化是关于临床结局的药物效应的准确度量〔这一信念后来受到进一步研究的质疑（Choi 等，1993；Concorde Coordinating Committee，1994；DeGruttola 等，1993）〕。DMC 担心在研究进行过程中发布这些数据可能会损害其成功完成研究并可靠评估 ddI 临床治疗效应的能力。但是，DMC 成员赞同对公共卫生问题的这种考虑，并最终安排提供三项正在进行的 ddI 研究中一项研究的标志物数据。所选研究距预计完成日期只有几个月的时间，显然即使大量研究受试者由于公开报告的期中标志物数据而改变治疗组，对估计治疗效应的影响也很小。因此，FDA 能够实现其迅速提供有希望的新疗法的目标，而 DMC 也能够履行其职责以确保所监查研究的完整性，从而最终获得对临床问题的可靠答案。之所以能够取得令人满意的结果，是因为参与协商的所有人员都对这种复杂情况下 FDA 和 DMC 目标的合法性表示赞同，并愿意修订其首选方法以实现这些目标。

有一些最近发生互动的例子。在一个案例中，生产商向 FDA 递交了许可申请，其产品的主要疗效证据来自一项大型的、实施良好的安慰剂对照随机试验的结果。采用类似设计的第二项试验正在进行中，但是公司选择仅使用第一项试验的数据来递交上市许可申请，理由是新疗法反映了重要进步，因此不宜推迟到等待第二项试验的结果来获得上市许可。FDA 知道高度相关的额外数据已经收集但尚未获得，因此对批准该产品上市感到不安。特别是，FDA 意识到第二项试验的 DMC 已审查了大量的期中数据，而且尽管知道了第一项试验的阳性结果，但仍建议继续进行试验。另一方面，出于前文和第 7 章中讨论的原因，FDA 工作人员对要求访问期中数据并将其用于决策有所顾虑。对期中数据的了解可能会阻碍 FDA 审评员对试验设计期中修改的提议做出完全客观的判断。此外，如果已知 FDA 定期（甚至经常）审查正在进行的试验的期中数据，则可能会破坏临床试验；那些对试验结果感兴趣的人，从患者权益倡导者到投资分析师，将出于其自身所服务对象的利益而传播他们对试验趋势的推测。但是，在这种特殊情况下，负责该产品的 FDA 办公室还是决定与申办者联系，要求获得期中数据并有机会与正在进行的研究的 DMC 会面。申办者同意了该要求。在会议上双方讨论了期中数据，并与前一项试验报告的数据进行比较。讨论还关注了两个试验在设计和实施方面的差异、第一项试验的数据对成功完成第二项试验的潜在影响，以及继续第二项试验是否能提供有关研究药物疗效的重要额外信息。由于所审查的期中数据结果与原始试验的最终结果不一致，因此推迟了监管行动。最终，第二项试验完成，其最终结果仍不支持原始试验的结果，这使得该产品对所研究临床适应证的疗效尚无定论。

在另一个案例中，DMC 用于一项针对严重疾病、由企业申办的安慰剂对照试验，在期中分析中观察到非常显著的获益。公司申办者表示无论观察到的差异有多大，都不应因为疗效提前终止。鉴于观察到的获益非常显著，该研究的 DMC 认为不宜继续试验，但又不希望因为采取任何行动而对治疗的最终上市批准产生可能的负面影响。该 DMC 采取了极不寻常的行动，直接与 FDA 联系以讨论情况。他们之所以没有经过申办者，是因为如果这样做，他们将不得不告知申办者，这一两难境地，进而透露有关期中结果的重要信息。该产品的 FDA 审评部门同意与 DMC 会面，并向他们解释由于以下几个原因，现有数据不足以支持上市申请，包括随访时长和需要进行该公司尚未完成的额外实验室研究，但表示如果数据仍具有很强的支持性，那么该申请的审评肯定会被加快。之后，DMC 更放心地给出让研究按计划进行的建议。这是一个特别有趣的案例，因为它展示了具有相似和高度专业知识以及保护临床试验受试者的重要职责的小组可能出现的不同观点。

以上示例描述了与监管机构的互动解除了一些担忧并使试验成功完成的情况，但事实并非总是如此。ATMOSPHERE 是一项对慢性心力衰竭患者进行高血压治疗的大型试验，于 2009 年启动，旨在比较依那普利、阿利吉仑（一种肾素抑制剂）及其组合药物治疗，主要终点为因心血管事件死亡或因心力衰竭住院（Krum 等，2011）。在试验期间，另一项正在实施的在 2 型糖尿病患者中评估阿利吉仑的试验（ALTITUDE 试验）由于对药物安全性的担忧被终止（Parving 等，2012）。当时，德国监管机构要求 ATMOSPHERE 的 DMC 提供该试验中糖尿病患者的期中安全性数据，以及另一项评估阿利吉仑治疗急性心力衰竭的试验（ASTRONAUT）中纳入的糖尿病患者的期中安全性数据，两项试验由同一 DMC 进行监查。该 DMC 意识到 ALTITUDE 试验的提前终止，但是在仔细审查了两项试验的期中安全性和有效性数据后，决定继续进行两项试验，并拒绝向监管机构提供期中数据。此后不久，ASTRONAUT 试验完成，并且在该试验中接受阿利吉仑治疗的糖尿病患者确实显示出过多的不良结果（Gheorghiade 等，2013；Maggioni 等，2013）。但是对于 ATMOSPHERE 试验，DMC 并未发现类似担忧，因此建议继续进行试验。尽管有 DMC 保证，德国监管机构还是指示试验申办者在参加 ATMOSPHERE 试验的所有糖尿病患者中停止使用阿利吉仑。ATMOSPHERE 试验的最终报告显示，在患有或未患糖尿病的受试者中，阿利吉仑均无不良效应（McMurry 等，2016）。DMC 的成员就此经历撰文强调，尽管在知道 ALTITUDE 和 ASTRONAUT 试验的结果后，监管机构有理由对此表示担忧，但独立的 DMC 作为唯一可以访问 ATMOSPHERE 试验期中数据的实体，应该被信任可以就该试验患者的安全性做出最适当的决定（Swedberg 等，2016）。德国监管机构回应了 DMC 的关注，称他们不满意 DMC 在审查中为确保糖尿病患者的持续安全所采取的适宜措施（Salmonson 等，2016），但未对 ATMOSPHERE 试验的最终结果发表评论，结果中未提示糖尿病患者使用阿利吉仑会出现额外风险。

Shah 等（2011）讨论了申办者、监管者和 DMC 在确定何时安全问题足以重大到需要共享期中数据时所面临的困难。必须强调的是，由于本章前面提到的担忧，此类案例很罕见而且也应该很少发生。

参考文献

Agency on Health Research and Quality (2011). Policy on Data and Safety Monitoring. https://grants.nih.gov/grants/guide/notice-files/NOT-HS-11-015.html (accessed August 14, 2017).

Australian Department of Public Health Therapeutic Goods Administration 2017. www.tga.gov.au/clinical-efficacy-and-safety-guidelines#biostatistics (accessed March 20, 2017).

Choi, S., Lagakos, S.W., Schooley, R.T., and Volberding, P.A. (1993). CD4+ lymphocytes are an incomplete surrogate marker for clinical progression in persons with asymptotic HIV infection taking zidovudine. *Annals of Internal Medicine* 118: 674–680.

Concorde Coordinating Committee (1994). Concorde: MRC/ANRS randomised double-blind controlled trial of immediate and deferred zidovudine in symptom-free HIV infection. *Lancet* 343: 871–881.

Conwit, R.A., Hart, R.G., Moy, C.S., and Marler, J.R. (2005). Data and safety monitoring in clinical research: a National Institute of Neurologic Disorders and Stroke perspective. *Annals of Emergency Medicine* 45: 388–392.

DeGruttola, V., Wulfsohn, M., Fischl, M., and Tsiatis, A. (1993). Modeling the relationship between survival and CD4+ lymphocytes in patients with AIDS and AIDS-related complex. *Journal of the Acquired Immune Deficiency Syndrome* 6: 359–365.

Department of Health and Human Services, Office of Inspector General (1998). Institutional Review Boards: Their Role in Reviewing Approved Research (OEI-01-97-00190).

Department of Health and Human Services, Office of Inspector General (2013). Data and Safety Monitoring Boards in NIH Clinical Trials: Meeting Guidance but Facing Some issues.

Dixon, D.O., Weiss, S., Cahill, K. et al. (2011). Data and safety monitoring policy for National Institute of Allergy and Infectious Diseases clinical trials. *Clinical Trials* 8: 727–735.

Ellenberg, S.S., Geller, N., Simon, R., and Yusuf, S. (eds.) (1993). Proceedings of "Practical issues in data monitoring of clinical trials", Bethesda, Maryland, USA, 27–28 January 1992. *Statistics in Medicine* 12: 415–616.

European Medicines Agency Committee for Medicinal Products for Human Use (2005). Guideline for Data Monitoring Committees. http://www.ema.europa.eu/docs/en_GB/document_library/ Scientific_guideline/2009/09/WC500003635.pdf

Gheorghiade, M., Böhm, M., Greene, S.J. et al. (2013). Effect of aliskiren on postdischarge mortality and heart failure readmissions among patients hospitalized for heart failure: the ASTRO-NAUT randomized trial. *Journal of the American Medical Association* 309: 1125–1135.

International Conference on Harmonisation (1995). Structure and Content of Clinical Study Reports, Guideline E3. http://www .ifpma.org/ich5e.html.

International Conference on Harmonisation (1996). Guideline for Good Clinical Practice, Guideline E6. http://www.ifpma.org/ich5e .html.

International Conference on Harmonisation (1998). Statistical Principles for Clinical Trials, Guideline E9. http://www.ifpma.org/ich5e.html.

Krum, H., Massie, B., Abraham, W.T. et al. (2011). Direct renin inhibition in addition to or as an alternative to angiotensin converting enzyme inhibition in patients with chronic systolic heart failure: rationale and design of the Aliskiren Trial to Minimize OutcomeS in Patients with HEart failuRE (ATMOSPHERE) study. *European Journal of Heart Failure* 13: 107–114.

Lewis, R.J., Berry, D.A., Cryer, H. III et al. (2001). Monitoring a clinical trial conducted under the Food and Drug Administration regulations allowing a waiver of prospective informed consent: the Diasporin Cross-Linked Hemoglobin Traumatic Hemorrhagic Shock Efficacy Trial. *Annals of Emergency Medicine* 38: 397–404.

Maggioni, A.P., Greene, S.J., Fonarow, G.C. et al. (2013). Effect of aliskiren on post-discharge outcomes among diabetic and non-diabetic patients hospitalized for heart failure: insights from the ASTRONAUT trial. *European Heart Journal* 34: 3117–3127.

McMurray, J.J.V., Krum, H., Abraham, W.T. et al. (2016). Aliskiren, enalapril, or aliskiren and enalapril in heart failure. *New England Journal of Medicine* 374: 1521–1532.

Mondero, T.H. (2009). Data safety monitoring boards: a word from a sponsor (NHLBI). *Transfusion* 49: 1537–1539.

National Institutes of Health (2016). NIH Policies and IC Guidance for Data and Safety Monitoring of Clinical Trials. https://humansubjects.nih.gov/data_safety (accessed January 29, 2017).

O'Neill, R.T. (1993). Some FDA perspectives on data monitoring in clinical trials in drug development. *Statistics in Medicine* 12: 601–608.

Parving, H.-H., Brenner, B.M., McMurray, J.J.V. et al. (2012). Cardiorenal end points in a trial of aliskiren for type 2 diabetes. *New England Journal of Medicine* 367: 2204–2213.

Salmonson, T., Janssen, H., Sudhop, T., and Stahl, E. (2016). Regulatory reply to the ATMOSPHERE data monitoring committee. *New England Journal of Medicine* 374: 1585–1586.

Shah, S.K., Dawson, L., Dixon, D.O., and Lie, R.K. (2011). Should sponsors and DSMBs share interim results across trials? *Journal of the Acquired Immune Deficiency Syndrome* 58: 433–435.

Shalala, D. (2000). Protecting research subjects – what must be done. *New England Journal of Medicine* 343: 808–810.

Swedberg, K., Borer, J.S., Pitt, B. et al. (2016). Challenges to data monitoring committees when regulatory authorities intervene.

New England Journal of Medicine 374: 1580–1584.

Task Force of the Working Group on Arrhythmias of the European Society of Cardiology (1994). The early termination of clinical trials: causes, consequences and control with special reference to trials in the field of arrhythmias and sudden death. *Circulation* 89: 2892–2907.

US Department of Veterans Affairs (2013). Cooperative Studies Program (CSP) Centers Guidelines for CSP Data Monitoring Committees. www.research.va.gov/programs/csp/update/guide.pdf (accessed 16 July 2016)

US Department of Veterans Affairs Clinical Sciences Research and Development (2015). Data Monitoring Committee Guidance. www.research.va.gov/services/csrd/DMC-Guidelines.pdf (accessed 16 July 2016)

US Food and Drug Administration (1988). Guideline for the Format and Content of the Clinical and Statistical Sections of an Application. Rockville, MD: FDA. http://www.fda.gov/cder/guidance/statnda.pdf.

US Food and Drug Administration (2012). Guidance for Industry and Investigators: Safety Reporting Requirements for INDs and BA/BE Studies. http://www.fda.gov/downloads/Drugs/.../Guidances/UCM227351.pdf

US Food and Drug Administration (2006). Guidance for Clinical Trial Sponsors on the Establishment and Operation of Clinical Trial Data Monitoring Committees. Rockville, MD: FDA. http://www.fda.gov/RegulatoryInformation/Guidances/ucm127069.htm

World Health Organization (2005). Operational Guidelines for the Establishment and Functioning of Data and Safety Monitoring Boards. http://whqlibdoc.who.int/hq/2005/TDR_GEN_Guidelines_05.1_eng.pdf

11

数据监查委员会的法律考虑

要 点

- DMC 成员负有监督临床试验期中数据的独特责任，因而面临被起诉的风险。

- 尽管此类案件很少发生，但一些 DMC 成员曾被卷入法律诉讼。

- 企业申办试验的 DMC 成员应确保生产商为其提供赔偿，政府资助的试验通常不为 DMC 成员提供赔偿。

- 在少数情况下，DMC 可能会对申办方信息公开或缺乏公开有伦理或科学上的严重顾虑，这时调解人可能会发挥作用。

11.1 数据监查委员会的赔偿

如本书其他章节所述，DMC 在向申办方和研究者提出建议时遵循的评估过程可能具有挑战性。必须考虑许多因素，如主要终点的临床意义、主要终点估计效应的统计说服力、这些结果和次要结局指标估计效应的一致性、安全性数据、试验实施质量的证据、相关亚组治疗效应一致性的探索性分析结果，以及正在进行的试验以外的信息来源（Friedman 等，2015；Task Force of the Working Group on Arrhythmias of the European Society of Cardiology，1994；DeMets 等，2005）。已经讨论过不少能说明 DMC 建议形成过程复杂性的例子（Canner，1983；DeMets 等，1999，2005；Fleming 和 DeMets，1993）。很显然，这些建议所依据的远不止对单一比较结果的评估，也不只是确定 P 值是否足够极端。

DMC 在很大程度上是试验申办方和研究者的顾问团，但它通常是唯一一个在试验进行期间能够获得非盲态期中累积数据的团体。因此，它承担着了解不断出现的新数据的重任。它首先要代表研究受试者，其次并且重要的是代表研究者、申办方和未来的患者，其责任重大。DMC 还受托于当地机构审查委员会（IRB）和政府监管机构，他们在试验进行期间不会定期评估比较性数据。

鉴于 DMC 承担的诸多特殊责任，所以也面临着诉讼风险（Mello 等，2003；Tereskerz，2010）。似乎只有少数涉及 DMC 或其成员的诉讼案件，但鉴于案件可能会因被驳回或庭外和解而未公开，所以很难肯定这一论断。然而，我们知道在一些案件中，DMC 的成员在一定程度上卷入了诉讼，并知道至少有一个 DMC 其成员在诉讼中被点名。无论这些诉讼的结果如何，参与诉讼都将耗费时间、承载压力、费用高昂（因为这需要法律代理），而且可能会有损职业生涯。

试验受试者、研究者和申办方希望 DMC 能够利用他们最好的专业经验和判断来监查试验，而不必担心法律诉讼。一般责任保险不包括此类活动。然而，临床试验现行实践并没有充分解决保护 DMC 成员免受法律诉讼的问题。我们将对相关问题进行讨论并提出可能的解决办法。

11.1.1　案例启发

虽然我们缺乏公开的涉及 DMC 的法律诉讼案件，但已有一些案件要求 DMC 作为专家证人参与或提供证词。

将 DMC 成员卷入诉讼的一个非常显眼的例子，是评估药物罗非昔布（Vioxx™）降低结肠癌患者的癌症复发风险的随机双盲安慰剂对照试验（Bresalier 等，2005；Krumholz 等，2007）。试验进行期间，DMC 注意到与对照组相比，罗非昔布组的心血管事件风险增加，并建议该试验提前终止。由于此试验（和其他试验的结果），罗非昔布的生产商受到广泛的负面新闻报道和诉讼（Baron 等，2008）。尽管我们知道 DMC 成员本身不是法律诉讼的主体，但法律顾问会强烈建议要求他们提供口供或证词（Neaton，2013；Konstam，2013）。这种活动的代价无论在时间上还是经济上，都是昂贵的。

在另一个案例中，本书的作者之一被要求参与一项针对 DMC 的诉讼；该诉讼中 DMC 的统计学家被明确起诉。这项诉讼是以申办方投资者的名义提出的，理由是 DMC 和生物统计学家偏袒申办方，让试验持续的时间超过必要的时间，从而造成有潜在获益的错误印象。这位作者最终并未参与该诉讼，并了解到该问题是庭外解决的。在另一个例子中，一名 DMC 成员收到了一份传票，要求他提供自己办公室中为某一正在进行的试验所保存的全部信息，这意味着可能会有进一步的联系。这位 DMC 成员寻求有关如何处理这类事件的法律咨询，以应对可能在后续出现的更多涉案情形，幸运的是这种情况最终并未发生。在其他几起涉及 DMC 诉讼的案件中，作者曾被要求提供专家建议或证词。

这些经验表明，针对 DMC 成员或涉及 DMC 成员的诉讼确有发生。如前所述，我们不能确定已经存在多少这样的案件，但已有的案例都强调了 DMC 成员需要承担的责任或赔偿范围。为了进一步阐述推动 DMC 责任保险的必要性，我们提供了一些先前发表的假设示例的扩展版本（Fleming 和 DeMets，1993）。

例 11.1：

在一项比较两种上市药治疗方案的试验中，越来越多的证据表明主要终点全因死亡率存在差异，但这些结果并未达到预先确定的提前终止试验的监查界值。试验继续进行，当后来越过界值时，DMC 建议提前终止试验。随后，一名研究受试者的家人考虑对申办方、DMC 成员和统计师提起诉讼，理由是他们没有更早终止试验，这名受试者在 DMC 建议终止试验前不久去世。他们辩称，所报告的更早一些的数据证据强度已经足以支持终止试验，并声称这种不作为导致了该受试者的死亡。

例 11.2：

在一个更复杂的情况中，试验方案定义了死亡、非致命性心肌梗死（MI）和非致命性卒中的复合主要终点。该试验为复合终点设定了适当的序贯监查界值，用来界定证据属性是获益、缺乏获益还是有害，以此触发终止试验的建议。虽然总的复合终点的期中结果显示出有利于新疗法的强烈趋势，但也有一些证据表明发生致残性出血性卒中的风险增加。试验组中的一名患者罹患这一类型的卒中，他起诉治疗医生、申办方和 DMC

成员在试验过程中没有透露这一风险可能会增加。他声称这些信息会让他在发生卒中前退出试验。

例 11.3：

此为前一种情形下的另一种情况，即死亡、非致命性 MI 和非致命性卒中的主要复合终点的治疗效应越过了监查界值，主要是因为在非致命性 MI 风险上的效应非常强烈。然而，由于死亡率出现令人担忧的不利趋势，DMC 建议继续试验。在后续试验中，对照组的一名患者出现 MI，并向 DMC 提起诉讼，声称在试验获益证据明显时，若按照监查计划提前终止了试验，则这一事件本是可以预防的，因为这样的行动将使对照组的患者能够更早地开放标签，获得试验药物的治疗。

虽然这些例子都是假设的，但并非空想。提起诉讼的人可能是患者、患者家属、患者权益组织、投资者、申办方和（或）研究者。

11.1.2 DMC 的出现及对其存在的意识提高

在 20 世纪 90 年代之前，科学界大都对 DMC 的存在及其操作程序一无所知，更遑论公众了。一些事件的发生让这个监督组织得到了更多关注。在 20 世纪 80 年代末，艾滋病临床试验组（ACTG）建立了数据监查程序，这遭到了制药公司和美国食品药品监督管理局（FDA）的抵制，因为这会给期中数据的可及性带来更多限制（DeMets 等，1995）。1992 年，美国国家卫生研究院（NIH）主办了一个国际研讨会，专门讨论临床试验期中数据的监查操作程序和政策，会议记录已发表

（Ellenberg 等，1993）。1998 年，美国卫生与公共服务部监察长办公室（OIG）的一项研究发表了一份关于 IRB 监督问题的报告，该报告特别建议 NIH 和 FDA 澄清需要设立 DMC 的试验类型（Department of Health and Human Services，1998）。因此，NIH 在当年晚些时候发布了一项政策声明，要求所有由 NIH 资助的试验都有一个数据监查计划，所有涉及对受试者有风险的干预措施的Ⅲ期随机临床试验都有一个独立的 DMC（National Institutes of Health，1998）。FDA 对 OIG 报告的回应是，着手制定一份关于 DMC 建立和运作的指南；该指南于 2001 年以草案形式发布，2006 年定稿（US Food and Drug Administration，2006；Shalala，2000）。

1999 年，一项基因转移试验中，一名患者的死亡使公众和科学界重新关注这一问题，即患者在参与临床试验时既有可能受到伤害，也有机会获益（Wade，1999；Detweiler 和 Simon，2001）。这一特定案件中的一个问题是由谁负责监查风险，应向谁报告严重不良事件；该试验是一个无对照的Ⅰ期临床试验，通常是没有独立的 DMC 来监查的，研究者在经济和智力上对试验结果都投入巨大。这一事件带来了 NIH 的另一项政策声明，即对于一些涉及高危患者或高危干预措施的试验，无论是否随机分组，都应建立一个独立的 DMC（NIH，2000）。

正如第 9 章所讨论的那样，2001 年 FDA 指南草案和 2006 年定稿的 FDA 指南也建议，对于所有纳入严重疾病患者的Ⅲ期试验或者涉及高危患者或干预措施的任何阶段的试验，都应采用 DMC。这些新政策进一步提高了公众意识，并为包括患者、患者权益组织、研究者和公众在内的其他人员打开了对 DMC 给申办方和研究者提出的建议进行更严格审查的大门。

11.1.3 进一步推动保护 DMC 的赔偿

假设一个涉及 DMC 的法律诉讼案上了法庭，索赔人（即提起诉讼的个人或实体）将不得不辩称 DMC 行为疏忽，不遵从 DMC 的业务标准。鉴于监查过程本身具有的挑战性和 DMC 程序的可变性，任何关于疏忽的说法都是很难证明的；即使是那些非常了解临床试验的人，对于 DMC 何时适合提出某些建议，也往往存在不同的看法（Briel 等，2012；Bassler 等，2008；Korn 等，2010；Goodman 等，2010；Ellenberg 等，2010；Berry 等，2010；Wang 等，2016）。为 DMC 成员辩护的过程可能需要原告和 DMC 被告双方进行大量而漫长的法律努力。对于 DMC 来说，这种法律辩护的成本将远远高于大多数个人愿意承担的成本。事实上，这样的成本加上对日常工作造成的时间损失、给个人带来的压力，以及对职业声誉的损害，都可能对 DMC 成员及其家人造成毁灭性的影响。因此，对于发生的可能性很小但如果发生会造成严重经济后果的任何事件，都需要为那些在 DMC 任职的人员提供某种类型的赔偿。

有人可能会说，申办方提供全面的赔偿将会鼓励 DMC 成员不负责任地行事，因为他们知道，如果没有司法裁决，他们可以随心所欲而不必担心法律责任。然而，我们注意到，学术机构或企业通常会向其雇员提供赔偿，这样做大概是基于以下判断，即这种做法不会导致不负责任行为不可接受地增加（Fleming 等，2017）。

重要的是，一个健全的赔偿程序不仅可以保护 DMC 成员，还可以通过对 DMC 决策产生有利影响而推动科学发展和使申办方受益。如果赔偿条款不当，如框 11.1（DeMets 等，2004），

DMC 成员不仅不会得到赔偿，还可能需要赔偿试验申办方，意识到了这一点的 DMC 成员可能倾向于采取最易于规避风险的策略，即在出现最轻微迹象的损害或获益时就建议终止试验。这一策略可能导致在获得可信证据之前过早终止试验（见第 8章）。（请注意，框 11.1 中的措辞并非来自任一特定的 DMC 成员合同，但我们在许多此类合同中看到类似措辞。）这种做法可能会降低 DMC 成员的法律风险，但医学界则无法确信哪种干预措施更优（如果有的话），这可能会导致患者暴露于有害的干预措施之下，或错过接受可以获益的干预措施的机会。此外，这种行为将不符合对研究受试者的责任，即试验的实施需要提供相对风险和获益的可靠信息。申办方、研究者和受试者需要DMC 提供最好、最合理的建议，而无需担心法律诉讼。因此，在最近关于这个问题的小组讨论中，大多数人支持这样一种观点，即一个健全的赔偿程序可以使 DMC 成员在参与审议如何最好地保护患者安全和试验完整性的过程中，不必过分担心其建议可能产生的法律和财务后果，从而对 DMC 的决策产生有利影响（Fleming 等，2017）。

框 11.1　赔偿条款

　　对于因成员履行本协议而导致的任何诉讼、损失或损害赔偿金（包括合理的律师费和开支），成员应赔偿可能导致主办方蒙受的任何损失，并使之免受诉讼或损害。前述义务是主办方对本协议相关成员可能享有的任何其他权利和救济措施的补充，但不限于此。此外，除主办方故意或重大过失外，主办方将对以下事项免责：当成员使用或进入主办方设施时，造成的任何人身伤害，以及个人财产的丢失或损毁，无论该财产为成员所有或由成员保管持有。

11.1.4 当前赔偿经验中的一些具体问题

目前在努力解决赔偿问题方面的经验引起了一些特别关注。其中许多是在企业资助的试验为 DMC 成员拟定合同的过程中产生的，鉴于 DMC 监查的临床试验中有很大一部分由企业资助（Buchkowsky 和 Jewesson，2004），这一点相当重要。通常，DMC 成员在企业资助的试验中签署的一份正式合同会概述责任、聘用期限和经济报酬等条款。这些合同通常由申办方的法律办公室编写，通常包含类似于框 11.1 中规定的责任，试图将所有责任从申办方转移到 DMC 成员。虽然 DMC 成员很容易不理会或故意不理会这些复杂合同的细节，但这些条款给 DMC 成员带来了相当大的风险。

在企业资助的试验中，一些问题经常出现。首先，具有类似于框 11.1 中的赔偿语言的合同是有问题的，因为不仅申办方不为 DMC 成员提供被索要的赔偿，而且 DMC 成员要赔偿申办方，这当然是 DMC 成员要承担的不公平负担。其次，即使为 DMC 成员提供赔偿，合同中通常也会写明对于 DMC 成员的"过失"行为"免除"提供赔偿。这种典型的语言不说明由谁来确定 DMC 或其任何成员是否存在过失。如果是申办方的过失，这样的语言提供了一个非常方便的免责条款。

或许令人惊讶的是，在政府资助的试验中也出现了对赔偿的重大顾虑。大多数由美国 NIH 资助的试验的 DMC 通常不会获得其活动的赔偿。联邦资助试验的 DMC 成员通常在技术上充当承包商，而联邦《反超支法》（Antideficiency Act，Pub.L. 97-258，96 Stat. 923）明确禁止向非政府雇员提供赔偿。有一次，NIH 资助的癌症试验的所有 DMC 成员在得知他们没有责任保险时辞职（Goldberg，2004）。

11.1.5　赔偿问题的潜在解决方案

　　鉴于 DMC 提供了有价值的服务，并且许多试验都正式要求有 DMC，如何为 DMC 提供适当的赔偿保护必须得到解决。已经提出了几种方法（Fleming 等，2017）。一个重要的初始步骤应该是让 DMC 成员和试验申办方更广泛地认识到，在就 DMC 成员合同进行协商时需要解决个人责任和赔偿问题。如前一节所述，框 11.1 中的赔偿措辞通常由制药公司律师提供，可以预料到他们将公司利益放在首位。为达成适当的协议，如框 11.2 中提供的版本（DeMets 等，2004），DMC 成员必须首先确定有关赔偿的合同措辞，然后向申办方提出赔偿问题，并积极协商条款。预先认为申办方最初提供的条件足以使 DMC 成员获得保护是不明智的。理想情况下，包含适当标准化赔偿语言的 DMC 合同模板应由企业和经验丰富的 DMC 成员共同商定，然后广泛使用。

　　有人认为，企业资助试验的 DMC 合同的措辞应表明，提供赔偿的唯一"责任免除"条件是在"有重大过失、故意不当行为或欺诈行为的司法裁决"的情况下（Fleming 等，2017；DeMets 等，2004）。甚至这些"责任免除"的情形比大多数一般责任保险单涵盖的范围更为广泛，那些保险单不仅涵盖过失，而且还涵盖包括重大过失在内的更严重的司法裁决。例如，如果有人看都不看就从停车位上倒车，撞到了另一辆车，那么此人很可能是疏忽大意，但他的保险单种肯定会包含这种损害；即使司机以每小时 30 英里的速度鲁莽倒车，大多数保险单仍然会赔偿损失。同样，如果外科医生在手术中犯了错误，导致患者受到伤害，医疗事故保险将承担法律费用和责任，无论外科医生的错误是由于运气不好，还是鲁莽地无视标准做法，甚至是在醉酒时手术。理想情况下，DMC 成员应该拥有与汽车司机或外科医生同样的保证；然而，特别是在企业申办方最初没有提供任何类型的赔偿或提出疏忽情况下"责任免除"的保险单时，最现实可行的目标可能是达成协议，使 DMC 成员在任何没有"重大过失、故意不当行为或欺诈行为的司法裁决"的情况下都将得到保护。

DMC 成员的赔偿协议通常表明，申办方的法律团队将在发生法律诉讼时承担 DMC 辩护责任。但是，应当承认，在为 DMC 成员辩护时，申办方的律师存在利益冲突，因为申办方的利益永远是第一位的。一个更好的解决办法是，申办方向 DMC 成员补偿他们聘请自己的律师所产生的费用以及在司法裁决或和解中承担的任何责任。框 11.2 提供了此类协议的一个示例。

框 11.2　DMC 顾问合同的措辞

申办方同意赔偿并保护顾问（及其学术机构，如相关的话）免受与顾问根据本协议提供服务相关的任何和所有第三方的索赔、行动、诉讼、损失和合理的费用（"索要"），包括合理的法律费用和开支，但由申办方或合同研究组织（CRO）提出的索赔除外，最终确定是由于顾问有关此类服务的故意不当行为或欺诈行为所致的也要除外。DMC 成员保留以其认为适当的任何方式对索赔或诉讼进行辩护的权利，包括保留其选择法律顾问的权利。

如前所述，联邦《反超支法》排除了政府资助机构的责任

保险。美国 NIH 的一些研究所通过研究所承包商为 DMC 成员安排责任保险。或者，一些学术机构或其他研究机构可能会在涉及 DMC 服务的任何诉讼中为其员工提供法律支持，至少当他们在为政府资助的试验提供 DMC 服务时；虽然在某些情况下这样做可能是一种成功的方法，但那些为政府资助试验的DMC 提供服务的人可能希望与他们机构的法律办公室讨论这个问题。

可寻求为 DMC 成员的提供赔偿集中来源。一些保险公司为 DMC 成员提供了个人保险单，但我们不知道有哪些案例检验了这种保险的充分性。（一个主要的困难是，由于没有针对DMC 成员的成功诉讼记录，保险公司很难计算出此类保单的适当保费；此外，保费肯定要根据 DMC 服务的频率和所监查的试验类型而有所不同。）

企业资助试验的 DMC 成员拿到这样的保险单，可以通过从他们所服务的公司收取的费用来进行支付。在不提供责任保险的机构中为政府资助试验的 DMC 提供服务时，费用不得不由服务者自己承担，因为 DMC 为政府资助试验服务的酬金微乎其微，甚至没有酬金。

保护 DMC 成员的另一个潜在方法可能是成立一家有限责任公司（LLC），成员在该公司下签订 DMC 合同。有限责任公司原则上将个人的责任限制在公司资产上，并保护所有其他资产（Nithman，2015）；但是，有限责任公司的有效性可能会受到质疑。为确保有限责任公司的合法成立，应寻求法律咨询。

11.1.6 保密协议

大多数由企业申办或在企业资助下由学术研究团体实施

的试验将要求 DMC 成员签署保密协议（confidential disclosure agreement，CDA）。每个申办方都有自己的 CDA 版本，但它们通常涵盖相同的主题。签署这些文件的基本目的是在研究新的干预措施时保护申办方的知识产权，同时尊重 DMC 成员的知识产权（即专业知识和经验）。CDA 中包含的一些主题总结如下：

1. 试验申办方将向 DMC 成员披露机密信息，使 DMC 能够履行其监查任务。"机密信息"通常是指申办方掌握的有关试验的任何信息，例如干预措施（药物、器械或生物制品）的细节内容或商业机密。

2. 本保密条款包括一个特定的时间期限，在此期间，不得将信息共享或披露给 DMC 以外的任何人。

3. 保密信息不包括：
   a）DMC 成员已经从独立于申办方的来源知道的信息，包括该成员自己开展的工作或属于公共领域的工作；
   b）在不违反本协议的情况下由 DMC 成员公开的信息；
   c）DMC 成员在非保密的基础上从第三方合法收到的信息；
   d）经申办方书面授权批准发布的信息。

4. 可能会出现法律上要求的披露；也就是说，DMC 成员将被要求根据法院或正式授权的监管机构的命令披露机密信息。在这种情况下，CDA 通常要求 DMC 成员尽可能提前通知申办方。

5. DMC 成员无权将机密信息用于任何其他目的。

6. 不遵守 CDA 可能对试验和申办方造成不可弥补的损害，从而可能导致法律诉讼。

7. 当申办方要求时，DMC 成员同意将收到的所有有形的机密信息返还给申办方。

CDA 可能包含许多其他条款或协议事项，但上面列出的这些条款覆盖了基本问题。由于 DMC 成员可以获得的信息是保密的，包括正在进行的试验中累积的数据，因此本协议是必要的，不应难以遵守。事实上，这些协议使 DMC 成员能够保留他们在参与本研究之前拥有的知识产权，包括信息、专业知识和经验。

11.1.7 赔偿、责任和合同问题总结

DMC 在许多临床试验中的作用极其重要，尤其是在涉及高危患者和（或）新干预措施的 III 期试验中，DMC 成员通过接受此类职责而承担潜在的责任。那些被邀请在 DMC 中任职的人员在同意接受任命之前，无论是在正式的（企业资助的试验）合同下还是在隐含的（政府资助的试验）合同下，都需要知道这些重要的责任条款，并且需要了解目前的做法往往不能保证他们得到赔偿。

在由企业资助的试验中，合同应为 DMC 成员提供赔偿，并且仅在司法裁定的重大过失、故意不当行为或欺诈行为的情况下才可"责任免除"。理想情况下，这些合同应使 DMC 成员能够在面临诉讼时选择和保留自己的独立律师（尽管这可能难以实现）。在政府资助的试验中，DMC 成员所属机构可能会提供责任保险。同时，对于申办方来说，像 CDA 中通常说明的那样，要求 DMC 成员保守秘密是非常合理的。

目前的情况是，要求 DMC 成员个人与大公司的律师或政

府资助试验的项目官员反复谈判，这是有问题的。在做出更令人满意的安排以保护 DMC 成员之前，那些在 DMC 任职的人应确保他们在企业资助试验中根据合同得到赔偿，在政府资助试验中向其所属机构寻求 DMC 服务的责任保障。理想情况下，可以提供新的途径，例如建立集中赔偿来源，以一致、公平和高效的方式统一实施，而无需在政府资助的试验中给 DMC 成员支付赔偿，或在企业资助的试验中支付合理的费用。

11.2　平衡法律和伦理责任：是否需要调解员

　　DMC 认为申办方向试验受试者和公众公开或不公开信息有可能严重误导公众的情况很少，但确实存在。在这种情况下，DMC 应如何处理？特别是，DMC 成员已签署保密协议，是否可以公开发表评论？

　　考虑一下在申办方得到了非盲态的组间比较数据后，DMC 就马上反对申办方展示试验结果时的处境。一些人可能认为 DMC 的工作此时已经完成，并可能断言 DMC 没有资格反对申办方对研究结果的解释。一般来说，情况确实如此。然而，当风险特别高时，例如，如果申办方声称的效果可能导致对严重疾病使用不适当的治疗措施，DMC 成员可能会对不发表意见感到非常不安。然而，DMC 成员发表任何公开声明都将违反其签署的保密协议，该协议的期限不仅涵盖试验实施期间，而且还涵盖试验结束后一段相当长的时间。DMC 成员可能会冒着被申办方或其他人提起诉讼的风险，公开自己对结果的解释。

　　尽管这种情况很少见，但在公共和私营机构的试验中都有过此类情况，促使人们考虑在这一非常有限的情况下，为 DMC

提供某种类型的调解程序是否有价值。调解程序将使 DMC 成员和申办方能够与具有适当专业知识的调解人分享他们的观点，该调解人对于 DMC 成员和试验申办方来说都是可以接受的。调解员（个人或小型专家小组）将听取双方的意见，并就是否有必要公开 DMC 关注的问题做出判断，以维护患者利益和公众健康。经事先同意，调解人支持公开某些数据的决定将使 DMC 合同中有关违反保密规定的条款失效。

　　一个有意思的问题是制药公司是否会同意这种调解程序。建立这样一种程序肯定会与目前的做法大相径庭。以前也发生过这样的重大变化。例如，企业资助试验采用 DMC 本身就代表着一个巨大的变化；在 20 世纪 90 年代之前，大多数公司都不会考虑对新出现的结果保持盲态。公司同意这一程序的一个动机可能是希望保持或提高他们在科学和伦理方面的良好声誉。

　　我们将介绍两个案例，其中申办方的行为使 DMC 成员陷入了潜在的困境。

11.2.1　案例研究：Actimmune 治疗特发性肺纤维化患者

　　在特发性肺纤维化的一项重要临床试验结束时，申办方在研究结果揭盲后，发布了一份新闻稿，认为 DMC 判定的试验结果严重失实。虽然最终在没有诉诸法律行动的情况下问题得到解决，但这一经验显示了调解过程的潜在用处。Actimmune 是一种已经用于治疗慢性肉芽肿性疾病的 γ 干扰素产品，在一项 330 例患者的随机安慰剂对照试验中评估其对特发性肺纤维化的疗效，特发性肺纤维化是一种危及生命的疾病，目前尚无有效的治疗方法（Raghu 等，2004）。在数据清理并生成报告之后，DMC 在发布主要终点的最终数据时会见了申办方的领导层。

试验结果显示，Actimmune 对主要终点无进展生存率的影响很小，且疗效差异不显著。许多预先指定的次要终点甚至也都没有获得名义上显著的 P 值。然而，在那次会议上，生存率有一个积极的趋势，已知 Actimmune 组死亡 18 例，安慰剂组死亡 28 例（名义双侧 $P = 0.15$）。安全性状况是可以接受的，包括一些预期的肺炎和肺部严重不良事件的增加。因此，DMC 对申办方 9 天后发布的新闻稿感到惊讶（Intermune，2002）。该新闻稿宣称：

> ……Ⅲ 期数据显示 Actimmune 在治疗特发性肺纤维化中的生存获益……使轻中度疾病患者的死亡率降低了 70%（$P = 0.004$）……死亡率方面的获益非常明显，代表了对这一难治疾病的重大突破。

新闻稿还预测，Actimmune 每年的市场规模为 4 亿～5 亿美元。这篇新闻稿发布后，Actimmune 治疗特发性肺纤维化的超说明书使用和该公司的股值都大幅上升。

这样有利的估计值是如何获得的？申办方报告的分析仅包括轻度至中度疾病患者的子集（Fleming，2010）。无论是在研究方案中还是在详细的统计分析计划（SAP）中，都没有预先指定对这个亚组特殊考虑。（还值得注意的是，所报告的亚组中仅包括 Actimmune 治疗组受试者已知 18 例死亡中的 6 例，而安慰剂组却包括已知 28 例死亡中的 21 例。）新闻稿没有恰当地解释这些探索性分析的背景，报告结果时就好像这些数据是研究的主要焦点一样（Security and Exchange Commission，2006）。

DMC 得知这一新闻稿后，成员们致函申办方，表达了他们的担忧。他们特别指出，新闻稿中对药物使轻度至中度疾病亚组得到确定的生存获益的阐述是一种"对探索性统计分析的错误陈述",并"给患者、照护者和投资界造成严重后果,他们在治疗和财务决策过程中可能被误导"(Security and Exchange Commission,2006)。

1个月后,一名DMC成员收到了一封给肺科医生群发的邮件,其中除了申办方的原始新闻稿,还包括其他材料,DMC认为这些材料不恰当地解读了Actimmune用于治疗特发性肺纤维化的效果。这封邮件加剧了DMC最初的担忧,即对结果的错误解读可能会导致许多不合理的治疗决定。

DMC成员仍受与申办方签订的保密协议的约束。 在与申办方进行广泛沟通以避免任何违反协议的行为后,DMC最终得到保证:监管当局已收到关于这些问题的通知,科学界将在即将召开的美国胸科医师学会会议上提供对试验结果的客观陈述,并且正在策划一项适当的确证性试验。在这种情况下,DMC成员能够通过可接受的渠道确保申办方最初发布的误导性信息被抵消。如果申办方一意孤行,DMC成员将不得不对违反保密协议的行为做出艰难的判断,从而使自己面临巨大的财务风险,以确保将研究结果的真实情况呈现给科学界和监管界。在这种情境下,如果能有一个预先商定的调解程序,当调解人认为确有必要时,DMC可以表达他们对公开(其想法)的担忧。

注意,在最初声称有获益的轻到中度患者的亚组中进行的验证性试验于2007年3月提前终止,结果发现缺乏生存获益(King等,2009)。

11.2.2 艾滋病IMMUNE临床试验

在一项由企业申办的治疗性疫苗的安慰剂对照试验中(该

疫苗旨在帮助 HIV 感染者提高其免疫系统控制病毒的能力），因每组有 53 次失败，DMC 建议因试验无效而提前终止该试验（Kahn 等，2000）。

申办方接受了终止试验的建议，但拒绝完成数据收集和文件清理过程，即便试验的学术领导层敦促这一过程，以支持最终分析的发表。研究者确实获得了大约 90% 的收集数据，但这通常不足以在一份顶级的学术期刊上发表科学论文。经过相当长的一段时间后，他们在已与申办方签订了保密协议的情况下，发表了并不完整的结果（Kahn 等，2000）。申办方随后对论文作者提出了法律诉讼（Hilts，2000；Morton，2000）。研究者与该公司签订的合同要求在发生争议时进行有约束力的仲裁；最终该案件得以解决，研究者没有受到任何经济处罚（Haack，2006）。虽然本次试验的 DMC 没有卷入这场纠纷，但他们关切的内容和保密限制与那些研究者相似。尽管部分结果最终由研究者发表，但在研究启动之前，申办方和研究者都同意的调解人可以为 DMC、研究者和申办方提供相当大的帮助。

这些例子均显示了如果没有某种调解程序，可能难以解决的潜在问题。要使这一程序能为各方所接受，调解人必须被认为可以保持公正，并且对企业申办方所面临的问题和导致需要进行调解的科学和（或）伦理问题有充分的理解。负责挑选调解人和主持调解进程的可能组织包括行业贸易协会如美国药物研究和制造商协会、科学研究机构如美国国家医学科学院或者专业协会如药物信息协会或临床试验协会。一家公司是否愿意采纳调解程序，将取决于它是否相信选定的调解人将是公正的仲裁者。

参考文献

Baron, J.A., Sandler, R.S., Bresalier, R.S. et al. (2008). Cardio-vascular events associated with rofecoxib: final analysis of the APPROVe trial. *Lancet* 372: 1756–1764.

Bassler, D., Montori, V.M., Briel, M. et al. (2008). Early stopping of randomized clinical trials for overt efficacy is problematic. *Journal of Clinical Epidemiology* 61: 241–246.

Berry, S.M., Carlin, B.P., and Connor, J. (2010). Bias and trials stopped early for benefit. *Journal of the American Medical Association* 304: 156.

Bresalier, R., Sandler, R., Quan, H. et al., for the Adenomatous Polyp Prevention on Vioxx (APPROVe) Trial Investigators(2005). Cardiovascular events associated with Rofecoxib in a colorec-tal chemoprevention trial. *New England Journal of Medicine* 352: 1092–1102.

Briel, M., Bassler, D., Wang, A.T. et al. (2012). The dangers of stop-ping a trial too early. *The Journal of Bone and Joint Surgery* 8 (Suppl. 1): 56–60.

Buchkowskyy, S. and Jewesson, P. (2004). Industry sponsorship and authorship of clinical trials over 20 years. *The Annals of Pharma-cotherapy* 38: 579–585.

Canner, P.L. (1983). Monitoring of the data for evidence of adverse or beneficial treatment effects. *Controlled Clinical Trials* 4: 467–483.

DeMets, D.L., Fleming, T.R., Rockhold, F. et al. (2004). Liability issues for data monitoring committee members. *Clinical Trials* 1: 525–531.

DeMets, D.L., Fleming, T.R., Whitley, R.J. et al. (1995). The Data and Safety Monitoring Board and acquired immune deficiency syndrome (AIDS) clinical trials. *Controlled Clinical Trials* 16: 408–421.

DeMets, D.L., Friedman, L., and Furberg, C.D. (2005). *Data Moni-toring in Clinical Trials: A Case Studies Approach*. New York, NY: Springer.

DeMets, D.L., Pocock, S., and Julian, D.G. (1999). The agonising neg-ative trend in monitoring clinical trials. *Lancet* 354: 1983–1988.

Department of Health and Human Services, Office of Inspector Gen-eral (1998). Institutional Review Boards: Their Role in Reviewing Approved Research (OEI-01-97-00190).

Dettweiler, U. and Simon, P. (2001). Points to consider for ethics com-mittees in human gene therapy trials. *Bioethics* 15: 491–500.

Ellenberg, S.S., DeMets, D.L., and Fleming, T.R. (2010). Bias and trials stopped early for benefit. *Journal of the American Medical Association* 304: 158.

Ellenberg, S.S., Geller, N., Simon, R., and Yusuf, S. (eds.) (1993). Practical issues in data monitoring of randomized clinical trials (Workshop Proceedings). *Statistics in Medicine* 12: 415–616.

Fleming, T.R. (2010). Clinical trials: discerning hype from substance. *Annals of Internal Medicine* 153: 400–406.

Fleming, T.R. and DeMets, D.L. (1993). Monitoring of clinical trials: issues and recommendations. *Controlled Clinical Trials* 14: 183–197.

Fleming, T.R., DeMets, D.L., Roe, M. et al. (2017). Data Monitoring Committees: promoting best practices to address emerging challenges. *Clinical Trials* 14: 115–123.

Friedman, L., Furberg, C., and DeMets, D. (2015). *Fundamentals of Clinical Trials*, 5th ed. New York, NY: Springer-Verlag.

Goldberg, P. (2004). NCI disclosure of walk-out by DSMB may be harmful, improper, experts say. *The Cancer Letter* 30.

Goodman, S., Berry, D., and Wittes, J. (2010). Bias and trials stopped early for benefit. *Journal of the American Medical Association* 304: 157.

Haack, S. (2006). Scientific secrecy and "spin;" the sad, sleazy saga of the trials of Remune. *Law and Contemporary Problems* 47–68 (Summer 2006) Available at: https://scholarship.law.duke.edu/lcp/vol69/iss3/3.

Hilts, P. (2000). Company tried to block report that its HIV vaccine failed, *New York Times*, November 1, 2000 http://www.nytimes.com/2000/11/01/us/company-tried-to-block-report-that-its-hiv-vaccine-failed.html?mcubz=3.

Intermune press release (2002). https://www.sec.gov/Archives/edgar/data/1087432/000091205702033878/a2088367zex-99_1.htm

Kahn, J., Cherng, D.W., Mayer, K. et al. (2000). Evaluation of HIV-1 immunogen, an immunologic, modifier, administered to HIV patients having 300-549 CD4 cell counts, a randomized control trial. *Journal of the American Medical Association* 278 (17): 2193–2202.

King, T.E. Jr., Albera, C., Bradford, W.Z. et al., INSPIRE Study Group (2009). Effect of interferon gamma-1b on survival in patients with idiopathic pulmonary fibrosis (INSPIRE): a multicentre, randomised, placebo-controlled trial. *Lancet* 374: 222–228.

Konstam, M. Personal Communication, Tufts University Medical School, 2013.

Korn, E.L., Freidlin, B., and Mooney, M. (2010). Bias and trials stopped early for benefit. *Journal of the American Medical Association* 304: 157–158.

Krumholz, H., Ross, J., Presler, A., and Egilman, D. (2007). What have we learned from Vioxx? *British Medical Journal* 334: 120–123.

Mello, M., Studdert, D., and Brennan, T. (2003). The rise of litigation in human subjects research. *Annals of Internal Medicine* 139: 40–45.

Morton, C.Z. Clinical trial causes university corporation tribulations, *Science Now*, November 1, 2000.

National Institutes of Health (1998). NIH Policy for Data and Safety Monitoring. https://grants.nih.gov/grants/guide/notice-files/not98-084.html. Issued June 10, 1998.

National Institutes of Health (2000). Further Guidance on a Data and Safety Monitoring for Phase I and Phase II Trials, NIH Guide, June 5, 2000. http://grants.nih.gov/grants/guide/notice-files/NOT-OD-00-038.html

Neaton, J., Personal communication (2013), University of Minnesota School of Public Health

Nithman, R.W. (2015). Business entity selection: why it matters to healthcare practitioners. Part II – corporations, limited liability companies, and professional entities. *The Journal of Medical Practice Management* 30: 377–380.

Raghu, G., Brown, K.K., Bradford, W.Z. et al.; Idiopathic Pulmonary Fibrosis Study Group(2004). A placebo-controlled trial of interferon gamma-1b in patients with idiopathic pulmonary fibrosis. *The New England Journal of Medicine* 350: 125–133.

Security and Exchange Commission (2006). https://www.sec.gov/Archives/edgar/data/1087432/000095013407006990/f27471exv10w111.htm

Shalala, D. (2000). Protecting research subjects – what must be done. *The New England Journal of Medicine* 343: 808–1.0.

Task Force of the Working Group on Arrhythmias of the European Society of Cardiology (1994). The early termination of clinical trials: causes, consequences, and control – with special reference to trials in the field of arrhythmias and sudden death. *Circulation* 89: 2892–2907.

Tereskerz, P.M. (2010). Data and safety monitoring boards: legal and ethical considerations for research accountability. *Accountability in Research* 17: 30–50.

US Food and Drug and Administration (2006). *Guidance for Clinical Trial Sponsors on the Establishment and Operation of Clinical Trial Data Monitoring Committees*. Rockville, MD: FDA http://www.fda.gov/

RegulatoryInformation/Guidances/ucm127069.htm.

Wade, N., Patient dies during a trial of therapy using genes (1999) *New York Times*, September 29. http://www.nytimes.com/1999/09/29/us/patient-dies-during-a-trial-of-therapy-using-genes.html?mcubz=3.

Wang, H., Rosner, G.L., and Goodman, S.N. (2016). Quantifying over-estimation in early stopped clinical trials and the "freezing effect" on subsequent research. *Clinical Trials* 13: 621–631.

附录 A

数据监查委员会章程

方案标题：

方案编号：

方案负责人：

文档日期：

目录

1 引言

2 主要职责

2.1 数据监查委员会的职责

2.2 申办方的职责

2.3 数据协调中心的职责

2.4 数据统计分析中心的职责

3 组织架构图

4 数据监查委员会（DMC）成员情况

4.1 DMC 成员

4.2 利益冲突

4.3 对 DMC 成员的赔偿

5 DMC 会议的时间安排和目的

5.1 组建会议

5.2 早期安全性 / 试验完整性审查

5.3 正式期中分析会议

5.4 计划外会议

6 确保保密性和适当沟通的措施

6.1 闭门会议

6.2 公开会议

6.3 公开报告和非公开报告

6.4 DMC 会议纪要

6.5 对申办方和（或）指导委员会（SC）的建议

7 统计学监查指南

8 DMC 公开报告和非公开报告的内容

8.1 公开统计报告概述

8.2 非公开统计报告概述

1 引言

本章程适用于（给出方案名称）（给出方案编号）的数据监查委员会（DMC）。

本章程规定了 DMC 的主要职责、DMC 与其他试验人员的关系、成员资质以及 DMC 会议的目的和时间。本章程同样还说明了为确保保密性和适当沟通所采取的措施及程序、DMC 所用到的统计监查准则和方法，以及提供给 DMC 的公开和非公开报告的内容概要。

章程中使用的术语和缩略语的定义：（填写此信息）

2 主要职责

2.1 数据监查委员会的职责

数据监查委员会（DMC）将负责保护试验受试者的利益，评估试验期间干预措施的安全性和有效性，并监查临床试验的总体实施质量。DMC 将给出建议，包括停止试验、继续试验或修改试验方案以保护受试者安全。为了有助于加强试验的完整性，DMC 还可以就受试者招募速度和合格情况、改善受试者对治疗方案的依从性和受试者保留情况，以及数据采集和试验终点判定的及时性提出建议。

DMC 将向研究申办方 [和（或）临床试验领导小组，以下称为指导委员会（SC）] 提供咨询建议。申办方和（或）SC 将负责及时审查 DMC 建议，决定是否继续或终止试验，并确定是否需要修改方案或变更正在实施的研究。

为了履行其职责，DMC 将：

- 审查研究方案，特别注意安全性和有效性监查程序，并就任何认为有必要的变更向 SC 和申办方提出建议。
- 审核总体数据收集方法和安全监查程序，并提出补充或调整建议。
- 与申办方或 SC 一起，明确将要监查的安全性及其相关参数、DMC 监查中审查的频率和审查的方法，并制定提出建议的标准。
- 协助制定 DMC 章程和最终定稿。
- 在试验过程中，审查 DMC 报告，包括有效性和安全性数据汇总。审查试验的完整性和科学可信性，并向申办方或 SC 提出关注事项。
- 提供建议，包括是否应停止或继续试验、修改试验方案，修改可能包括但不限于：改变纳入或排除标准，改变访视或安全性监测的频率，或在受试者管理方面进行其他变更。

2.2　申办方的职责

申办方负责下列事项：

- 确保各研究中心数据的完整性和可靠性。
- 根据需要为 DMC 提供相关资料和资源，以保障 DMC 履行其职责。
- 成立充分独立于申办方和研究者的数据统计分析中心（SDAC），从而可以可靠地维护期中数据的保密性。
- 无论是从被监查的研究还是从外部数据中获知任何潜在的安全性问题，申办方都必须确保及时地书面告知 DMC。

- 将 DMC 建议以书面形式传达给试验研究者和其他相关团体组织。
- 根据美国联邦法规，对严重不良事件（SAE）进行快速监管报告。

2.3 数据协调中心的职责

数据协调中心负责以下工作：

- 病例报告表（CRF）的收集和现场监查。
- 确保收集到的所有数据的完整性和准确性达到申办方 /SC 和 DMC 的要求，包括 CRF 数据、中心实验室数据，以及相关的药物警戒数据库的数据和来自终点判断中心委员会的数据。
- 定期向 SDAC 提供分析数据集，包含与安全性、有效性和研究质量相关的所有数据。

2.4 数据统计分析中心的职责

数据统计分析中心（SDAC）是一个理想情况下独立于试验申办方和研究者的实体。SDAC 包括生物统计师和统计程序员，他们负责根据申办方和数据管理中心提供的数据，进行总体数据分析并生成报告，提供给 DMC 审核。SDAC 将遵循申办方 /SC 和 DMC 提供的统计分析计划和 DMC 报告格式及内容模板。DMC 报告的内容将包括主要和次要终点的期中结果、新的不良事件数据和 SAE（无论是来自 CRF，还是其他安全性数据库），以及试验实施质量评估。生物统计师需要参加 DMC 公开会议和闭门会议，在会议上汇报结果并负责回答 DMC 对公开和非公开报告内容的提问，并且按要求进行后续分析。对于正式会议之间进行的任何 DMC 审核，SDAC 还要根据分组进行安全性数据小结。

3 组织架构图

下图显示了 DMC 与其他委员会和参与试验的其他职能团体之间的关系。

（此处插入组织架构图）。

4 数据监查委员会（DMC）的成员情况

4.1 DMC 成员

DMC 主席：　　　　　　地址

电话 / 传真

电子邮件地址

DMC 生物统计师：　　　地址

电话 / 传真

电子邮件地址

DMC 临床专家：　　　　地址

电话 / 传真

电子邮件地址

4.2 利益冲突

DMC 成员仅限于没有明显的重大利益冲突的个人。这些冲突可能来自于经济、科学或监管性质的利益。申办方的员工、参与试验设计或招募和管理受试者的研究人员，以及对试验产品负有监管责任的个人，都不能作为 DMC 的成员。

明显的重大利益冲突应适当披露，并且通常情况下，不能成为 DMC 成员的情况包括：

1. 本试验的申办方员工，或与待评价产品存在竞争关系的竞品所属申办方的员工；或
2. 持有本临床试验评价产品所在公司的股份，或与评价产品有竞争性的竞品所在公司的股份，但是不专注于医疗产品的多样化共同基金和不受委员会成员控制的股票除外；或
3. 在临床试验评价产品的科学研发中具有领导作用；或
4. 有可能在试验中为受试者提供临床医护；或
5. 对试验产品有潜在的监管职责。

某些其他活动不一定被视为不可接受的利益冲突，但应每年向 DMC 主席报告。DMC 成员应披露与试验申办方、合同研究组织（CRO）或试验 SDAC、其他竞争产品（与临床试验所评价产品具有竞争关系）所属申办方之间的所有咨询协议或经济利益。DMC 有责任明确这些咨询协议或经济利益是否实质上影响其成员的客观性。

DMC 成员有责任告知其他成员在试验过程中这些咨询协议和经济利益发生的任何变化。在试验过程中产生任何重大利益

冲突的 DMC 成员都应该从 DMC 辞职。

临床试验持续期间都应是 DMC 成员的服务期。如果在试验过程中有任何成员离开 DMC，申办方将迅速任命其他人员代替。

4.3　对 DMC 成员的赔偿

DMC 成员将由试验申办方提供赔偿。涉及 DMC 成员的法律协议应包含以下措辞：

> 试验申办方同意赔偿并保护 DMC 成员及其学术机构免受任何和所有第三方的索赔、行动、诉讼、损失和合理的费用（"索要"），包括与 DMC 成员根据本协议提供的服务有关的合理法律费用和支出，但申办方或合同研究组织（CRO）提出的索赔除外，以及 DMC 成员在有关此类服务方面的重大过失、故意不当行为或欺诈行为的司法裁决被最终确定的情况也除外。

5　DMC 会议的时间安排和目的

DMC 在试验启动前至少召开一次会议，并且一旦研究开始，则 [此处插入会议时间安排]。会议可以采用电话会议的形式或面对面进行，启动会议和正式的期中分析会议首选面对面会议。DMC 会议必须达到法定人数，通常要求 DMC 主席和至少 1 名统计学专家参加，其他 DMC 成员最多缺席 [插入人数] 人（法定人数根据 DMC 规模的大小决定：有 3 名成员的 DMC 法定人数为 3 人，有 4 名或 5 名成员的 DMC 最优法定人数为 4

人，有 6 名或 7 名成员的 DMC 法定人数可设为 5 人）。

5.1 组建会议

DMC 的启动会议通常是一次组建会议。该会议将在方案制订的最后阶段举行，针对与研究设计和实施有关的科学和伦理问题进行建议性审查，讨论 DMC 发挥作用和行使职能的标准操作程序，讨论 DMC 章程的定稿，讨论将来在 DMC 会议上展示试验结果的公开和非公开报告的格式和内容。

组建会议将由 DMC 和来自申办方、SC、骨干研究者以及负责期中分析和报告编制小组的代表参加。DMC 将收到临床试验方案、统计分析计划、病例报告表，以及其他相关的试验文件，如业务标准文件（附录 B）。由 DMC 和申办方 / SC 在组建会议之前共同起草的 DMC 章程最新版本也需要在会议中提供。DMC 还将收到公开报告和非公开报告的模板草稿。

5.2 早期安全性或试验完整性审查

在研究方案执行的早期阶段，将进行一次或多次"早期安全性或试验完整性审查"，以审查早期安全性信息和与试验实施质量有关的因素。虽然正式的期中分析通常不会在这些会议上进行，但疗效数据还是应该予以审查，这样就可以基于新出现的疗效数据解释安全性，并且可以评价数据的收集质量。

（DMC 章程应规定这些会议的预期频率和会议地点，具体说明这些审查采用面对面会议还是电话会议。）

5.3　正式的期中分析会议

如果统计监查计划允许因有效、无效或有害而提前终止试验，则需要一次或多次"正式的期中分析"会议，以审查干预措施的有效性和安全性数据，以及试验实施的质量，评估试验是否应按设计继续进行。

（DMC 章程应规定这些会议的预期频率和会议地点，具体说明这些审查采用面对面会议还是电话会议。章程也应注明预期的参会人员。）

5.4　计划外会议

在按计划组织召开的会议上，DMC 可决定在下一次规定的会议之前需要召开的后续会议。试验申办方可以不参与此类会议。

（DMC 章程应描述安排和资助此类会议的流程）。

6　确保保密性和适当沟通的措施

为了提高试验的完整性和可信性，将采取一些措施以确保只有 DMC 和 SDAC 能够获得临床试验干预措施有效性和安全性数据的组间比较结果。研究的医学监查员将持续不断地提供受试者特定的 SAE 信息，以满足向监管部门及时报告的标准要求。

同时，将采取一些措施和程序，确保 DMC 与申办方、SC 和试验研究者之间可以适当地沟通。DMC 会议包括公开会议和闭门会议。公开会议将提供一个平台，使那些对试验成功开展负有共同责任的各方之间可以交流信息。采用这种形式的目的，是使 DMC 能够在对有效性和安全性比较结果保密的同时，为 DMC 和其他对试验相关问题有深刻见解的人提供交流的机会。会议的顺序是先进行一个初始的闭门会议，DMC 审查和讨论公开报告和非公开报告，然后进行一个申办方、SC 和试验研究者都参与的公开会议，接着是第二个闭门会议，进行最终审议和形成建议。

出于保密的考虑，也为了避免妨碍坦率地讨论，会议过程不应该进行电子记录。

6.1　闭门会议

闭门会议只有 DMC 成员和完成非公开报告的 SDAC 生物统计师可以参加。在这些会议期间，DMC 将讨论来自临床试验的保密数据，包括有关干预措施相比较的有效性和安全性信息。为确保 DMC 充分了解研究信息，以履行其维护受试者利益的首要职责，DMC 将获得用于评估安全性和有效性的非盲态数据。书面报告可以使用组别代码（例如治疗 A 和治疗 B），但 DMC 成员应该知晓实际的治疗信息。

在最后一次闭门会议上，DMC 将对其建议的详情达成共识，包括与试验继续进行有关的建议。

6.2　公开会议

为了使 DMC 能够充分地获得申办方和（或）SC 或研究人员提供的见解，将在闭门会议之间举行公开会议。在公开会议上，试验申办方和（或）主要研究者将陈述他们对试验进展的看法，描述出现的任何挑战以及他们如何应对这些挑战，描述对方案提出的任何变更及其理由，报告试验之外可能与试验受试者安全有关的任何信息，并回答 DMC 可能提出的任何具体问题。（在某些情况下，监管机构的代表可以参加；如果是这种情况，则应具体说明。）这些人员可以出席 DMC 会议，也可以通过电话接入会议。

6.3　公开报告和非公开报告

每次 DMC 会议将提供公开报告和非公开报告（见附录 A 第 8 节的报告内容概要）。公开报告可以提供给所有参加 DMC 会议的人员，内容包括受试者的招募合格率、基线特征、对方案规定治疗的依从性、受试者的保留情况以及数据采集和终点指标判定及时性的汇总数据。不鼓励在公开报告中提供有效性或安全性指标的汇总数据，因为即使是汇总数据，也常常被认为可以揭示趋势。[为了评估样本量和（或）计划的研究持续时间是否充分，可能需要在指定的时间，向试验和（或）研究申办方的高级领导层透露总的事件发生率。]

非公开报告仅提供给参加 DMC 闭门会议的人员，内容包括按干预组别给出的主要和次要疗效终点分析、亚组和校正分析，以及总体的和不同严重程度的不良事件（AE）、SAE 和实验室检测数据的展示。正式的假设检验将根据预先确定的期中分析计划进行，由入组的患者数、发生的事件数等确定。公开报告中试验实施质量摘要也将在非公开报告中按组别展示。非公开报告由 SDAC 的生物统计师准备。

公开报告和非公开报告应提供截至"临床截止日期"的最新信息，该日期在 DMC 会议前 6 ~ 9 周内。因此，在临床截

止日期之前按计划随访并观察到的测量结果，将包含在 DMC
报告中。数据库应该在"数据锁定日期"锁定，数据锁定日期
在 DMC 会议前 4 周之内为最佳，从而为确保分析数据的准确
性留出时间。在临床截止日期之后发生、但在数据锁定日期之
前收集的有效性或安全性事件也应包括在报告中，截止到数据
锁定日期时发生的任何 SAE 都应该这样处理。无论数据来源为
病例报告表还是其他安全数据库，都应该以相同的方式（例如
MedDRA）编码。DMC 可能会要求合并某些编码的特殊不良事
件变量。在数据锁定日期之后，应立即将数据库发送到 SDAC，
以完成 DMC 的公开报告和非公开报告。DMC 成员应在 DMC
会议日期前约 3 ~ 5 个工作日内接收到 DMC 报告。

6.4　DMC 会议纪要

DMC 会议纪要主要由 DMC 负责。

［章程应指定会议纪要的起草人。这个人可以是 SDAC 统
计师、DMC 主席、其他 DMC 成员，或者如果是联邦资助的研
究，可以是由联邦申办方任命的、没有参与研究的执行秘书。］

会议纪要应该涵盖讨论的实质性内容，但不需要细致入微，
也不必把讨论具体到个人。DMC 主席根据需要修改会议纪要草
稿，然后将其分发给 DMC 成员以供他们提出修改建议。所有
DMC 成员批准之后才可以定稿。需要分别准备公开会议和闭门
会议的两套会议纪要。

公开会议纪要描述 DMC 公开会议的议程，总结 DMC 的建
议。由于这些会议纪要将立即分发给申办方、SC 和主要研究
者，所以必须做好准备，不能含有任何非盲态的有效性和安

全性数据。

　　闭门会议纪要主要记录所有 DMC 闭门会议的议程。这些记录可能包含非盲态信息，所以不能提供给 DMC 以外的任何人。副本由 DMC 主席和 SDAC 统计师存档，以便在研究结束时分发给申办方和 SC。申办方和（或）SC 将负责向监管部门进一步呈报。

　　在 DMC 会议后 1 周内，DMC 主席将向 SC 和申办方提供一份 DMC 建议文件，其中包含 DMC 意见和建议的简短摘要（保持盲态），SC 或申办方可以再分发给研究者和有需求的机构审查委员会（IRB）。出于礼貌，DMC 主席会在 DMC 会议之后当场向 SC 和申办方口头传达这些关键的意见和建议。

　　虽然 DMC 不承担向申办方提交会议纪要之外的管理责任，对于在联邦监管机构授权下进行的试验，仍期望申办方在申请上市或者补充申请新适应证时，向监管机构提供完整的公开和非公开会议纪要及 DMC 建议文件。

6.5　对申办方和（或）指导委员会（SC）的建议

　　试验期间的每次 DMC 会议后，DMC 将向申办方和（或）SC 给出继续或终止试验的建议。该建议将遵守 DMC 章程中规定的统计监查计划。

　　试验方案或研究实施方面的重大变更都需要通知 DMC。

7　统计学监查准则

　　（DMC 章程应明确统计监查程序，指导 DMC 给出终止试验或继续试验的建议。这些程序应包括因获益而提前终止试验的准则，以及因潜在伤害或者排除获益而提前终止试验的准则。)

8 DMC 公开报告和非公开报告的内容

8.1 公开统计报告概述

该报告将包括以下内容：

- 一页的研究设计大纲，最好提供流程图。
- 对公开报告的图形和表格结果给出统计学解释，包括已发现的任何关注事项。
- DMC 在先前会议上提出的建议。
- 重大方案变更。

以下内容的概要需做好准备，并将各干预组的数据进行汇总展示：

- 受试者筛选的信息。
- 按月给出不同中心的研究入组进度。
- 基线特征。
  - 人口统计资料。
  - 实验室检查值和其他测量值。
  - 既往治疗史及其他类似信息。
- 纳入和排除标准的违背情况。
- 从随机化至首次干预的天数。
- 对治疗计划的依从性。
- 研究状况（治疗中止、退出、失访）。

- 按预定计划参加访视的情况。

- 受试者的保留情况。

- 关键事件数据的时效性。

- 终点判定的及时性和完整性（如果相关）。

8.2　非公开统计报告概述

该报告将包括以下内容：

- 对非公开报告的图形和表格结果给出统计学解释（干预组别以编码表示，通过单独邮寄或通过加密电子通信的方式将编码发送给 DMC 成员）。

- DMC 监查计划和先前 DMC 会议上提交的非公开报告数据的简要总结。

以下内容的概要需做好准备，并按不同干预组别展示：

- 研究状况（治疗中止、退出、失访）。

- 按不同干预组更详细地重复公开报告中的信息。

- 按分层因素调整的主要和次要疗效终点分析。

- 根据 SAP 的预先设定进行的亚组分析，以及将已知影响结局的其他基线特征作为校正因素的校正分析。

- 总体的和按严重程度划分的不良事件报告，以及严重不良事件报告。

- 实验室检查结果分析，包括基本描述和纵向分析（可采用图示）。

附录 *B*

业务标准文件

用于旨在确定能否排除不可接受的安全性风险的随机试验

（模板）

目录

1　引言

2　入组率

3　目标人群

4　主要终点事件发生率

5　不合格受试者

6　对所分配治疗的依从性

7　转组

8　受试者保留情况

9　数据采集的及时性

10　操作方面

1　引言

1.1　研究设计 / 适应证

［用几句话描述研究设计的关键特征和适应证。］

1.2　主要目的

［描述主要目的。］

1.3　数据监查委员会

该研究的数据监查委员会（DMC）职责是维护试验受试者的利益，评估试验期间干预措施的安全性和有效性，并监查整个试验的实施质量。

DMC 提供关于继续或停止试验的建议,并在关于受试者的筛选、招募、保留、管理,改善受试者对方案规定干预措施的依从性,以及数据管理和质量控制措施等方面提出建议,从而有助于增强试验的完整性。

1.4 指导委员会(或执行委员会)

指导委员会(SC)负责整个试验的管理,确保科学地、及时地设计、实施、分析和报告试验。在试验实施过程中,SC、DMC 和研究申办方会根据含有本业务标准文件要求内容的报告,对试验实施质量进行监查。

1.5 业务标准

为了确保研究的完整性,研究的 SC 和 DMC 应合作开发涵盖以下内容的业务标准:入组、目标人群、主要终点事件发生率、受试者资格、对研究治疗的依从性、转组、受试者保留和 DMC 报告的及时性。关于具体标准和研究预期的说明在本文件的相应章节中给出。

研究管理层和 DMC 将定期评估整体研究实施情况和单个研究中心的实施情况,并对任何不足之处都将采取相应措施。

必要时,研究者和协调人员将会通过各中心的监查员,得知这些业务标准以及与这些标准相对应的表现情况。在定期召开的 SC 和 DMC 会议上,将向 SC 和 DMC 提供报告,以使他们了解整个研究和各中心的表现情况。

2　入组率

2.1　目的

达到目标入组率对及时完成试验至关重要。入组率也影响整体研究时间、研究药物供应、事件数和样本量。然而，为了达到及时入组所做的努力不应该影响在研究绩效其他方面（例如对研究治疗方案的依从性、受试者保留情况）做出努力。

2.2　背景／假设

该研究预计在［填写］家研究中心入组大约［填写］例受试者。预计入组时间将从［给出日期］开始，并在［给出日期］完成。

2.3　支持入组的措施

有助于评估并有利于良好计划和支持研究中心入组的工作包括：

- 制订研究人员现场招募计划
- 开发支持招募入组的现场工具（如袖珍参考卡、介绍医生和潜在受试者的相关材料、广告宣传材料、带有提示信息和研究补充资料的招募简讯等）
- 使用受试者招募和保留方面的研究工具

2.4　业务标准

- **总体目标入组率：**［填写］受试者例数／月

- **可接受的最低总体入组率:**［填写］受试者例数／月

  总体入组率未达到最低可接受标准时采取的措施:

- ［提供一份详细的招募入组行动计划或研究者现场招募计划概要，以便进一步采取措施提高现有研究中心的入组率，或者增加研究中心。］

3 目标人群

3.1 目的

参与研究的受试者总体来说达到研究终点的目标风险水平，这对试验达到主要研究目的非常重要。临床试验中有关受试者基线特征的早期数据可以提供一些提示信息，即提示试验中经历主要终点的受试者是否能够达到目标人数。同样重要的是，试验受试者要有足够的人群代表性，可以代表干预措施所标明的适应证人群，尤其是在怀疑干预措施可能会增加受试者风险的情况下。

3.2 背景／假设

［此处用几个段落说明选择目标人群的证据和理由，包括激励目标亚组人群入组的相关信息。］

3.3 业务标准

- 目标亚组人群的目标百分比 ［填写］
- 目标亚组人群的最低可接受百分比 ［填写］

不满足目标亚组人群的最低可接受百分比时采取的措施：

- ［简要说明为促进目标人群入组而采取的增加现场教育活动、对入组加以限制等措施。］

4　主要终点事件发生率

4.1　目的

将监查关键结局指标的事件发生率，以评估是否能够及时达到研究终点的目标数量。这对于是否需要增加样本量、纳入风险较高的受试者或延长随访时间等决定具有重要的参考价值。然而，这些信息通常在试验入组阶段的后期或者入组结束后才有意义。

被监查的主要终点和任何其他关键结局指标的事件发生率是业务标准文件中唯一一部分只需要 DMC 成员，以及其他为确保试验完整性而有内在需求的人知晓的信息。为了保持试验完整性，任何有重大利益冲突的人在试验期间，对任何直接或间接告知试验终点治疗效应的信息都应保持盲态。

4.2　背景／假设

［此处用几个段落给出目标终点事件发生率的证据和理由，包括事件发生率在不同的目标亚组人群之间如何不同的相关信息。］

4.3　业务标准（总体研究）

- 目标主要终点事件发生率：［填写］

● 可接受的最低主要终点事件发生率：[填写]

不满足可接受的最低主要终点事件发生率标准时采取的措施：

● [简要说明将用于提高试验中事件发生率的措施。可能的例子包括：

● 根据需要选择或限制高 / 低风险的受试者。

● 通过内容通讯、网络研讨或一对一现场交流的方式，对研究中心进行受试者风险水平方面的教育培训。

● 增加样本量规模。

● 延长随访时间。

● 评估研究中心层面上对事件报告不足的可能性：

  ● 关于潜在的"遗漏"事件的现场教育，包括提供一份关键问题清单，以便在电话随访期间询问患者（即不只是自我报告），以及用于审查医疗记录和入院情况。]

5 不合格受试者

5.1 目的

为了加强获取目标人群，受试者应符合研究方案中写有纳入和排除标准的章节所定义的合格标准。

5.2 背景 / 假设

与优效性试验类似，旨在确定是否可以排除不可接受的安全风险的随机试验应遵循意向性治疗（ITT）原则进行评估。因此，所有的随机化受试者，包括那些被发现不合格的受试者，都应该按照研究方案进行随访，直至研究完成，除非他们撤回随访的知情同意书。已经入选的违反方案合格标准的受试者，只有在研究方案要求和（或）有医学指征的情况下，才能停止研究药物治疗。因此，最大限度地降低基线不满足合格标准的受试者比例，将提高试验的可解释性。研究管理层和 DMC 根据病例报告表和各研究中心的方案违背 / 偏离日志提供的信息，进行不合格受试者的监查和评估。

5.3　业务标准

- 目标不合格率
  总体：［填写］
- 可接受的最高不合格率
  总体：［填写］

不满足可接受的最高不合格率标准时采取的措施：

- ［简要说明用于提高试验过程中受试者合格率的措施。这些措施通常包括：为各研究中心提供咨询指导、增加教育和重新培训。如果未见改善，可以停止有问题的研究中心入组。］

6　对所分配治疗的依从性

6.1　目的 / 背景

对于研究目的旨在确定是否可以排除不可接受的安全风险

的随机试验，受试者对所分配治疗的依从性水平对试验的可解释性有重要影响。依从性水平会影响受试者接受研究治疗的剂量，从而影响风险、事件发作率和研究结果的完整性。如果研究药物停药率高于真实世界中的预期，那么就不允许人们将试验条件下确定的安全性结论推广到真实世界中。对随机分配治疗的依从性指标主要包括：①随机化受试者从指定治疗中退出的百分比；②与随机化日期相对应的退出时间；③退出之前对指定治疗的依从性水平。

在旨在确定是否可以排除不可接受的安全风险的试验中，目标并不是实现完全的依从性。更确切地说，目标应该是达到在真实世界场景中最可能实现的依从性水平。

6.2 背景/假设

［提供真实世界中依从性水平的证据和理由，换言之，就是"最可能实现的真实世界依从性"水平。］

［提供可供跟踪记录每种类型依从情况的来源的详细信息。］

6.3 业务标准

1. 退出研究治疗（停用研究药物）和相对于研究开始的退出时间

- **目标退出率**：［填写。例如："前3个月内研究受试者退出率 ≤ 10%。"］

- **可接受的最高退出率**：［填写。例如："前3个月内研究受试者退出率 ≤ 15%。"］

2. 研究治疗的依从性

- **研究治疗期间的目标依从性**：［填写。例如："至少80%的

受试者接受 ≥ 80% 的剂量。"]

- **研究治疗期间可接受的最低依从性:** [填写。例如:"至少 60% 的受试者接受 ≥ 80% 的剂量。"]

  不满足可接受的最低依从性标准时采取的措施:

- [简要说明为提高试验的依从性水平而采取的措施。这些 措施通常包括:对各研究中心增加教育和重新培训。]

7 转组

7.1 目的 / 背景

"转组"指的是试验中对照组受试者使用了"试验干预"。对于非劣性研究设计,必须尽可能地将转组最小化。转组可显著影响试验的可解释性,并且如果发生率太高,则会影响回答主要研究问题的能力。

转组发生的时间也很重要。研究早期的转组比研究晚期的转组影响更大。如果发生转组,相关原因、转组时间、所用治疗和转组之前给予的支持治疗等都应由研究中心做好妥善记录,并由 DMC 和研究管理层密切监控。

虽然试验中的受试者可能在真实世界中暴露于也许会影响主要终点发生风险的其他干预措施,但如果对照组患者的此种措施暴露率更高,也将是有问题的。

7.2 避免 / 减少转组的措施

[填写。举例如下:

- 提供教育和支持，包括本文件中确定的信息、研究通讯、研究方案、CRA 和研究协调员的现场及远程监查访视，以及任何研究电话会议。

- 将跟踪各研究中心的趋势，并根据各自的差异，逐一进行处理。

讨论中应说明，发生"转组"的受试者虽然偏离了方案，仍将鼓励其留在研究中继续随访，但将根据需要指导他们继续接受研究药物治疗。]

转组将由研究管理团队和 DMC 基于可获得的信息进行评估。

7.3 业务标准

- **目标转组率**

   总体：[填写。举例：≤ 2.5%。]

   各中心：[填写。举例：0。]

- **可接受的最高转组率：**

   总体：[填写。举例：≤ 10%。]

   各中心：[填写。举例：每入组 25 例受试者中发生 2 例。]

   不满足可接受的最高转组率标准时采取的措施：

- [简要说明为降低转组率而采取的措施。这些措施通常包括：通过新闻通讯、网络研讨会或一对一现场交流的方式，对各研究中心增加教育和重新培训；如果未见改善，可停止研究中心的入组。]

8　受试者保留情况

8.1　目的

随机化可以促使无偏倚地评估干预措施对试验疗效和安全性终点的因果影响。受试者保留指的是持续随访随机化患者直到出现研究终点，这对于维持随机化的完整性和获得治疗效应的无偏估计至关重要。在筛选、知情同意和整个研究参与过程中，应向受试者解释随访的重要性，并应强烈鼓励对那些提前终止研究药物的受试者进行随访。

8.2　背景 / 假设

如先前所讨论的，与优效性试验类似，旨在确定是否可以排除不可接受的安全风险的随机试验应遵循意向性治疗（ITT）原则进行评估。根据这一原则，所有被分配了研究药物的随机化受试者，包括那些提前停用研究药物的受试者，都需要按照研究方案完成随访，直到研究结束，除非他们撤回了知情同意书。

鼓励停用研究药物的受试者留在试验中，并且遵循原定的所有研究流程，就像他们仍然在使用研究药物一样。对于停用研究药物并拒绝继续参与研究的受试者，应该告知他们，研究中心将通过电子邮件或电话定期（建议每 6 个月一次）联系他们，以收集关键的研究终点信息。

停止研究治疗或随访的程度如下：

- 受试者停用研究药物治疗并同意随访；首选受试者亲自来办公室 / 诊室现场接受随访，如果受试者不能或不愿亲自回到现场完成随访，可进行电话随访。

- 受试者停止研究药物治疗和随访，但同意通过他 / 她的医疗记录和（或）其他联系人（即初级保健医师、家庭成员……）来获取他 / 她的临床状态相关信息（即通过查看图表或联系初级保健医师获取受试者的临床状态、终点事件和伴随疗法）。

- 受试者停止研究药物治疗和随访，并撤回同意书，不允许使用后续信息。"撤回同意书"一词仅适用于这种程度的中止。撤回同意书应该由患者主动提出。

研究的管理层和 DMC 应密切监测和评估受试者的保留、撤回和失访（LTFU）。

对于那些错过研究访视和失访的受试者，研究中心需要证明在试验进行过程中，按照方案规定的时间点不断努力联系受试者进行随访。努力联系受试者包括在一天中的不同时间给受试者打电话，如果有其他联系人，则可以给其他联系人打电话；如果 3 次电话都无法联系到受试者，则使用挂号信。此外，可以在互联网上检索美国社会保障死亡索引数据库，以核查死亡情况，还可利用为研究提供的私人调查服务（如果根据机构、监管和伦理准则可以接受的话）。

8.3 促进受试者保留的措施

［填写。举例说明：评估和辅助研究中心保留受试者的措施包括：

- 提供研究现场教育：关于支持受试者保留的做法。
  - 建立和保持与受试者及其家庭的联系。

- 在研究中心保持一个支持性的环境。
- 保持 PI 与受试者之间的沟通顺畅。
- 要积极主动：注意观察受试者是否有失去参与研究热情的迹象。
- 做好充分的知情同意，以确保受试者了解研究需求和承诺，以及随访的重要性。
- 在每次研究随访时获取受试者本人、家庭和朋友的最新联系信息。
- 开发和鼓励使用促进受试者招募和保留的研究工具。
  - 提供给研究现场的工具，包括：研究中心和受试者新闻通讯，给受试者和其他保健提供者（如受试者的初级保健医生、转诊医生 / 治疗医生）的研究信息手册 / 信件，带有访视具体信息的预约提醒卡，向受试者致谢的纪念品（如带有受试者提示 / 信息的日历、生日 / 节日卡片），向协调员致谢的纪念品，研究现场口袋参考卡。
- 提供研究访视相关的津贴（如交通、停车费用）。
- 提供关于"错过访视 / 失访后联系受试者指南"的说明。]

业务标准

- **目标失访（LTFU）/ 撤回同意（WC）率**
  总体： [填写。举例说明：LTFU ≤ 2%；WC ≤ 1%。]
  各中心： [填写。举例说明：0。]
- **可接受的最高失访（LTFU）/ 撤回同意（WC）率**
  总体： [填写。举例说明：LTFU ≤ 5%；WC ≤ 2%]
  各中心： [填写。举例说明：对于 LTFU，每 25 个随机化的受试者中 1 ～ 2 例。]

不满足可接受的最低受试者保留标准时采取的措施：

- ［简要说明为提高受试者保留率而采取的措施。这些措施通常包括：对各研究中心给予咨询指导、增加教育和重新培训。如果在财务和操作上可行，可能会提供额外的支持（即研究工具和其他支持研究现场工作的举措）。如果未见改善，可能停止研究中心的入组。］

9 数据采集的及时性

9.1 目的

及时收集结局数据并完成关键终点的判定程序，可降低因数据缺失而产生偏倚的风险，同时也增强了在每次会议上提供给 DMC 的结果的可靠性。这种更强有力的见解，不仅使 DMC 能够对继续试验的适当性做出更明智的判断，而且还使研究管理团队和 DMC 能够更及时地发现试验过程中的违规行为。此外，如果数据不及时，那么就不知道缺失的信息是由于及时性问题（即结果正在收集中，但存在延迟）还是更严重的完整性问题（即结果未被收集）。

9.2 支持数据采集及时性的措施和业务标准

［填写。举例说明：

DMC 报告包含的数据应是 DMC 会议之前 8 周内的最新数据。在 DMC 会议前 6 ~ 9 周的临床截止日期之前发生的所有访视的数据都应反映在报告中（也就是说，计划在 2 月 1 日前进行的所有访视的数据，都应该用于 4 月 1 日的 DMC 会议）。数据锁定在 DMC 会议前 2 ~ 4 周时进行，数据清理和更新需要在临床截止日期和数据锁定日期之间的 5 ~ 6 周时间内完成。

SAE 数据将根据专门的系统（例如 MedDRA）进行编码，并且应该是 DMC 会议之前 2 周内最新的。

判定的事件数据应尽可能保持最新，最好为 DMC 会议之前 2 个月内的数据。对潜在主要终点事件的判定需要特别注意时间点。需要同时提供研究者报告的事件与最终判定的事件之间的一致性。]

10　操作方面

［填写。以下提供了操作方面的说明：

业务标准审查会议

研究管理团队成员在研究的前 12 个月每周召开一次会议，然后每月召开一次会议，直到研究结束，根据业务标准对研究中心 / 研究业务情况进行评估。

报告

频率

- 在研究的前 12 个月，所有报告每周生成和分发一次，然后每月一次，直到研究结束。
- 主要终点事件发生率只能通过非盲态的独立生物统计师提供的非盲态 DMC 报告提供给 DMC，提供的频率由 DMC 确定。DMC 将重新评估，并根据需要向有限的个人提供这些信息。

还可根据 SC 和 DMC 会议的需要生成报告。

分发

研究管理团队会议的报告将酌情提供给 SC 和 DMC。

SC 和 DMC 的跟进

研究管理团队成员将在计划的定期会议期间及根据业务标准（PS）报告采取重大行动时，提供最新的 PS 相关举措。

每季度将向 SC 和 DMC 提供报告，并在计划的定期会议期间向他们通报正在进行的研究的业务状况。除了 DMC 会议的审查外，DMC 成员无须做出回应或提供意见。然而，如果有 DMC 成员想解决某些问题，他们将与 DMC 主席和其他 DMC 成员一起处理，并在 DMC 解决问题后，由研究管理团队进行跟踪处理。

研究中心的跟进

必要时，研究者和协调员将通过其研究中心的监查员了解他们在这些业务标准方面的表现。]